全国卫生职业教育教学指导委员会审定
高职高专护理专业实习实训创新教材

急危重症护理实习导学

主　审　胡　野

总主编　章晓幸

主　编　叶向红

副主编　杜菊媛　胡爱招

编　者（以姓氏笔画为序）

叶向红　汤秋芳　杜菊媛　李红芳

吴一燕　陈　岚　郑茹娜　胡丽青

胡爱招　费益君　徐小燕　郭莉娟

曹　敏　章玉兰　滕丽君　潘利飞

人民卫生出版社

图书在版编目(CIP)数据

急危重症护理实习导学/叶向红主编.—北京:人民卫生
出版社,2015

ISBN 978-7-117-21078-2

Ⅰ.①急… Ⅱ.①叶… Ⅲ.①急性病-护理学-医学院校-
教材 ②险症-护理学-医学院校-教材 Ⅳ.①R472.2

中国版本图书馆 CIP 数据核字(2015)第 212261 号

人卫社官网	www.pmph.com	出版物查询,在线购书
人卫医学网	www.ipmph.com	医学考试辅导,医学数据库服务,医学教育资源,大众健康资讯

急危重症护理实习导学

主　　编:叶向红

出版发行:人民卫生出版社(中继线 010-59780011)

地　　址:北京市朝阳区潘家园南里 19 号

邮　　编:100021

E - mail:pmph @ pmph.com

购书热线:010-59787592　010-59787584　010-65264830

印　　刷:三河市潮河印业有限公司

经　　销:新华书店

开　　本:787×1092　1/16　　印张:13

字　　数:324 千字

版　　次:2016 年 1 月第 1 版　2016 年 1 月第 1 版第 1 次印刷

标准书号:ISBN 978-7-117-21078-2/R·21079

定　　价:38.00 元

打击盗版举报电话:010-59787491　E-mail:WQ @ pmph.com
(凡属印装质量问题请与本社市场营销中心联系退换)

高职高专护理专业实习实训创新教材
编写指导委员会

总 序

顶岗实习是学校教育与社会实践、生产劳动相结合的学习模式，亦称生产实习，是教育教学过程中的重要环节，它强调教学过程的实践性、开放性和职业性，重视校内学习与校外实践的一致。通过顶岗实习，使学生专业所学知识得到实际检验和应用，从而增强学生适应岗位、服务社会的能力。

护理专业的顶岗实习阶段，由于学生尚未取得护士执业资格，我们往往称之为生产实习或毕业实习。国家执业护士考试大纲对本科和中高职护理专业生产实习的时限与内容都有明确的要求及规定。多年来大多数办学单位对护理专业学生的实习过程管理与质量控制都作了很好的规范，形成了一整套行之有效的管理方法。但是，随着护理专业办学规模的逐渐扩大，接受学生实习的医院种类、层级及带教能力的差异化也在不断增加，导致护理实习的过程管理紧松不均及质量保障不够稳定。此外，在护理专业学生的生产实习阶段，由于一直以来都缺乏除常规课本之外的教学载体，学生往往处于只埋头干活、较少回眸反思的状态，尤其是缺少临床思维能力的系统训练。为了切实解决护理实习过程中的教学管理与质量控制面临的困难与问题，积极探索实习管理新模式，规范分科实习过程的带教要求，开发实习阶段教学互动的资源，是新形势下如何保障护理实习质量的当务之急。浙江省现代职业教育研究中心健康产业发展与服务研究所和金华职业技术学院，联合国内 6 个省市 10 余家医疗卫生及健康服务单位和高职院校护理专业的上百位护理专家，经过 3 年多的努力，开发完成了护理生产实际案例库（一期），并以案例库的应用为基础，开展实习阶段案例小讲课系列教学，取得了预期效果。为积极满足护理实习带教老师和护生自学的新诉求，在人民卫生出版社的大力支持和全国卫生职业教育教学行指委的精心指导下，我们将教改成果固化并组织编写了供高职高专护理专业师生使用的实习导学系列创新教材。

护理专业就业岗位调研表明，目前护生毕业后主要在各级健康行业与医疗卫生单位就业，包括各级各类医院、社区卫生服务中心、个体医疗诊所、体检中心、老人护理院、康复中心及企事业单位的医务室等，护理工作任务除了疾病患者的临床护理、社区卫生服务和居家护理外，还包括亚健康、健康人群的健康教育与管理。为此，我们自觉遵循国务院关于职业教育做好"五个对接"的指示精神，依托行业对护理人才培养的引领与指导，通过院校互动和院校合作，广泛系统地收集了一部分护理工作实际案例并加以教学化改造。案例内容基本涵盖护理人才培养的主干课程知识点和技能点，涉及护理人才的主要就业岗位和工作任务，从患病人群的疾病护理到亚健康、健康人群的健康管理与教育；从医院的临床护理到社区的慢病管理、康复护理院的生活及康复护理；从症状护理到人文关怀、心理护理和家庭护理；从护理典型工作任务拓展到相关基础医学知识的温故知新以及人际沟通能力和职业素质的培养等。为方便与护理分科实习安排的学习匹配，我们将高职高专护理专业实习导学创新教材分为《内科护理实习导学》《外科护理实习导学》《妇产科护理实习导学》《儿科护理实习导学》

《急危重症护理实习导学》《手术室护理实习导学》《老年护理实习导学》《社区护理实习导学》《基础医学与护理实习导学》及《护士素养与沟通实习导学》10个分册。每一分册的学习案例都紧扣护理人才培养目标，科学对接专业课程，以护理岗位对护士的知识、技能要求为立足点，兼顾护士执业考试的知识内容和技能要求，以解决患者的实际问题为导向设立学习情境，通过情景式对话方式展现护理人文精神，引入优质护理服务规范用语，将职业素养和沟通技巧的基本要求融入护理工作的过程中，使护理行为更加严谨和人性，从而努力实现护生的学习过程和护士工作过程的有效对接。

案例教学的科学性和有效性，在现代教育学的学习联结理论、认知理论、人本主义理论及建构主义理论中都能找到相应的理论依据。案例教学的实践表明，护生在生产实习的过程中，以教学化改造后的案例为导学素材，可以实现四个方面的提高：一是知识建构，通过剖析护理岗位工作实例，引导学生综合运用所学的基础医学、心理学和护理专业知识等，在融会贯通中建构、内化护理知识体系。二是能力整合，以案例中病人身心变化和病情发展情节为线索的导学过程，能使学生自觉进入到评估、诊断、计划、实施和评价的完整护理工作过程，通过反复训练，能逐步提高观察、分析、解决问题等临床思维及判断能力。三是情境体验，在案例的引导下，通过文字、图片、医技诊断报告等媒体创设"工作情景"，展示"岗位职责"，有利于学生较快地进入工作状态，熟悉工作岗位，促进临床工作习惯的养成，促使学生将所学知识内化为职业素养。四是教学相长，老师采用案例开展辅教导学，在指导护生剖析案例、熟悉护理工作过程的同时，自身的临床思维和工作能力也得到同步提高。

目前我国的高护专业生源结构较为多元，按其招生种类，大致可分为普高起点的三年制、中职起点的三年制、初中起点的"3＋2"和初中起点的五年一贯制这四个类型。不同生源类型学生的文化基础、专业基础和学习兴趣有所不同，在使用案例导学教材时要因生源而异。除了各种生源的护生在生产实习阶段的辅教导学均适用之外，也适合作为中职起点"3＋3"或"3＋2"后3年或2年护生课堂教学的创新教材，因为中职起点的高护学生已有一定的专业基础，若使用传统的学科教材，学生会有"炒冷饭"的感觉而提不起学习兴趣，而案例教材则能弥补这一弊端，使学生在案例的学习与讨论中提高临床思维的综合能力。另外，实习导学教材中的学习案例，也能作为案例引导教学法的有效素材，在基础医学的各门课程的教学中选择使用，在普高起点生源护生学习护理专业课程中发挥辅教导学的作用。本系列导学教材还适用于在职护士的知识更新，也可满足社会人群的自学自护需求。一些有慢性病患者或老年人的家庭，其成员可以通过案例学习，习得相关知识和技能，实施力所能及的康复护理、生活护理等，以提高居民的生活质量。

基于案例教学的护理专业实习过程管理及质量控制的改革实践，运用案例教学创设中高职护理教育教学衔接新模式的试点，是实施浙江省教育厅、财政厅高职教育优势专业（护理专业）建设项目的重要内容，也是我们主动适应健康产业、养老服务业发展的重要举措。在护理案例的采集、教学化改造及试用的三年中，始终得到各级领导与专家的帮助与关心，期间也获得了教育部《护理专业生产实际教学案例库》课题的立项建设，并顺利通过验收。开发以案例为主线的护理实习导学教材，更重要的是抛砖引玉，期待激发同行们为更多更好地培养适岗能力强的实用性护理人才善于深度思考、勇于开拓进取的信心与勇气。限于研究水平和实践经验的不足，尤其对高护专业人才培养目标与规格的认识还不够深刻，护理实习导学系列丛书在内容的筛选、体例的设计和文字撰写中一定存在诸多的不足，敬请使用和关心护理实习导学教材的老师、同学们提出宝贵的建议与意见，以便今后修正与完善。

　　护理专业生产实际教学案例库的研制与护理实习导学案例教材的出版,是医护院校与健康行业及卫生医疗单位紧密合作的两项成果。项目建设中得到了全国卫生职业教育教学指导委员会、人民卫生出版社领导与专家的悉心指导与帮助,也凝聚了协作单位众多护理专家的聪明才智与心血,在此一并致以诚挚的感谢与敬意!

2015 年 10 月于金华

前　言

　　护理教育是我国医学教育的重要组成部分，也是支撑健康服务类产业的重点专业，为了深入贯彻十八届三中全会关于推进社会事业改革发展的总部署，适应广大人民群众对护理服务质量日益提高的要求，高职护理专业建设在进一步加强产教融通，强化护理操作技能的同时，必须着力提高护理人员的人文素养、沟通能力和临床思维能力。目前学校的护理教育存在着"三正三偏"现象：正视校内课程的完整实施，而真实情境下的教学比例偏低；正视专业知识的传授，而职业素养培育偏弱；正视岗位实操技能训练，而专业基础理论要求偏低。这就导致我们培养的学生和社会大众对护理人员的要求之间还存在着一定的差距。同时《国务院关于加快发展现代职业教育的决定（国发 2014-19 号）》指出，在职业教育中要注重五个对接：以专业设置与产业需求对接为基础、以课程内容与职业标准对接为核心、以教学过程与生产过程对接为关键、以毕业证书与职业资格证书对接为纽带、以职业教育与终身学习对接为支点，进一步转变教育理念，加强专业建设的顶层设计和教学基础建设，优化课程体系和教学内容，深化教学方式方法改革。护理专业案例教材建设不仅可提供案例教学的素材资源，也为护理实习生自主学习和互动交流提供了学习平台，达到知识构建、能力整合，满足现代护理职业教育对教学过程和临床工作过程紧密对接的教学诉求。

　　《急危重症护理实习导学》案例教材分为两大块内容，分别为急诊护理和重症监护。急诊护理部分根据临床工作的过程和特点，以症状为导向，以急诊工作流程为逻辑，重点培养学生分析问题、解决问题的能力；重症监护部分则选取各系统典型的危重症案例，从收治到出科，重点围绕各系统的功能特点，根据病情的逐步发展变化，将该系统的功能监测、主要治疗护理一一展开，整合学生的知识和技能，提高学生的综合职业能力。同时在编写的过程中我们紧密结合临床的新进展，通过知识链接和知识拓展模块，让学生既有横向的思维也有纵向的逻辑。此外，我们根据护士执业考试的大纲和要求还设计了以案例为导向的选择题，旨在强化学生的临床思维能力。

　　本教材的编写得到金华市中心医院、金华市人民医院参编单位领导和专家们的大力支持和帮助，在此深表谢意！由于水平有限，疏漏和不妥之处，恳请广大读者指正。

叶向红

2015 年 10 月

目　录

第一篇 急诊护理

项目一

急症症状患者的急救护理

任务一　腹痛患者的急救护理

陈某,男,47岁,公司高管,本科文化,已婚。平时工作很忙,上腹部反复疼痛,伴反酸、烧心感2年,不规则服用"胃药",近期为完成一个大项目,经常加班、抽烟,饮食无规律,出现失眠。2小时前因项目顺利完成公司聚餐喝酒,在饭桌上突发上腹部剧痛、面色苍白、四肢发凉、出冷汗、呼吸短促。

情境1　接诊和分诊

患者被同事急送入急诊室。

问题1　如果你是责任护士,该如何接诊这位患者?

1. 安置合适卧位　该患者先采取平卧位,头偏向一侧。

2. 吸氧　该患者有呼吸短促,R 24次/分,给予2～4L/min的流量吸氧。

3. 测量生命体征　T 38.2℃,P 87次/分,R 24次/分,BP 102/62mmHg,SpO_2 98%。血压正常,将患者调整为半卧位。

4. 控制饮食　告知患者在腹痛原因未明确前应暂时禁食禁水。

5. 开放静脉通道　尽管患者目前血压正常,但仍需要在上肢建立静脉通道,输注平衡液以备治疗。

6. 心理安慰　告知患者因为诊断尚未明确,暂不用止痛剂止痛。

问题2　应当采取怎样的分诊思路对该患者进行分诊,具体内容包括哪些?

1. 分诊思路　急诊分诊的目的是为了分清轻重缓急及隶属专科,对于疼痛患者可采取"PQRST"方式进行分诊,询问患者腹痛的诱因、性质、有无放射痛、疼痛程度及持续时间,除了生命体征的测量,还要做腹部体检。

2. 评估的具体内容

(1)对腹痛的评估

1)P(provoke)腹痛的诱因:该患者的诱因可以总结为压力大、精神紧张、抽烟喝酒、失眠和进食无规律。

2)Q(quality)腹痛的性质:该患者腹痛表现为持续性腹痛。

3)R(radiate)腹痛是否向其他部位放射:该患者没有明显的放射痛。

4)S(severity)腹痛的严重程度:该患者腹痛为剧烈腹痛,难以忍受。腹痛的严重程度可反映腹腔内病变的严重程度,但由于个体对疼痛的敏感程度不同,有一定的个体差异。

5)T(time)疼痛的时间:该患者的腹痛发生迅速。

(2)一般情况的评估

1)年龄和性别:不同年龄阶段常见疾病的种类不同,不同性别考虑的疾病也会有所区别。该患者男性,47岁,为青壮年。

2)既往史:该患者有"胃病史"和不规则的用药史。

3)生命体征的评估:该患者神志清楚、痛苦面容,生命体征为T 38.2℃,P 87次/分,R 24次/分,BP 102/62mmHg,SpO₂ 98%。

(3)伴随症状的评估:该患者有恶心,无呕吐,发病后无排气排便情况,肠鸣音减弱。

(4)腹部体征的检查

1)视诊:患者腹部轮廓对称,腹式呼吸减弱。

2)触诊:患者腹肌紧张、全腹压痛、反跳痛,以上腹部和右下腹最为明显。

3)叩诊:患者肝浊音界消失,移动性浊音阴性。

4)听诊:患者肠鸣音1次/分,提示肠鸣音减弱。正常情况下,肠鸣音大约每分钟4~5次,其频率、声响和音调变异较大,餐后频繁而明显,休息时稀疏而微弱,只有靠检查者的经验来判定是否正常。

综合以上情况,初步考虑该患者为外科性腹痛可能,请外科医生立刻进行诊治,同时准备各项辅助检查,以便明确诊断。

 知识链接

腹痛的性质

腹痛的性质大致可分为三种。

1. 持续性钝痛或隐痛 多为炎症性病变和出血性病变的持续性刺激所致,但麻痹性肠梗阻以持续性胀痛为特征。

2. 阵发性腹痛 多表示空腔脏器发生痉挛或阻塞性病变。

3. 持续性腹痛伴阵发性加重 多表示炎症和梗阻并存,如肠梗阻发生绞窄、胆结石合并胆道感染。炎症病变引起的腹痛开始较轻,以后逐渐加重。腹痛突然发生、迅速恶化,多见于实质脏器破裂、空腔脏器穿孔以及空腔脏器急性梗阻、绞窄或脏器扭转等。

问题3 为明确诊断需要做哪些辅助检查,如何合理安排?

辅助检查包括血常规、出凝血时间、尿常规、血尿淀粉酶、血清电解质、肝肾功能等,腹部立位平片和B超检查,心电图检查等。具体安排如下:

1. 首先完成血液及尿标本采集工作,送检至急诊化验室完成相关的实验室检查。

2. 心电图检查 常规的心电图检查有助于排除腹外疾病如急性心肌梗死、心绞痛等。

3. 联系急诊B超检查 通过B超检查可了解肝、胆、胰、脾等实质脏器及腹腔有无积液、积气情况。对女性患者可了解有无宫外孕、卵巢囊肿扭转等情况。

4. 联系急诊放射科完成腹部立位平片检查,了解肠道有无积气积液、膈下是否有游离气体情况。

该患者检查结果如下:血常规:白细胞计数19.7×10⁹/L,中性粒细胞90%,血红蛋白

120g/L;尿常规:未见异常;血生化:K^+ 4.0mmol/L,Na^+ 135mmol/L,Cl^- 105mmol/L;血尿淀粉酶检查正常;心电图检查:窦性心律,律齐;腹部立位平片:两膈下游离气体;B超:肝胆胰脾未见异常,腹腔有少量积液。

 知识链接

放　射　痛

　　放射痛是指患者除感觉患病器官的局部疼痛外,还出现远离该器官的某部体表或深部组织的疼痛。如急性阑尾炎的首发疼痛部位多在上腹或脐周围;胃后壁溃疡的疼痛常出现两肋或腰背部的放射性疼痛;急性胆囊炎常伴有右肩及右肩胛下区牵扯痛;肾输尿管结石发生疼痛时,伴有下腹部、腹股沟部、大腿内侧、外生殖器、腰骶部和会阴部的疼痛;膀胱结石嵌顿时,疼痛可放射至会阴及阴茎头部。

问题4　根据病史和辅助检查,该患者可能的诊断是什么? 有哪些依据?

该患者可能为溃疡病急性穿孔、急性腹膜炎。依据有:

1. **病史**　既往有"胃病史",自行不规则用药;有明显的诱因(压力大、精神紧张、失眠、饮食无规律、抽烟)。

2. **临床表现**　在聚餐喝酒的进食过程中突发上腹部剧痛,并迅速向全腹蔓延。

3. **临床体征**　T 38.2℃,P 87次/分,R 24次/分,BP 102/62mmHg,急性痛苦病容,腹肌紧张,全腹有压痛、反跳痛,以上腹部和右下腹尤为明显,移动性浊音阴性,肠鸣音减弱。

4. **辅助检查**　血常规示:白细胞计数 19.7×10^9/L,中性粒细胞90%;腹部立位平片示:两膈下游离气体;B超检查提示:腹腔有少量积液。

情境2　急诊术前准备及护理

诊断明确后医生决定采取手术治疗,患者提出要家属到达医院商议后决定,医生嘱托护士严密观察病情并及时报告,同时做好急诊术前准备。

问题5　在此期间护士要采取哪些护理措施?

1. **卧位和休息**　该患者生命体征平稳可选择半坐卧位休息。

2. **禁食与胃肠减压**　禁食、禁水。同时放置胃肠减压管,保持引流通畅,观察引流液的量和性状。

3. **纠正水、电解质紊乱和酸碱失衡**　建立静脉通道,补充液体,纠正水、电解质紊乱和酸碱失衡。

4. **用药护理**　正确执行医嘱,合理排序,按时给药,注意观察病情及疗效。

5. **密切观察病情**　严密观察生命体征和腹部体征变化,同时监测血生化的改变,以便及时发现病情变化。

6. **心理护理**　稳定患者情绪,解除疼痛带来的恐惧、焦虑。

问题6　患者出现哪些情况要及时报告医生?

1. 腹膜刺激征严重并症状、体征加重或有扩大趋势者。

2. 出现休克前兆症状如反应迟钝、皮肤苍白、出冷汗、烦躁不安、血压下降等。

3. 经过补液、抗感染等治疗措施,病情不见好转者。

4. 实验室检查提示病情逐步恶化。

该患者在等待家属期间,没有上述表现出现。

问题7　急诊术前准备的内容有哪些?

1. 根据医嘱完成各种标本的采集、送检,包括血常规、出凝血时间、尿常规、血尿淀粉酶、血清电解质、肝肾功能、交叉配血试验等。

2. 清洁手术区皮肤。

3. 根据医嘱执行青霉素和普鲁卡因皮试,该患者结果为阴性。

4. 留置导尿管。

5. 患者家属签知情同意书。

6. 协助患者更换手术衣裤。

患者经过积极的术前治疗和准备后送入手术室进行急诊手术。

(胡爱招)

【思考与练习】

一、选择题

(1~2题共用题干)

患者男,28岁。1小时前午餐后打篮球时出现腹部剧烈疼痛,呈持续性腹胀,呕吐,含少量血性液体,口渴,烦躁不安,中腹部可扪及压痛包块,移动性浊音阳性,肠鸣音减弱,发病以来未排便排气。

1. 根据病情,急诊室接诊护士首先考虑患者的诊断为(　　)
　　A. 急性单纯水肿性胰腺炎　　B. 输尿管结石　　C. 胆囊结石
　　D. 肠结核　　E. 肠扭转

2. 在急诊室治疗期间减轻疼痛的护理措施**不包括**(　　)
　　A. 卧床休息　　B. 胃肠减压　　C. 禁食禁饮
　　D. 注射吗啡　　E. 转移注意力,精神支持

(3~6题共用题干)

患者男,38岁。有胃溃疡史10年,因饱餐后突发腹痛2小时来急诊。

3. 采集病史时应特别注意询问(　　)
　　A. 近期饮酒情况　　　　　　　　　　B. 近期胃镜检查情况
　　C. 胃溃疡病史　　　　　　　　　　　D. 腹痛部位、性质和伴随症状
　　E. 近期工作情况

4. 在没有明确诊断前,应采取下列护理措施中的(　　)
　　A. 流质饮食　　B. 适当镇痛　　C. 腹部热敷
　　D. 胃肠减压　　E. 适当解痉

5. 患者在非手术治疗期间,要立即报告医生的情况是(　　)
　　A. 患者情绪激动,要求家属陪伴
　　B. 患者面色苍白、四肢皮肤湿冷、烦躁不安
　　C. 患者安静入睡
　　D. 患者自诉腹痛减轻,要求进食
　　E. 患者要求下床活动

6. 若患者需要急诊手术,护士要做好急诊术前准备,以下**不属于**术前准备内容的是(　　)

　　A. 皮肤准备　　　　　　B. 药物过敏试验　　　　　　C. 肠道准备
　　D. 更换手术衣裤　　　　E. 术前备血

二、问答题

1. 腹痛患者未明确诊断前禁用止痛剂,禁止热敷和灌肠,为什么?
2. 怎样做好胃肠减压的护理?

任务二　呼吸困难患者的急救护理

　　姜某,女,16 岁,学生,初中文化,过敏体质,最近有"感冒",早上学校春游踏青,自述感觉"空气不足",呼吸费力,有高调的喉鸣音。

情境 1　接诊和分诊

患者被老师和同学急送入院。

问题 1　如果你是责任护士,该如何接诊这位患者?

1. 安置合适卧位　采取半卧位,嘱其尽量减少活动和不必要的谈话。
2. 保持呼吸道通畅　患者目前神志清醒,半卧位,嘱其放松,及时清除呼吸道内分泌物。
3. 吸氧　该患者有呼吸费力,R 18 次/分,自觉"空气不足",给予 4～6L/min 的流量吸氧。
4. 监护　测量生命体征,予以心电监护和血氧饱和度监测。
5. 开放静脉通道　在上肢建立静脉通道。
6. 通知医生。
7. 心理安慰　稳定患者情绪,告知心理因素对疾病的影响。

问题 2　应当采取怎样的分诊思路对该患者进行分诊,具体内容包括哪些?

1. 分诊思路　急诊分诊的目的是为了分清轻重缓急及隶属专科,对于呼吸困难患者可采取"SOAP"方式进行分诊,通过对患者主观、客观资料的收集,并将资料进行分析、判断、分类、分科,同时按轻、重、缓、急安排就诊顺序并予以相应的急救处理。
2. 具体内容

(1)S(subjective,主观资料):收集患者的主观感受资料,包括主诉及伴随症状。

1)患者主诉:感觉空气不够,咽喉部有紧缩感,呼吸很费力,需要张口呼吸,全身乏力,不能躺平,坐着感觉好一些,心里很害怕。

2)伴随症状:主要包括体温升高、咳痰、咯血,以及其他如发绀、休克等。该患者的伴随症状主要为发作性呼吸困难伴窒息感。

(2)O(objective,客观资料):收集患者的客观资料,包括体征及异常征象。

1)呼吸困难程度及性质:呼吸困难的程度分为轻度、中度和重度。呼吸困难的性质分为吸气性呼吸困难、呼气性呼吸困难和混合性呼吸困难。

2)呼吸频率、节律的改变:呼吸频率和节律的改变和疾病的性质有关系。该患者呼吸频率为 18 次/分,节律正常。

结合患者的病史和诱因,综合以上资料分析,该患者是因为上呼吸道感染和过敏导致喉头水肿引起的急性吸气性呼吸困难。

情境2　急诊处置

患者半坐卧位,R 18次/分,自觉吸气费力,胸骨上窝、锁骨上窝在吸气时明显下陷,伴高调的喉鸣音,精神紧张。

问题3　请判断该患者属于哪种呼吸困难? 该怎样进行急诊处置?

1. 根据患者的临床表现,判断该患者呼吸困难属于吸气性呼吸困难。

2. 紧急处置的方法有

(1)脱离过敏源,更换衣物,保持空气流通。

(2)给予4～6L/min的流量吸氧。

(3)遵医嘱给0.1%肾上腺素0.5ml皮下注射、布地奈德1mg雾化吸入、地塞米松5mg静脉注射及抗组胺药物异丙嗪25mg肌内注射治疗。

(4)严密观察病情,重点是呼吸、血氧饱和度和血气分析的变化。

(5)做好心理安慰,解释疾病的发病原因和机制,让患者能放松,配合治疗护理。

(6)通知家长,给予心理支持。

 知识链接

肺源性呼吸困难的类型

肺源性呼吸困难由呼吸器官病变所致,主要表现为下面三种形式:

1. 吸气性呼吸困难　表现为喘鸣,吸气时胸骨、锁骨上窝及肋间隙凹陷——三凹征。常见于喉、气管狭窄,如炎症、水肿、异物和肿瘤等。

2. 呼气性呼吸困难　呼气相延长,伴有哮鸣音,见于支气管哮喘和阻塞性肺病。

3. 混合性呼吸困难　见于肺炎、肺纤维化、大量胸腔积液、气胸等。

问题4　医嘱:布地奈德1mg雾化吸入。如何执行该操作?

1. 按医嘱抽取药液,用生理盐水2ml稀释药物,注入雾化器。

2. 将用物携至床边,核对确认身份,向患者解释,以取得合作,并教给患者使用方法。

3. 嘱患者漱口以清洁口腔,取舒适体位,将喷雾器连接管道氧气,调节氧流量达6～10L/min,可见气雾。

4. 患者手持雾化器,把喷雾器一端放入口中,紧闭口唇,将气雾吸入后再屏气1～2秒再呼气,直到药液用完,一般10～15分钟将4ml药液雾化完毕。

5. 吸毕,取下雾化器,清理用物,将雾化器用清水清洗、晾干,物归原处备用,雾化器一人专用。

6. 在氧气雾化吸入过程中,注意严禁接触烟火及易燃品,注意用氧安全。

情境3　环甲膜穿刺护理

该患者在雾化吸入和注射药物治疗后,效果不佳,呼吸费力,缺氧症状明显,医嘱:环甲膜穿刺。

问题5　如何做好该患者环甲膜穿刺的配合工作?

1. 术前准备　用物准备包括穿刺针、局麻药物、给氧装置等;同时做好患者和家属的说明解释工作,取得理解与支持。

2. 术中配合

(1)患者体位安置:平卧位或半卧位。该患者因呼吸费力,采取半卧位。

(2)确定穿刺部位:以甲状软骨和环状软骨间的环甲膜作为穿刺部位。

(3)消毒铺巾:常规消毒铺巾(紧急情况下可免)。

(4)穿刺:将穿刺针在环甲膜上垂直刺入,通过皮肤、筋膜和环甲膜,有落空感时即进入气道。

(5)确定穿刺成功:方法为挤压双侧胸部,发现有气体自针头逸出或易抽出气体。

(6)连接氧气或皮囊进行辅助呼吸。

3. 术后护理

(1)保持管道衔接紧密,不漏气。

(2)观察穿刺部位,如有明显出血应立即止血,以免血液反流入气管内。

(3)环甲膜穿刺仅仅作为急救措施,因此还应做进一步抢救的准备工作。

 知识拓展

环甲膜穿刺的适应证

1. 各种原因引起的上呼吸道不完全或完全阻塞者。

2. 喉头水肿或外伤等致气道阻塞者。

3. 牙关紧闭经鼻插管失败者。

4. 3 岁以下不宜行环甲膜切开者。

问题6　该患者进行环甲膜穿刺时应注意什么?

1. 环甲膜穿刺仅仅是呼吸复苏的一种急救措施,不能作为确定性处理。因此,在呼吸困难缓解后,应该做气管切开或立即做消除病因的处理。

2. 进针不宜过深,避免损伤气管后壁黏膜。

3. 环甲膜穿刺针头与 T 形管接口连接时必须紧密不漏气。

4. 穿刺部位若有明显出血应及时止血,以免血液流入气管内。

5. 如遇血凝块或分泌物阻塞穿刺针头,可用注射器注入空气,或用少许生理盐水冲洗,以保证其通畅。

患者经过急诊室的抢救治疗和护理,呼吸困难解除,收入五官科进一步治疗。

(胡爱招)

【思考与练习】

一、选择题

(1~2题共用题干)

患者女,18 岁。因外出到植物园春游,自觉吸气费力,胸骨上窝、锁骨上窝在吸气时明显下陷,伴高调的喉鸣音,精神紧张。

1. 根据患者的表现,该患者呼吸困难的类型属于(　　　　)

　　A. 呼气性呼吸困难　　　　　　B. 混合性呼吸困难　　　　　　C. 吸气性呼吸困难

　　D. 劳力性呼吸困难　　　　　　E. 中毒性呼吸困难

2. 该患者发病最可能的诱因为(　　　　)

　　A. 花粉　　　　　　　　　　　B. 尘螨　　　　　　　　　　　C. 动物毛屑

D. 病毒感染　　　　　　　　E. 精神因素

（3～6题共用题干）

患者女，25岁。因春游赏花，出现咳嗽、咳痰伴喘息，呼气性呼吸困难。入院查体：喘息，口唇发绀，在肺部可闻及广泛哮鸣音。医疗诊断为支气管哮喘。

3. 针对该患者的情况，护士应采取的护理措施是（　　　）

　　A. 改善通气，缓解呼吸困难　B. 避免接触感染源　　　　C. 饮食指导，增加营养

　　D. 消除恐惧　　　　　　　　E. 预防哮喘复发

4. 经过一般治疗和护理后，患者表现为发绀明显、端坐呼吸、大汗淋漓，经一般解痉、平喘治疗后24小时症状无缓解，判断患者为（　　　）

　　A. 混合性哮喘　　　　　　　B. 内源性哮喘　　　　　　C. 哮喘持续状态

　　D. 左心衰竭　　　　　　　　E. 右心衰竭

5. 对该患者采取的下列护理措施中，错误的是（　　　）

　　A. 每日饮水量应在2000ml以上　　　　B. 在病室内摆放鲜花

　　C. 遵医嘱给予祛痰药物　　　　　　　　D. 遵医嘱给予糖皮质激素

　　E. 避免食用鱼、虾等食物

6. 经过治疗护理后患者病情稳定，为了预防哮喘复发，护士可指导该患者服用（　　　）

　　A. 氯喘　　　　　　　　　　B. 泼尼松　　　　　　　　C. 沙丁胺醇气雾剂

　　D. 氨茶碱　　　　　　　　　E. 色甘酸钠

二、问答题

1. 对气道异物造成的呼吸困难应该采取哪些急救措施？

2. 目前临床上建立人工气道的方法有哪些？

任务三　胸痛患者的急救护理

朱某，男，48岁，工人，初中文化，已婚。因"搬运煤气罐时突发右侧胸痛，伴心悸、气促4小时"入院。患者既往体健，否认"心脏病"病史，今下午在搬运煤气罐时感右侧胸痛，伴有心悸、气促，休息后胸痛症状不能缓解。

情境1　接诊和分诊

患者由家人护送入急诊室。

问题1　如果你是责任护士，该如何接诊这位患者？

1. 安置合适卧位　采取半卧位。

2. 保持呼吸道通畅，吸氧　及时清除呼吸道分泌物，防止窒息发生，吸氧流量为2～4L/min。

3. 心电监护　通过持续监测了解患者心率、心律、血压、血氧饱和度的动态变化，必要时进行四肢血压的测量，在明显胸痛的患者中怀疑胸主动脉夹层时，四肢血压可以有较大的差异，具有重要的诊断提示价值。

4. 建立静脉通道　使用留置针进行穿刺，固定妥当。

5. 立即行心电图检查，排除心源性胸痛。

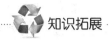 知识拓展

主动脉夹层

主动脉夹层也称主动脉夹层动脉瘤,是较常见也是最复杂、最危险的心血管疾病之一,其发病率为每年(50～100)人/10万人群,随着人们生活及饮食习惯的改变,其发病率呈上升趋势。主动脉夹层(aortic dissection)指主动脉腔内的血液通过内膜的破口进入主动脉壁囊样变性的中层而形成夹层血肿,随血流压力的驱动,逐渐在主动脉中层内扩展,是主动脉中层的解离过程。

主动脉夹层分类如下:

Ⅰ类:典型的,即撕脱的内膜片将主动脉分为真假两腔;

Ⅱ类:主动脉中膜变性,内膜下出血并继发血肿;

Ⅲ类:微夹层继发血栓形成;

Ⅳ类:主动脉斑块破裂形成的主动脉壁溃疡;

Ⅴ类:创伤性主动脉夹层。

问题 2 采取怎样的分诊思路对该患者进行分诊,具体内容包括哪些?

急性胸痛患者是急诊科最常见的患者群,急性胸痛危险性也存在着较大的区别,多数情况下可能有严重的不良预后。越是严重的疾病,其预后就越具有时间依赖性。对于胸痛患者可采取"PQRST"方式进行快速分诊,询问患者胸痛的诱因、性质、有无放射痛、疼痛程度及持续时间,除常规生命体征测量,应尽快完成心电图的检查、四肢血压的测量,以便及早发现心源性胸痛、胸主动脉夹层瘤。

1. 胸痛的诱因(provoke) 心肌缺血性胸痛多由劳力或情绪激动诱发;食管痉挛的胸痛多在进食冷液体时诱发;急性胸膜炎引起的胸痛常与呼吸和胸部运动有关,深呼吸可以诱发其加重,屏气时可以减轻;肌肉骨骼和神经性胸痛在触摸或胸部运动时加重;气胸引起的胸痛可突然发病,也可因活动后突发;功能性胸痛多与情绪低落有关;过度通气性胸痛则由呼吸过快诱发。该患者的诱因是搬运重物。

2. 胸痛的性质(quality) 胸痛的性质具有一定的特征性,心脏缺血性胸痛呈压迫性;心包炎、胸膜炎和肺栓塞呈刀割样锐痛;主动脉夹层发生时多为突发的撕裂样剧痛;针扎样的疼痛可见于功能性胸痛、肋间神经炎、带状疱疹、食管裂孔疝;气胸引起的胸痛多表现为刺痛及胀痛。该患者主诉疼痛呈刺痛。

3. 胸痛的放射部位(radiate) 胸骨后的胸痛常提示是心源性胸痛、胸主动脉夹层、食管疾病以及纵隔疾病等;胸部侧面的疼痛多发生于急性胸膜炎、急性肺栓塞、肋间肌炎;肝脏或膈下病变也可以表现为右侧胸痛;放射到颈部、下颌的胸痛往往是心脏缺血性胸痛的典型症状;放射到背部的胸痛可见于主动脉夹层、急性心肌梗死;放射到右肩的胸痛提示肝胆或是膈下的病变。该患者表现为右侧胸痛,无放射痛。

4. 胸痛的严重程度(severity) 通过疼痛评分进行胸痛严重程度的判断,并注意胸痛时的伴随症状。胸痛伴皮肤苍白、大汗、血压下降或休克可见于急性心肌梗死、胸主动脉夹层瘤、主动脉窦瘤破裂或急性肺栓塞;胸痛伴咯血提示可能是肺栓塞、支气管肺癌等呼吸系统疾病;胸痛伴随发热可见于大叶性肺炎、急性胸膜炎、急性心包炎等急性感染性疾病。患者右侧胸痛疼痛数字评价量表评分 5 分,伴有心悸、气促等情况。

5. 胸痛的时间(time)　疼痛持续的时限对胸痛具有较强的鉴别诊断价值。持续 2～10 分钟的胸痛,多为稳定性胸痛;持续 10～30 分钟的则多为不稳定心绞痛;持续 30 分钟以上甚至数小时的胸痛可以是急性心肌梗死、心包炎、胸主动脉夹层瘤、带状疱疹、骨骼疼痛。患者胸痛时间持续 4 小时。

结合 PQRST 分诊方式及护理体检,该患者是在运动过程中突然发病,呈刺痛,咳嗽及深吸气时疼痛加剧,伴有呼吸困难情况,疼痛部位以右侧胸部为主。体检:神志清楚,气管居中,右胸廓饱满,叩诊呈鼓音,语颤减弱,右中上肺呼吸音消失,初步考虑自发性气胸。胸痛系高危急诊,患者分诊至抢救室就诊,进一步明确诊断。

问题 3　为明确诊断需要做哪些辅助检查,如何合理安排?

1. 尽快完成心电图的检查、四肢血压的测量,以便及早发现心源性胸痛、胸主动脉夹层。

2. 实验室检查　送检血常规、凝血全套、心肌酶谱、肌钙蛋白、血生化及血气分析检查。

3. 安排外出行影像学检查　胸部 X 线,必要时查 CT 或冠脉造影。

患者检查结果如下:心电图示:窦性心律,律齐;血气分析示:动脉血氧分压 76mmHg;胸部 X 线示:右侧气胸,肺压缩 60%;血常规、凝血全套、心肌酶谱、肌钙蛋白、血生化示正常范围。

问题 4　根据病史和辅助检查对该患者的病情判断是什么? 有哪些依据?

该患者胸痛可能是因自发性气胸引起的,其依据

1. 患者无外伤史,存在搬运重物突然用力的诱因,胸痛呈刺痛或胀痛,咳嗽及深吸气时疼痛加剧,伴有呼吸困难的情况。

2. 体格检查　右胸廓饱满,叩诊呈鼓音,语颤减弱,右中上肺呼吸音消失。

3. 影像学检查　右侧气胸,肺压缩 60%。

情境 2　胸腔闭式引流护理

医生诊断为自发性气胸,医嘱:胸腔闭式引流术。

问题 5　如何做好该患者胸腔闭式引流术前准备?

1. 认真了解病史,根据 X 线胸片或 CT 等影像学资料以及超声检查协助定位。患者无外伤史,搬运重物后出现胸痛,影像学检查示右侧气胸,肺压缩 60%。气胸引流穿刺点选在第 2 肋间锁骨中线。

2. 准备张力气胸包,一次性水封瓶,生理盐水,消毒用具。准备好直径合适的引流管,单纯气胸可选用口径较细的引流管,引流液体一般选用口径较粗的透明塑料管或硅胶管。该患者选用 18 号引流管。

3. 向家属及患者说明手术的目的及可能存在的并发症、风险,取得患者配合和家属理解,签署知情同意书。

 知识链接

胸腔闭式引流术

【适应证】

1. 中、大量气胸,开放性气胸,张力性气胸,胸腔积液(中等量以上)。

2. 气胸经胸膜腔穿刺术抽气,肺不能复张者。

3. 血胸(中等量以上)、乳糜胸。

4. 急性脓胸或慢性脓胸胸腔内仍有脓液、支气管胸膜瘘、开胸术后。

【禁忌证】

1. 凝血功能障碍或有出血倾向者。

2. 肝性胸腔积液,持续引流可导致大量蛋白质和电解质丢失者。

问题6　该患者进行胸腔闭式引流术时,如何做好配合?

1. 解释沟通　做好患者的安慰解释工作。

2. 体位　协助患者取半卧位。

3. 定位消毒　气胸引流穿刺点选在第2肋间锁骨中线;胸腔积液引流穿刺点选在第7～8肋间腋中线附近;局限性积液须依据B超和影像学资料定位。该患者选择右侧第2肋间锁骨中线为穿刺点,以穿刺点为中心进行皮肤消毒辅巾。

4. 2%利多卡因局部浸润麻醉,医生按胸腔闭式引流术操作流程执行穿刺。

5. 穿刺成功后将引流管远端接水封瓶,观察水柱波动是否良好,逸出气泡量情况,必要时调整引流管的位置,注意无菌操作。

6. 妥善固定引流管,同时检查各接口是否牢固,避免漏气。

7. 做好高危导管标识。

8. 按高危导管做好胸腔闭式引流管留置期间观察,注意引流是否通畅,有无气泡逸出,水柱波动情况,保持引流装置的密封。

患者经过胸腔闭式引流术后,主诉胸痛症状减轻,疼痛数字评价量表评分2分,呼吸困难改善,无心悸情况,送入胸外科病房进一步观察治疗。

知识拓展

胸腔闭式引流漏气量的判断

胸腔闭式引流是治疗脓胸、外伤性血胸、气胸、自发性气胸的有效方法。以重力引流为原理,是开胸术后重建、维持胸腔负压,引流胸腔内积气、积液,促进肺扩张的重要措施。水柱波动情况是术后观察要点,临床上将胸腔闭式引流漏气的量分度分为三度。

一度:仅咳嗽时有气泡逸出;

二度:讲话或深呼吸时有气泡逸出;

三度:平静呼吸时有大量气泡逸出。

（曹　敏）

【思考与练习】

一、选择题

(1～2题共用题干)

患者李某,男,36岁,打工。半小时前因与人争吵后被人用刀刺伤右胸部,被旁人急送入院。入院查体:神志清楚,面色苍白,呼吸急促,右胸部可见一伤口,可见气泡逸出。入院诊断:开放性气胸。

1. 开放性气胸紧急处理原则是(　　　　)

　　A. 水封瓶引流　　　　　　B. 彻底清洗伤口　　　　　　C. 缝合伤口

　　D. 用厚棉垫覆盖伤口　　　E. 呼吸机维持呼吸

2. 下列选项**不属于**张力性气胸临床表现的是(　　　　)

A. 严重呼吸困难   B. 发绀、休克

C. 伤侧胸廓饱满，肋间隙变宽   D. 伤侧肺萎缩，呼吸音消失

E. 气管向伤侧显著移位

（3～6题共用题干）

患者张某，男，15岁，学生，初中文化。两小时前因上体育课时突发胸痛、呼吸困难，被同学护送入院。入院查体：神志清楚，痛苦貌，左肺呼吸音低。

3. 入院后为明确诊断，应立即进行的检查是（   ）

A. 胸片   B. 血常规   C. 平板试验

D. 血肌钙蛋白   E. 血 pH 值

4. 治疗气胸主要的方法是（   ）

A. 吸氧、止痛   B. 治疗并发症   C. 减压、排气

D. 静脉应用呼吸兴奋剂   E. 拍背、排痰

5. 假如患者需行胸腔闭式引流进行紧急排气，穿刺部位在（   ）

A. 锁骨中线第2肋间   B. 锁骨中线第5肋间   C. 腋前线第2肋间

D. 腋前线第5肋间   E. 肩胛下角线第7肋间

6. 患者在行闭式胸膜腔引流期间，发现水封瓶长玻璃管内水柱无波动，让患者做深呼吸后仍无波动，表示（   ）

A. 腹膜腔内负压未恢复   B. 胸膜腔内负压已恢复   C. 胸膜腔内负压过小

D. 胸膜腔内负压过大   E. 引流管堵塞

二、问答题

1. 常见的高危胸痛有哪些？应如何快速早期识别？

2. 心脏缺血性胸痛的心电图有什么特征？

任务四　昏迷患者的急救护理

刘某，女，67岁，家庭妇女，小学文化，已婚。因"神志不清4小时"入院。2天前患者诉腹痛不适，未行治疗。患者4小时前出现神志模糊，呼之能呻吟，伴恶心、呕吐情况。

情境1　接诊和分诊

患者由120急送入急诊室。

问题1　如果你是责任护士，该如何接诊这位患者？

1. 安置合适卧位　该患者神志模糊，应采取平卧头偏一侧。使用护床栏，防止坠床意外的发生，如出现躁动情况，知情告知同意后可使用约束带。

2. 保持呼吸道通畅，吸氧　及时清除呼吸道分泌物，防止窒息发生，舌后坠患者可使用口咽通气管，吸氧流量为2～4L/min。

3. 心电监护　通过持续监测了解患者心率、心律、血压、血氧饱和度的动态变化。

4. 建立静脉通道　使用留置针进行穿刺，固定妥当。

问题2　采取怎样的分诊思路对该患者进行分诊，具体内容包括哪些？

昏迷是最常见的临床急症之一，常见的昏迷原因可分为颅内因素和颅外因素，常见的颅

内因素有脑血管疾病、颅脑损伤、颅内感染、颅内占位,颅外因素有严重感染性疾病、水电解质或酸碱平衡失常、内分泌及代谢性疾病、严重中毒等。对该患者可采取望、闻、问、触的方式进行分诊。

1. 望　用眼去观察。首先观察人体生命活动的体现,如神志、语言、目光、反应等表现,初步对患者的病情和预后做个估计;观察面部的颜色和光泽,根据不同的色泽评估疾病的严重程度和发展变化;同时观察患者的形体和动态。该患者是因神志不清入院,应评估患者意识不清的程度,了解瞳孔的变化。双侧瞳孔散大可见阿托品中毒、脑出血、颅脑外伤等;双侧瞳孔缩小可见于吗啡中毒、有机磷农药中毒和脑桥出血;一侧瞳孔散大伴对光反应消失可见于脑疝等。该患者神志朦胧,呼吸急促,28 次/分,双瞳孔等大,对光反应存在。

2. 闻　用鼻去闻患者是否有异样的呼吸气味。肝臭味可见于肝性脑病患者,烂苹果味可见于糖尿病酮症酸中毒患者,大蒜味可见于有机磷农药中毒患者。该患者呼气中可闻及烂苹果味。

3. 问　了解既往病史及现病史。通过询问患者、家属或其他知情人,了解发病的经过及当前的病情。再次询问病史,还有哪些症状未提及,患者起病前有无明确外伤史、服药史,该患者既往有糖尿病病史,血糖控制不理想,近期不规则服"降糖药"。

4. 触　用手去摸,包括触及脉搏的强弱、皮肤的温湿度、疼痛部位等。通过触诊发现该患者脉搏细弱、四肢冰凉、四肢肌张力正常,血压 81/57mmHg。

情境 2　辅助检查的配合

根据望、闻、问、触方式评估后初步考虑患者可能是内分泌、代谢因素引起的昏迷,分诊急诊内科就诊。

问题 3　入院后立即完成末梢毛细血管测血糖,血糖提示:"HI",为明确诊断还需要做哪些辅助检查,如何合理安排?

1. 立即送检血常规、血生化、血气分析及尿常规等实验室检查,了解患者血糖、钾、钠、氯,肾功能、酸碱度及尿糖、尿酮体的情况。该患者小便不能自解,通过留置导尿留取尿标本。

2. 送检头颅 CT 检查,评估颅内情况。

3. 肝胆胰脾 B 超检查,了解腹部情况。

该患者实验室检查结果:血生化示:血糖 32.5mmol/L,血钠 128mmol/L,血钾 3.3mmol/L,血尿素氮 12mmol/L,肌酐 215mmol/L;血气分析:酸碱度 7.15、碱剩余 -12.6mmol/L、氧分压 110mmHg、二氧化碳分压 26.3mmHg;血常规:白细胞 11.8×10^9/L、血红蛋白 110g/L、血小板 159×10^9/L;尿常规:酮体(+)、尿糖(+++)。辅助检查示:肝胆胰脾 B 超未见明显异常,头颅 CT 未见颅内出血及占位情况。

问题 4　根据病史和辅助检查对该患者的病情判断是什么? 有哪些依据?

该患者昏迷可能是因糖尿病酮症酸中毒引起的,临床诊断考虑为糖尿病酮症酸中毒、低钾血症,其依据:

1. 既往有糖尿病病史,血糖控制不理想,不规则服"降糖药",存在糖尿病酮症酸中毒的诱发因素。

2. 体格检查　神志朦胧,呼吸深快,可闻及烂苹果味,脉搏细速,四肢冰凉。

3. **实验室检查** 血糖 53.5mmol/L、血钠 156mmol/L、血钾 3.3mmol/L;尿常规:酮体(＋)、尿糖(＋＋＋);血气分析:酸碱度 7.15、碱剩余 －12.6mmol/L、氧分压 110mmHg、二氧化碳分压 26.3mmHg。

情境 3 糖尿病酮症酸中毒的急救护理

该患者糖尿病酮症酸中毒、低钾血症诊断明确,医生开出生理盐水补液、氯化钾补钾、胰岛素使用、碳酸氢钠备用。

问题 5 如果你是责任护士,你该如何合理安排输液顺序?

1. 建立两条静脉通道,遵循先快后慢、先盐后糖的补液原则。先输等渗氯化钠液,开始时补液速度要快,在 2 小时内输入 1000～2000ml 补充血容量,改善外周循环和肾功能。第 2～6 小时输入 1000～2000ml,第一天补液量 4000～5000ml,当血糖降至 13.9mmol/L 左右时,可开始输入 5％葡萄糖,防止血糖下降太快、太低发生脑水肿。

2. 必要时进行中心静脉置管,既可作为快速补液的通路,又可监测中心静脉压,指导补液速度。

3. 患者血钾偏低,补液同时应立即开始补钾,最初 2～4 小时,补钾 1.0～1.5g,第一个 24 小时总补钾量为 3～6g,根据血钾复查情况调整补钾量。血钾＞5.5mmol/L 时,暂停补钾,血钾偏高而伴少尿、无尿者,待补液扩容、尿量增多后补钾。补钾过程中严密监测尿量变化。

4. 当血酸碱度＜7.1,碳酸氢根≤5mmol/L,二氧化碳结合力＜10mmol/L 时补碱,给予 5％碳酸氢钠 125ml 静脉滴注,一般每日不超过 2 次。当血酸碱度＞7.1,碳酸氢根＞10mmol/L 后可停止补碱性溶液。该患者血酸碱度 7.15,暂不予碳酸氢钠使用。

 知识链接

低血糖反应

糖尿病患者在治疗过程中可能发生血糖过低的现象。低血糖可导致不适甚至生命危险,也是血糖达标的主要障碍。

低血糖分类:

1. **严重低血糖** 需要他人帮助,常有意识障碍,低血糖纠正后神经系统症状明显改善或消失。

2. **症状性低血糖** 血糖≤3.9mmol/L,且有低血糖症状。

3. **无症状性低血糖** 血糖≤3.9mmol/L,但无低血糖症状。

低血糖的治疗:糖尿病患者血糖低于≤3.9mmol/L,即需要补充葡萄糖或含糖食物。严重的低血糖需要根据患者的意识和血糖情况给予相应的治疗和监护。

问题 6 针对该患者,你如何正确使用胰岛素?

1. 糖尿病酮症酸中毒补充胰岛素一般采用小剂量胰岛素 0.1U/(kg·h),为方便胰岛素使用及调整,可将胰岛素配制成 1U/ml(即生理盐水 39ml＋胰岛素 40U)。按医嘱准确输注剂量,抽取药液时必须两人核对,抽取胰岛素时使用专用注射器。该患者体重 50kg,可先予配制后的胰岛素液 5ml/h,即 5U/h。

2. 使用微量注射泵给药,方便控制胰岛素用量。使用时严格监测血糖变化,监测末梢毛细血管血糖每 1～2 小时一次,根据血糖变化及时调整胰岛素的微量注射泵给药速度,并加强巡视,注意询问有无心慌、头晕、冷汗等低血糖的症状出现,警惕低血糖的发生。

3. 血糖下降的速度一般以每小时降低 3.9～6.1mmol/L 为宜,避免引起脑水肿、低血糖等症状。当血糖降至 13.9mmol/L 时,改输 5% 葡萄糖并加入普通胰岛素(按每 2～4g 葡萄糖加 1U 胰岛素计算)。

患者经积极补液降糖综合治疗,血糖降至 14.8mmol/L,送入内分泌病房进一步观察治疗。

 知识链接

定期结构化的血糖监测

采用便携式血糖仪进行末梢毛细血管血糖检测是最常用的血糖监测方法。

时间点:

1. 餐前血糖监测　适用于注射基础、餐时或预混胰岛素的患者。当血糖水平很高时应首先关注空腹血糖水平。在其他降糖治疗有低血糖风险时(用胰岛素促泌剂治疗且血糖控制良好者)也应测定餐前血糖。

2. 餐后血糖监测　适用于注射餐时胰岛素的患者和采用饮食控制和运动控制血糖者。在其空腹血糖和餐前血糖已获良好控制但糖化血红蛋白(HbA1c)仍不能达标者可通过检测餐后血糖来指导针对餐后高血糖的治疗。

3. 睡前血糖监测　适用于注射胰岛素的患者,特别是晚餐前注射胰岛素的患者。

4. 夜间血糖监测　用于了解有无夜间低血糖,特别是在出现了不可解释的空腹高血糖时应监测夜间血糖。

5. 出现低血糖症状或怀疑低血糖时应及时监测血糖。

(曹　敏)

【思考与练习】

一、选择题

(1～2 题共用题干)

患者张某,男性,57 岁。近 2 个月来表情迟钝,常嗜睡,今晨呼之不醒,急诊入院。查血糖 17.6mmol/L,血 pH 7.26,尿酮体阳性,血钾 3.14mmol/L。入院诊断:酮症酸中毒昏迷、低钾血症。

1. 下列选项中,糖尿病酮症酸中毒昏迷临床上的特征性表现是(　　　)

　A. 恶心、呕吐　　　　　　　B. 呼气有烂苹果味　　　　　C. 多尿

　D. 发热　　　　　　　　　　E. 精神症状

2. 下列糖尿病酮症酸中毒昏迷治疗措施**错误**的是(　　　)

　A. 小剂量胰岛素疗法　　　　　　　B. 补液宜先快后慢

　C. 血钾低时应及时补钾　　　　　　D. 及早补充血容量

　E. 先静脉滴注低渗盐水

(3～6 题共用题干)

患者李某,男,46 岁,司机,高中文化。糖尿病病史 16 年,近期曾"感冒",昨起出现极度

口渴、厌食、恶心，呼吸加速，晚上出现四肢厥冷、脉细速、血压下降，随即意识不清。

3. 入院后为明确诊断，应立即进行的检查是（　　）
    A. 血糖　　　　　　　　　B. 尿糖　　　　　　　　　C. 尿酮
    D. 血酮　　　　　　　　　E. 血 pH 值

4. 假如该患者需使用胰岛素，开始使用胰岛素时宜（　　）
    A. 小剂量，皮下注射　　　B. 小剂量，静脉用药　　　C. 大剂量，皮下注射
    D. 大剂量，静脉用药　　　E. 根据血糖水平确定胰岛素剂量

5. 入院半小时后再次评估患者：昏迷不醒，压迫眶上神经，有皱眉反应，判断其意识障碍程度为（　　）
    A. 嗜睡　　　　　　　　　B. 浅昏迷　　　　　　　　C. 深昏迷
    D. 淡漠　　　　　　　　　E. 反应迟钝

6. 护理意识不清患者的过程中，下列护理措施**不妥的**是（　　）
    A. 预防呼吸道感染，定时翻身拍背　　　B. 预防舌后坠，抬高头部
    C. 预防压疮，温水擦背　　　　　　　　D. 为防坠床，床边可加栏杆
    E. 做好口腔护理，以防呼吸道感染

二、问答题

1. 引起昏迷的原因除中枢神经系统病变因素以外，常见的全身性因素有哪些？
2. 使用胰岛素微量注射泵注射过程中如何监测？

项目二

损伤患者的急救护理

任务一　多发伤患者的急救护理

李某,男,56岁,木工,初中文化,已婚。因"车祸致全身多处疼痛1小时"入院。患者于9月1日上午8时骑电动车与汽车相撞致全身多处疼痛、出血。

情境1　接诊和分诊

患者由"120"送入急诊科。

问题1　如果你是责任护士,该如何接诊这位患者?

1. 接诊　选取合适的转运工具——抢救床,使用转运板正确搬运过床,注意保护受伤部位。

2. 分诊　护士根据患者和(或)家属的主诉及主要的症状和体征,对疾病的轻、重、缓、急、所属专科等进行初步的判断,进行合理的分科——急诊外科,分区——抢救室。

3. 应用初步评估法,迅速判断有无威胁生命的迹象,如休克、大出血、脑疝、呼吸困难等。

4. 安置合适体位——休克卧位,简要了解病史,通知急诊外科医生。

5. 正确连接心电监护,测量生命体征,盖好预检分诊章,并做好记录。

6. 指导家属填写相关信息并挂号,双人核对,确认患者身份,佩戴橙色识别腕带,做好电脑信息登记。

评估该患者神志清楚,双瞳孔等大等圆,对光反应存在,痛苦貌,面色苍白,呼吸稍促,口唇轻度发绀,左侧胸部饱胀,肋间隙增宽,呼吸幅度减低,未触及皮下气肿,叩诊呈鼓音,听诊左肺呼吸音消失。腹部平软,无压痛及反跳痛,骨盆挤压痛阳性,四肢无明显畸形,脊柱无明显压痛,四肢及颜面部多处皮肤挫伤,全身皮肤湿冷。T 35.4℃,P 94次/分,R 28次/分,BP 85/54mmHg,SpO_2 91%。

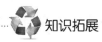
知识拓展

多发伤的初步评估——ABCDE评估

A——颈椎制动和气道维持(Airway):保持呼吸道通畅,及时清理呼吸道分泌物,颈托固定保护颈椎。

B——检查呼吸和通气(Breathing):给予双鼻导管吸氧3~5L/min,观察呼吸的频率、节律。如患者出现呼吸抑制、呼吸衰竭,及时气管插管,进行机械通气。

C——检查循环、控制出血(Circulation/control)：观察患者面色，口唇颜色，皮肤温度，如有局部出血，先压迫止血。

D——神经系统状况-意识水平(Disabling)：判断患者意识状况，瞳孔观察。

E——暴露/环境控制(Exposure/Environmental Control)：全面体检，剪除衣裤鞋，避免移动患者，充分暴露，并注意保暖。

问题 2　根据评估结果你该如何对该患者进行急诊处置?

1. 根据医嘱采集血常规、生化、心肌酶谱、肌钙蛋白、动脉血气、PT、APTT、D-Ⅱ聚体、交叉配血试验、输血前检查等血标本，及时送检。

2. 正确执行医嘱，合理使用药物，静脉滴注乳酸钠林格液及羟乙基淀粉注射液扩容。

3. 合理安排辅助检查，立即通知床边 B 超、X 线检查，必要时再行头颅和(或)胸部 CT 检查，注意转运安全。

4. 协助医生进行各项检查治疗，如全面的体格检查、胸腔穿刺、深静脉置管、清创缝合术等，按规范进行留置导尿术，并做好相应护理。

5. 邀请骨科、胸外科专科会诊，并做好与患者或家属的心理护理，多做解释、交流与沟通。

6. 严密观察患者意识、生命体征、尿量等病情变化，每 5～10 分钟监测一次生命体征，及时报告，并做好记录。

7. 开放绿色通道，保证抢救顺利进行。

 知识拓展

急诊危重症患者常见的输液通路选择策略

1. 心肺复苏患者至少建立两条以上静脉通路，穿刺部位选择肘关节以上。

2. 急性心肌梗死患者静脉通路开放选择"左上肢"，以预留右上肢血管给介入穿刺用。

3. 急性胸部创伤患者，静脉通路开放建议选择下腔静脉系统，以免加重出血。

4. 急性骨盆骨折患者尽可能选择上腔静脉系统，避免股动脉或股静脉穿刺输液或采血。

5. 行增强 CT 或增强 MRI 检查时，选择粗管径静脉留置针如 18G、20G，穿刺部位选择肘关节以上。

问题 3　在抢救过程中，医生口头医嘱："乳酸钠林格液 500ml，快速静脉滴注，立即"，护士该如何执行?

1. 护士快速记录口头医嘱并复读："乳酸钠林格液 500ml，快速静脉滴注，立即，是吗?"医生回答："是的。"

2. 核对　一名护士准备药液，与另一名护士核对无误后执行，如果是抢救药物，使用后的空安瓿经两人核对后再弃去，并做好记录。

3. 抢救结束 6 小时内由医生补开医嘱并签名。

情境 2　急 救 配 合

20 分钟后,患者出现烦躁不安,呼吸困难,发绀加重,颈部、面部、胸部等处可触及皮下气肿。床边胸部 X 线检查:左侧胸腔大量积气,肺压缩 80％,气管和心影偏移至右侧。医生诊断该患者为:张力性气胸。

问题 4　如何做好该患者的紧急处理?

1. 物品准备　12♯或 16♯无菌注射针头,无菌手套,碘伏消毒用物。

2. 患者准备　患者可采取半卧位,生命体征不平稳者采取平卧位。签署知情同意书。

3. 用 12♯或 16♯无菌注射针头在左侧锁骨中线第 2 肋间处刺入胸腔,起到排气减压效果。

4. 该患者排气减压病情好转后实施胸腔闭式引流术,保持引流管通畅。搬动患者时,应注意保持引流瓶低于胸膜腔,以免瓶内液体倒流,导致感染;对有气体逸出的患者,不可随意夹管。

5. 严密观察病情　观察患者精神状态,监测生命体征,置管后 1～2 小时应密切观察患者的血压、呼吸、体温及胸部体征,气管位置是否居中,注意有无纵隔摆动。

情境 3　危急值处置

接到化验室的电话报告,该患者查血常规示:血红蛋白 50g/L,血细胞比容 28％。判断为危急值。

问题 5　你该如何接获及处理该危急值?

1. 接到化验室危急值电话报告记录并复读,双方确认,核查标本质量。

2. 详细完整填写危急值报告本各栏,包括日期、时间、床号、姓名、危机值报告内容,报告者姓名、工号,接获者(确认者)姓名、工号,通报医生姓名、时间、处理过程与结果。

3. 遵医嘱输红细胞悬液 4U,血浆 400ml。

4. 记录患者伴随的症状、体征、危急值项目及汇报处理情况。

5. 注意观察患者的面色、胸腔闭式引流管内引流液的颜色、量、性状,监测血压、心率、大腿腿围、观察骨盆处情况,评估有无继续出血,并做好记录。

 知识拓展

危急值定义

"危急值"(critical values)是指当这种检验、检查结果出现时,表明患者可能正处于有生命危险的边缘状态,临床医生需要及时得到检验、检查信息,迅速给予患者有效的干预措施或治疗,有可能挽救患者生命,否则就有可能出现严重后果,失去最佳抢救机会。

问题 6　医嘱:红细胞悬液 4U,血浆 400ml ivgtt st,你如何执行该医嘱?

1. 确认已签署输血知情同意书,送检输血前检查。

2. 打印输血申请单,将"血样标签"贴于血常规试管上。

3. 由两名护理人员核对相关信息准确无误后,携带输血申请单至患者床边采集血标本,并询问有无输血史。采血时禁止直接从输液管或正在输液的一侧肢体采集。

4. 血标本采集后,由科室医护人员或专门人员将受血者血样和输血申请单送至输血科,交接双方核对无误后双签名。待血库完成相关检查后,再由科室医护人员或专门人员用专用取血箱将血液制品取回。

5. 严格执行输血查对制度,由两名医护人员携病历至患者床边核对患者姓名、性别、年龄、住院号或门急诊号、血型、血量、Rh 结果、有效期等,确认与输血记录单(交叉配血报告单)相符,让患者或家属陈述患者姓名、血型以再次确认受血者身份,双签名后进行输注。血制品取回 30 分钟内开始输注,4 小时内输完。

6. 输血前及连续输注不同供血者的血液时,需用静脉注射用生理盐水冲洗输血器。

7. 输注过程中严密观察有无不良反应 输血开始前、输血开始后 15 分钟、输血结束后 15 分钟监测生命体征的变化及有无输血反应,并做好相关护理记录。

8. 血液输注完毕,血袋送回血库保存 24 小时。

情境 4 危重患者转运

该患者经过上述的抢救措施后,骨科医生会诊后需行骨盆 CT 平扫检查以便明确下一步的治疗方案。

问题 7 该该患者外出检查时如何做到安全转运?

转运前做好患者、设备及相关科室(如 CT 室)准备。

1. 患者外送前护理人员全面评估病情,该患者每 5 分钟测量一次血压,连测 3 次 BP 88~93/52~65mmHg,做好记录,告知途中风险,医生让患者家属签署危重患者转运知情同意书,由医师决定一起送出。

2. 准备需携带的抢救物品 包括仪器、设备、药物等,如吸引吸氧用物、带蓄电的微量注射泵、简易呼吸皮囊、急救箱、转运监护仪等。

3. 妥善固定导管 将胸腔闭式引流装置的挂钩妥善固定在床栏上,引流瓶的位置低于胸膜腔,和家属、患者做好宣教,以免引流管拔出,加强固定(如果是非张力性气胸患者,转运途中要将胸腔闭式引流管用两把血管钳对夹并固定妥当)。

4. 患者外送前先与 CT 室电话联系,告知简要病情、抢救经过、特殊检查、治疗,所需准备的特殊设备。

5. 抢救床常规使用护栏和约束带,护理人员在患者头端。护送途中注意观察病情,保持输液通路、导尿管、胸腔闭式引流管管道的通畅和固定,保证治疗的连续性。

6. 到达 CT 室时采用转运板四人搬运法,注意骨折部位的保护。

7. 检查完毕,返回抢救室妥善安置患者,测量生命体征并记录,有异常及时通知医生给予相应处理,并详细记录。

8. 清点整理用物,并及时处理消毒,检查完好放回原处备用。

 知识拓展

限制性液体复苏

限制性液体复苏亦称低血压性液体复苏或延迟液体复苏,即在活动性出血控制前应给予小容量液体复苏,在短期允许的低血压范围内维持重要脏器的灌注和氧供,避免早期积极复苏带来的副反应。动物试验表明,限制性液体复苏可降低死亡率、减少再出血量及并发症。对出血未控制的失血性休克病人,早期采用控制性复苏,收缩压维持在 80~90mmHg,

以保证重要脏器的基本灌注,并尽快止血;出血控制后再进行积极容量复苏。对合并颅脑损伤的多发伤病人、老年病人及高血压病人应避免控制性复苏。

对于创伤性休克患者的理想复苏液体常用晶体液有0.9%氯化钠注射液、乳酸钠林格液等。胶体液常用的有羟乙基淀粉、右旋糖酐、血液及血制品等。

情境5 急诊术前准备

患者经过抢救治疗后,BP 80~86/48~52mmHg,P 115~128 次/分,SpO_2 90%。医生与患者及家属充分沟通后,决定行急诊髂内动脉造影栓塞术,以达到止血目的。

问题8 责任护士如何做好该患者的术前准备?

1. 确认术前已征得患者及家属同意,签署知情同意书。
2. 通知患者禁饮、禁食。
3. 再次通知血库备血。
4. 更换手术衣裤,去除患者首饰、挂件、手表等物品,交给家属妥善保管。
5. 整理并核对病例资料,包括各项检查、化验报告单,携带 CT 片、X 线片等。
6. 遵医嘱使用术前用药、准备术中用药。
7. 填写急诊手术患者交接单。

患者经急诊双侧髂内动脉栓塞术后,活动性出血控制,收入急诊重症监护室进一步治疗。

 知识拓展

急诊髂内动脉栓塞术

介入治疗采用 Seldinger 技术于股动脉处插管,先将导管插入髂总动脉分支上端行骨盆动脉造影,经造影发现出血部位后,选择性插管至髂内动脉进行栓塞。栓塞材料为明胶海绵或加弹簧圈。栓塞后再次造影以证实栓塞效果。对于骨盆出血动脉已被栓塞而血压仍无明显回升者,则加行内脏器官如肝、脾、肾的动脉造影,有明确出血时加以栓塞治疗。满意后拔除介入导管,腹股沟处加压包扎。介入治疗时间为1~2小时。术后患者收入重症监护室监护治疗。

(徐小燕)

【思考与练习】

一、选择题

(1~2题共用题干)

患者张某,男性,29岁。因车祸外伤急送医院急诊。咯血,口鼻均有鲜血外溢,呼吸困难。体检:P 100 次/分,R 24 次/分,BP 130/90mmHg,神志模糊,烦躁不安。左侧胸壁严重擦伤,肿胀。左大腿中下段中度肿胀,有瘀斑和严重擦伤。

1. 根据病史和临床表现,考虑患者为( )

    A. 联合伤   B. 混合伤   C. 多处伤

    D. 多发伤   E. 复合伤

2. 此时以下措施最为紧迫的是( )

  A. 请胸外科医师会诊处理   B. 清除上呼吸道异物,保持呼吸道通畅

  C. 输血   D. 吸氧

  E. 左下肢夹板固定

(3～6 题共用题干)

  患者男,34 岁。被汽车撞伤下腹部及会阴部。测 BP 70/50mmHg。体检辅助检查发现:骨盆骨折,腹膜后血肿,后尿道损伤。

  3. 患者到急诊室后,急诊护士首先应该配合医生实施的措施是(　　)

    A. 骨盆牵引固定   B. 清创   C. 抗休克

    D. 处理尿道损伤   E. 清除腹膜后血肿

  4. 患者在急诊手术中发现合并直肠损伤,应采取下列措施中的(　　)

    A. 直肠修补   B. 清创   C. 乙状结肠造瘘

    D. 直肠造瘘   E. 引流

  5. 多发伤后最常见的并发症是(　　)

    A. 感染或败血症   B. 脏器破裂   C. 脏器衰竭

    D. 出血   E. 骨折

  6. 如伤后 2～3 天,疼痛无好转,反而加重,应首先考虑(　　)

    A. 并发感染加重   B. 组织缺血   C. 神经系统受损

    D. 感觉过敏   E. 病情好转

二、问答题

1. 多发伤的评估方法还有哪些?

2. 不同部位(脑部、胸部、腹部、四肢骨盆)损伤为主的多发伤护理要点有哪些?

任务二　蛇咬伤患者的急救护理

  李某,男,46 岁,农民,小学文化,已婚。因"被蝮蛇咬伤左足致局部肿胀疼痛 1 小时"入院。1 小时前穿拖鞋在田间劳作时被蝮蛇咬伤左足,当即用麻绳绑扎小腿,挤压排毒处理。

情 境 1　急 诊 处 置

  患者由家人送入急诊室。

问题 1　如果你是责任护士,应如何进行护理评估?

  1. 简要询问病史　患者 1 小时前穿拖鞋在田间劳作时被蝮蛇咬伤左足,当即用麻绳绑扎小腿,挤压排毒后由家人护送来院就诊。患者明确为蝮蛇咬伤,麻绳绑扎时间约 50 分钟,10 分钟前已放松绑扎 2 分钟。

  2. 快速进行相关护理体检并配合医生查体获得资料　患者入院时查体:神志清楚,痛苦貌,双侧瞳孔等大等圆,约 3mm,对光反射灵敏,诉视物模糊,感恶心,左足外踝处可见两处并排牙痕,少量出血,并以此为中心肿胀至小腿,感疼痛明显,足背动脉可及,趾端血运良好。测 T 36.8℃,P 72 次/分,R 20 次/分,BP 126/73mmHg,SpO$_2$ 99%。

  3. 遵医嘱正确留取检验标本并快速送检　血常规示:白细胞计数 11.7×10^9/L,嗜中性

粒细胞百分比 73%;急诊生化、心肌酶谱、凝血功能及尿常规均无明显异常。

综合评估:患者神志清楚,感视物模糊,恶心,左踝伤口处肿胀疼痛明显,少量出血,生命体征正常。

问题 2　如何配合医生进行该患者的伤口排毒处理?

1. 协助患者取低半坐卧位,左下肢下垂,减少活动。

2. 立即清创,伤口局部用 0.05% 高锰酸钾溶液或 3% 过氧化氢反复冲洗,洗去周围黏附的毒液,减少毒素的吸收,并用碘伏消毒,以牙痕为中心把伤口皮肤做纵行切口,以使毒液外流,清除残留的毒液。

3. 创口冲洗并可用拔火罐、吸乳器等方法抽吸残余蛇毒。

4. 处理伤口后解除患肢绑扎。

5. 用季德胜蛇药 50 片碾磨加水溶成糊状,涂抹伤口周围和小腿肿胀部位,每日 3~4 次,并保持湿润。涂抹时避开伤口处以利渗液引流。口服季德胜蛇药,首次 20 片,以后每隔 6 小时服 10 片,直至症状减轻或消失。

6. 早期封闭　伤口周围用 0.05% 普鲁卡因 10~20ml 加胰蛋白酶 4000U 单位做环形封闭,可抑制蛇毒扩散,减少疼痛,消炎退肿,减少过敏反应。

情境 2　用药护理

医嘱:抗蝮蛇毒血清和破伤风抗毒素(TAT)应用。

问题 3　你如何安排这两种药物的使用?

1. 这两种药物均须先做过敏试验,TAT 过敏试验和抗蝮蛇毒血清过敏试验不能同时进行,以免混淆结果判断。正确方法应询问无过敏史后,先做抗蝮蛇毒血清过敏试验并在应用抗蝮蛇毒血清结束 20 分钟后,再做 TAT 过敏试验和注射 TAT。

2. 抗蝮蛇毒血清过敏试验方法　先抽取 0.1ml 抗蝮蛇毒血清,再抽取生理盐水 1.9ml,混匀后在前臂掌侧皮内注射 0.1ml,20 分钟后观察结果。

 知识链接

TAT 皮试结果判断

TAT 原液为每支含 1500U,取原液 0.1ml,加生理盐水至 1ml,于患者前臂内侧注射 0.1ml,20 分钟后观察结果,结果判断:

阴性:局部无红肿,无异常全身反应。

阳性:皮丘红肿,形成硬结,直径大于 1.5cm,红晕范围直径大于 4cm,有时出现伪足或有痒感,全身过敏反应表现以血清病型反应多见。

问题 4　抗蝮蛇毒血清过敏试验 20 分钟后,观察注射部位出现皮丘增大,直径≥2cm,周围红肿,浸润,有伪足并伴有痒感,请判断皮试结果,如何处理?

1. 皮试结果为阳性须使用脱敏注射法。

2. 脱敏注射法　取生理盐水将抗蝮蛇毒血清稀释 20 倍,分数次做皮下注射,每次观察 20 分钟,第一次注射 0.4ml,如无反应,酌情增量注射,注射观察 3 次以上,无异常反应者,即可做静脉注射,注射时速度应慢,开始每分钟不超过 1ml,以后亦不宜超过 4ml,如有异常,即刻停药。

情境 3　病 情 观 察

患者经过初步伤口处理,应用抗蝮蛇毒血清后,神志清楚,仍有视物模糊、恶心情况,生命体征正常,医嘱留院观察。

问题 5　如果你是责任护士,如何做好该患者的病情观察和患肢护理?

1. 病情观察　密切观察患者意识、面色及生命体征变化,关注有无视物模糊加重,有无胸闷及皮肤黏膜出血情况,观察尿色和尿量,局部伤口引流情况,周围皮肤肿胀程度。遵嘱送检各项实验室检查,关注检查结果。

2. 患肢护理　急性中毒期置患肢于低位,外敷蛇药时应敷在伤口周围,不宜遮盖伤口,以保证含有毒素的血液及淋巴液充分引流,减少毒素吸收,保持伤口清洁,防止感染,持续湿敷,引流通畅,在伤肢下面铺一次性棉垫,棉垫上面放置无菌巾,并及时更换。恢复期可给予垫高肢体制动,以利于消肿和减轻疼痛。

情境 4　出 院 指 导

患者住院 4 天,现神志清楚,精神好,无视物模糊、恶心呕吐情况,左足肿胀已明显消退,疼痛数字评分法(NRS)评分 2 分,今天出院。

问题 6　如何做好该患者的出院指导?

1. 嘱患者出院后注意休息,加强饮食营养,保持伤口的清洁干燥,指导进行适当的肢体功能锻炼,促进伤肢功能恢复,防止肌肉萎缩,伤肢僵直。但不宜剧烈运动,注意伤肢避免负重,1 个月后方可进行体力劳动。

2. 指导患者增强自我防护意识和能力,掌握毒蛇咬伤的相关知识及现场急救技术,为避免蛇咬伤,尽量避开多草的地方行走,夜间外出时穿长衣、长裤,并将袖口扎紧。一旦被毒蛇咬伤,不要惊慌和奔走,以免加速毒液的吸收和扩散,就地取材用绳带等结扎伤口的近心端,挤出毒素并用清水冲洗伤口,经现场处理后尽快由他人送到医院接受治疗以免延误抢救。

 知识链接

蛇毒的种类及人体中毒后的表现

1. 神经毒　毒液主要作用于神经系统,导致肌肉麻痹、呼吸障碍,如金环蛇、银环蛇及海蛇等。

2. 血循毒　毒液主要破坏血液与循环系统,引起出血、凝血及心脏衰竭,如竹叶青、五步蛇等。

3. 混合毒　毒液兼有神经毒和血循毒的两种特性,如蝮蛇、眼镜蛇和眼镜王蛇等。

（滕丽君）

【思考与练习】

一、选择题

(1~2 题共用题干)

患者男,25 岁。夏夜在公园草丛中被不明生物咬伤右手背,当即感局部刺痛、麻木,到光线明亮处见右手背有一对深牙痕,伴有出血。

1. 咬伤此患者最有可能的生物是（　　）
   A. 蜈蚣　　　　　　　　　　B. 毒蛇　　　　　　　　　　C. 蚂蚁
   D. 蜘蛛　　　　　　　　　　E. 蝎子

2. 下列现场处置你认为**不合理**的是（　　）
   A. 自行奔跑就医　　　　　　　　B. 在伤口近心端用布带捆扎
   C. 摘除右手戒指　　　　　　　　D. 伤口冲洗
   E. 右手下垂，放置低位

（3～6题共用题干）

患者男，野外工作者。被蛇咬伤后，局部皮肤留下一对大而深的牙痕，且伤口出血，周围皮肤迅速出现瘀斑、血疱。

3. 在现场应优先采取下列急救措施中的（　　）
   A. 伤口排毒　　　　　　　　　　B. 首先呼救
   C. 早期结扎伤口近心端的肢体　　D. 立即送往医院
   E. 补液抗休克

4. 该患者入院后的护理措施**不包括**下列选项中的（　　）
   A. 心理安慰　　　　　　　　　　B. 根据医嘱正确使用抗蛇毒血清
   C. 对症治疗　　　　　　　　　　D. 输液，保护脏器功能
   E. 抬高患肢

5. 使用抗蛇毒血清时，下列操作**错误**的是（　　）
   A. 用药前询问过敏史　　　　　　B. 用药前行皮试
   C. 皮试阳性者予脱敏治疗　　　　D. 快速输注抗蛇毒血清
   E. 给药过程中严密观察

6. 下列因素与蛇咬伤引起的出血有关的是（　　）
   A. 复合性止血机制异常　　　　　B. 血小板异常
   C. 抗凝及纤维蛋白溶解异常　　　D. 凝血异常
   E. 血管壁异常

二、问答题

1. 怎样区分无毒蛇和有毒蛇咬伤？
2. 蛇咬伤常见的并发症有哪些？

项目三

中毒患者的急救护理

任务一 有机磷农药中毒患者的急救护理

张某,女,29 岁,农民,初中文化,已婚。因"自服敌敌畏约 100ml 1 小时"就诊。1 小时前因与家人吵架后自服敌敌畏约 100ml,家人立即拨打 120 急救电话。

情境 1 急诊处置

患者由"120"急救车送入急诊科。

问题 1 如果你是责任护士,该如何接诊这位患者?

1. 快速评估 迅速判断有无威胁生命的迹象。该患者呈昏迷状态,牙关紧闭,大汗淋漓,皮肤湿冷,双侧瞳孔针尖样大小,口吐白沫,两肺闻及湿啰音。

2. 听取 120 救护人员的病情和处置介绍 患者自服农药敌敌畏约 100ml 1 小时余,入院前未经过任何处理。

3. 安置合适卧位 该患者呈昏迷状态,应采取左侧卧位。

4. 保持气道通畅 该患者口腔内分泌物多,应立即吸引清除口腔内的分泌物,保持气道通畅。

5. 吸氧 给予 2～4L/min 流量的吸氧。

6. 建立静脉通路 静脉留置针留置输液。

7. 监护 持续心电监护,严密观察患者的心率、心律、呼吸、血压及血氧饱和度的变化。

8. 清除毒物 迅速采取清除毒物的措施,减少毒物的吸收。

9. 实验室检查 按医嘱正确留取血常规、生化、胆碱酯酶活性等血标本并快速送检。

10. 用药 按医嘱及时正确使用解毒药物阿托品、氯解磷定。严密观察病情变化及药物疗效、副作用。

11. 准确记录 24 小时进出量。

问题 2 患者服药过程中与家人发生争夺,将部分敌敌畏洒于患者衣服上,请问清除该患者未吸收毒物最有效的方法是什么?

1. 立即脱去污染衣服,擦洗全身皮肤及头发,更换清洁衣裤,防止污染衣服上的残余毒物继续吸收,禁用热水洗涤,以防止血管扩张促进毒物吸收。

2. 立即插胃管洗胃,该患者自服敌敌畏农药,吸收主要由消化道进行,因该患者处于昏迷状态需立即进行插胃管洗胃、导泻等急救措施,以清除胃内尚未吸收的毒物。洗胃是抢救服毒者生命的关键,越早越好。

问题3 医嘱:洗胃。为该患者洗胃时要注意哪些问题?

1. 洗胃前详细询问病史,问清毒物种类、毒物进入人体的途径、中毒时间,一般口服6小时内洗胃有效,但口服毒物量过大、过多或洗胃不彻底,则虽大于6小时仍应给予洗胃。该患者口服敌敌畏 100ml 1 小时,有洗胃的指征。

2. 询问家属患者有无存在洗胃的禁忌证,如食管静脉曲张病史、胃穿孔病史、近期上消化道出血等情况。该患者既往体健,无洗胃禁忌证。

3. 向家属做好解释工作,说明洗胃对患者治疗的重要性,以取得家属的理解配合。

4. 根据毒物性质(敌敌畏),可以选用的洗胃液有生理盐水、温开水、2%碳酸氢钠溶液等。该患者使用温开水洗胃,温度 35~37℃。若温度过高可引起黏膜血管扩张,加速毒物吸收;过低可刺激肠蠕动,使毒物进入肠道。

5. 插胃管时用石蜡油充分润滑,动作要轻、柔、快、准,防止损伤黏膜。

6. 洗胃原则 洗胃液快进快出,先出后入,出入平衡,反复冲洗,直至水清无色味。

7. 每次灌洗量为 300~500ml,防止过多引起胃扩张。

8. 在洗胃过程中要严密观察患者的意识、瞳孔、生命体征、腹部体征。该患者是有机磷农药中毒,尤其应注意呼吸情况。及时清除呕吐物,保持呼吸道通畅。注意观察流出液的量、颜色、气味,若有出血立即停止洗胃并报告医生。

9. 洗胃过程中应注意变换体位,以利于毒物排出,结束时胃管保留 24 小时,有利于再次洗胃。

问题4 如何对该患者进行病情评估与判断?

1. 病史 该患者为口服毒物中毒,应问清楚口服毒物种类、剂量、中毒时间和中毒经过,院前有无经过治疗及处置措施等。

2. 临床表现

(1)毒蕈碱样症状:又称 M 样症状。该患者表现有大汗淋漓,皮肤湿冷,双侧瞳孔针尖样大小,口吐白沫,两肺湿啰音等。

(2)烟碱样症状:又称 N 样症状。该患者表现有肌束颤动、牙关紧闭。

(3)中枢神经系统症状:该患者处于昏迷状态。

3. 中毒分级

(1)轻度中毒:有头晕、头痛、恶心、呕吐、多汗、胸闷、视物模糊、无力等症状。全血胆碱酯酶活性一般为 50%~70%。

(2)中度中毒:上述症状加重,尚有肌束颤动、瞳孔缩小、轻度呼吸困难、流涎、腹痛、腹泻、步态蹒跚、意识清或模糊。全血胆碱酯酶活性一般在 30%~50%。

(3)重度中毒:除上述症状外,尚有肺水肿、昏迷、呼吸麻痹或脑水肿。全血胆碱酯酶活性一般在 30%以下。

该患者急诊血化验报告胆碱酯酶 987U/L,全血胆碱酯酶活性 6.7%,且入院时患者呈昏迷状态,大汗淋漓,皮肤湿冷,双侧瞳孔针尖样大小,口吐白沫,判断该患者为重度中毒。

知识拓展

为何口服有机磷农药中毒患者洗胃后需保留胃管 24 小时

　　有研究发现,经口服有机磷农药中毒的患者,在彻底洗胃后数小时,胃内仍有大量的农药成分,其含量与血浆中农药含量呈正相关,胃肠分泌形成胃肠道—血浆—胃肠道循环,血浆浓度越高,胃肠道分泌越多,且此时分泌的有机磷农药往往为氧化剂,既增毒性,又增加了救治难度,反复洗胃可协助排出体内毒物。重复洗胃可减少进入血液循环的农药绝对量。另外,口服农药中毒患者常因服毒量大,而且毒物常残存于胃黏膜皱襞中,单次洗胃很难将胃黏膜皱襞中的残余毒物清洗彻底,需要留置胃管进行反复洗胃以清除残存于胃黏膜皱襞中的毒物。

情境 2　用 药 护 理

　　患者为有机磷农药重度中毒,医嘱:阿托品 5mg 静脉注射每 15 分钟一次。使用 6 次后,出现烦躁,面色潮红,心电监护示:心率 120 次/分,窦性心律,律齐。

　　问题 5　请问该患者可能出现了什么情况? 如何处理?

　　1. 该患者出现烦躁,面色潮红,心率达 120 次/分,进一步体格检查,发现瞳孔扩大,直径 5mm,体温 38.1℃,皮肤干燥,两肺呼吸音清,未闻及湿啰音,考虑出现"阿托品化"。

　　2. 汇报医生,根据病情,调整阿托品剂量及间隔时间。

　　3. 继续严密观察患者的意识、瞳孔、体温、心率、呼吸、皮肤颜色及干燥度,肺部湿啰音等情况,谨防发生阿托品中毒。

　　4. 做好安全防护　加强巡视,使用床栏,给予适当的保护性约束,防止意外发生。

知识链接

阿托品化和阿托品中毒的鉴别

	阿托品化	阿托品中毒
神经系统	意识清楚或模糊	谵妄、躁动、抽搐、昏迷等
皮肤	颜面潮红、干燥	紫红、干燥
瞳孔	由小扩大后不再缩小	极度散大
体温	正常或轻度升高	高热,大于 40℃
心率	脉搏快而有力,小于等于 120 次/分	心动过速,甚至有室颤发生

情境 3　病 情 观 察

　　该患者收住急诊重症监护室(EICU)第 3 天,神志清楚,说话声音嘶哑,自诉抬头无力,上下肢抬举困难。

　　问题 6　请问该患者可能出现了什么情况? 如何处理?

　　该患者可能发生中间综合征。

处理措施

1. 严密观察病情　每30分钟测血压、脉搏、呼吸1次,注意神志、瞳孔的变化。密切观察患者的言谈举止,特别是注意有无吞咽困难,发声障碍,胸闷,气喘,呼吸时胸廓活动减弱、频率改变,口唇发绀,血氧饱和度降低,腱反射减弱等情况的发生。

2. 备好简易呼吸皮囊、呼吸机、吸痰以及气管插管的用物。

3. 密切观察患者的心理变化,以高度的同情心和责任心,耐心开导患者,帮助患者树立正确的人生观,激发生活的勇气,更好地配合治疗,使之早日康复。

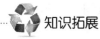 知识拓展

盐酸戊乙奎醚注射液(长托宁)

长托宁是新型选择性抗胆碱药,能阻断乙酰胆碱对脑内毒蕈碱受体(M受体)和烟碱受体(N受体)的激动作用;在外周有较强的阻断乙酰胆碱对M受体的激动作用;对M2受体无明显作用,故对心率无明显影响;对外周N受体无明显拮抗作用。

用于有机磷毒物(农药)中毒急救治疗和中毒后期或胆碱酯酶(ChE)老化后维持阿托品化。青光眼患者禁用。

注意事项:①当用本品治疗有机磷农药中毒时,应以口干、出汗消失或皮肤干燥等症状来判断是否"阿托品化",不能以心跳加快来判断。②心跳不低于正常值时,一般不需使用阿托品。

不良反应:常伴有口干、面红和皮肤干燥等。如用量过大,可出现头晕、尿潴留、谵妄和体温升高等。一般不需特殊处理,停药后可自行缓解。

(杜菊媛)

【思考与练习】

一、选择题

(1~2题共用题干)

患者女,16岁。服"药水"40ml后出汗,咳白色及粉红色泡沫痰,昏迷,抽搐,大小便失禁。体检:呼气有大蒜味,呼吸30次/分,血压100/70mmHg,双瞳孔针尖大小,两肺湿啰音,心率64次/分,律齐。

1. 根据患者的临床表现,该患者最可能是(　　　)

　　A. 急性有机磷中毒　　　　B. 急性氰化物中毒　　　　C. 急性苯中毒

　　D. 急性硫化氢中毒　　　　E. 急性巴比妥中毒

2. 判断该患者的中毒程度为(　　　)

　　A. 轻度中毒　　　　　　　B. 中度中毒　　　　　　　C. 重度中毒

　　D. 暴发型中毒　　　　　　E. 以上都不是

(3~6题共用题干)

患者男,32岁。被人发现倒在路旁,昏迷,口吐白沫,全身大汗,旁边有一个500ml敌敌畏瓶,瓶中还有20ml左右液体,约30分钟后送至本院。入院体检:患者深昏迷,瞳孔针尖样,血压80/50mmHg,呼吸微弱,心率40次/分。查胆碱酯酶212U/L,胆碱酯酶活性＜30%。当时大小便失禁,全身肌张力高。

3. 以下药物可对抗该患者的 M 样症状的是（　　）

    A. 解磷定　　　B. 阿托品　　　C. 氯解磷定　　　D. 双复磷　　　E. 双解磷

4. 有机磷农药解毒剂的使用原则**不包括**下列选项中的（　　）

    A. 早期　　　B. 足量　　　C. 联合　　　D. 重复使用　　　E. 尽早停药

5. 该患者**不适宜**用的导泻剂为（　　）

    A. 硫酸镁　　　B. 甘露醇　　　C. 活性炭　　　D. 硫酸钠　　　E. 乳果糖

6. 敌百虫中毒用洗胃液洗胃时**不能**用（　　）

    A. 碳酸氢钠　　　B. 清水　　　C. 淡盐水　　　D. 高锰酸钾　　　E. 温开水

二、问答题

1. 请说出有机磷农药的中毒机制。

2. 急性有机磷农药中毒中间综合征与反跳和迟发性神经病的鉴别有哪些？

任务二　百草枯中毒患者的急救护理

何某，女，39 岁，农民，初中文化，已婚。因"自服百草枯溶液约 10ml 30 分钟"入院。30 分钟前与家人发生口角后服百草枯溶液约 10ml。

情境 1　急诊处置

患者由家人送入急诊科。

问题 1　如果你是责任护士，如何接诊这位该患者？

1. **快速评估**　迅速判断有无威胁生命的迹象。患者神志清楚，呼吸平稳，口唇红润，无胸闷气喘，两肺呼吸音清。同时向家属了解病史。

2. **安置合适体位**　该患者采取平卧位。

3. 心电监护，快速评估患者生命体征及口咽腔黏膜情况。

4. 根据医嘱采集血常规、电解质、肝功能、肾功能、心肌酶谱、动脉血气分析等标本并送检。

5. 评估患者是否有洗胃禁忌证，尽快采取措施清理消化道内未吸收毒物。

6. 该患者为口服吸收中毒，整个消化道都可能造成烧灼伤，入院时有恶心，呕吐少许黏液，因此暂禁食，做好口腔护理，动作轻柔，防止出血，同时观察口腔黏膜糜烂情况。

评估结果：患者神志清楚，口唇红润，无胸闷气喘，两肺呼吸音清，未闻及干湿啰音，T 36.2℃，P 100 次/分，律齐，R 19 次/分，BP 120/77mmHg，SpO$_2$ 98%，口腔黏膜未见溃疡。无洗胃禁忌证。

 知识链接

百草枯中毒控制性氧疗原理

一般认为百草枯中毒应控制或者避免氧疗，不宜高流量吸氧，氧浓度高会加速超氧化物阴离子（O$_2^-$）、羟自由基（OH$^-$）、过氧化氢（H$_2$O$_2$）的形成，加重患者的肺损害症状。仅在氧分压小于 40mmHg 或者出现 ARDS 时才能使用大于 21% 浓度的氧气吸入或者使用呼气末正压给氧。

问题 2　为清理消化道内未吸收毒物,医嘱:洗胃。请问为该患者洗胃过程中应注意什么?

1. 百草枯在酸性溶液中稳定,遇碱水解,因此洗胃液应以 2%～4% 碳酸氢钠或肥皂水为宜,也可以选用温清水。该患者选用 2% 碳酸氢钠溶液洗胃。

2. 百草枯有腐蚀性,容易引起黏膜出血、水肿、糜烂、溃疡,洗胃时要严密观察患者的生命体征,尤其应关注洗出液的颜色和性状,注意患者有无腹痛情况。

3. 如洗出液带血性,可以用 0.008% 的去甲肾上腺素盐水洗胃。

4. 护士做好自我防护。

患者使用 2% 碳酸氢钠溶液 20 000ml 洗胃后,洗出液澄清,无味。

问题 3　医嘱:导泻。请问你如何执行该医嘱?

1. 洗胃结束后经胃管内注入 15% 漂白土溶液 300ml 灭活肠道的百草枯。

2. 再注入 20% 甘露醇 200～250ml 导泻,观察导泻效果。

3. 3 小时后若未泻出,再给予 50% 硫酸镁 50ml 导泻,6 小时后可再重复 1 次,直至肠道中的百草枯彻底导泻出为止。

情境 2　血液灌流的护理

患者收住 EICU 进一步治疗,为了清除被吸收进入血液中的毒物,医嘱:血液灌流。

问题 4　在血液灌流治疗中对该患者护理应注意哪些问题?

1. 做好管路的预冲工作,按先糖后盐、先低浓度后高浓度肝素盐水的原则将管道与预冲液连通,开动血泵,以 50～100ml/min 速度预冲灌流器和管路,速度不宜过快,以保证管路及灌流器充分肝素化。

2. 在整个预冲过程中,可用手轻拍及转动灌流器,排出管路及灌流器中的空气,并使灌流器动脉端在下、静脉端在上垂直固定于支架上备用。

3. 灌流治疗时宜以 100ml/min 的速度引血,如患者病情平稳,应尽快将血液速度调至 180～200ml/min 为宜。治疗中注意体外循环情况,防止凝血,动态监测出凝血情况,及时调整维持量肝素的用量。该患者行血液灌流时血流动力学稳定,无出血倾向。

4. 血流灌流过程中保持管道的固定通畅,必要时予约束带约束。严格无菌操作,防止管道污染而引起感染。

5. 一般以 180～200ml/min 的血液流速灌流治疗时间 120 分钟可达到吸附平衡,即可回血。

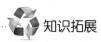 知识拓展

血液灌流的工作原理

血液灌流(HP)是临床上常用的血液净化方法之一,它是将患者的血液从体内引出进行体外循环,利用体外循环灌流器中吸附剂的吸附作用清除外源性和内源性毒物、药物及代谢产物等中大分子致病物质,从而达到净化血液的目的。HP 是目前临床上一种非常有效的净化治疗手段,尤其是在药物毒物的中毒等方面。目前临床最常用的血液灌流吸附剂有活性炭和树脂两种。树脂灌流器通常采用吸附树脂作为吸附剂。临床上可以应用于急性药物及毒物中毒、肝性脑病、感染性疾病及肿瘤化疗中辅助清除一些因肝肾病变而排出减少的抗癌药物等。

情境 3　对 症 护 理

该患者入院后第 3 天,诉口腔疼痛,检查口腔黏膜糜烂,拒绝进食。

问题5　检查发现患者舌面有四个大小不等的溃疡面,如何做好该患者的口腔护理?

1. 评估患者口腔黏膜情况,注意黏膜颜色、有无新发溃疡、溃疡大小、面积及深度、出血情况等。及时评估患者口腔咽喉部疼痛程度,有无吞咽困难,有无口臭及口腔感染表现。

2. 使用2%碳酸氢钠溶液口腔护理每日两次,给予2%氯己定或生理盐水漱口,保持口腔清洁。口周皮肤破溃可根据医嘱给予莫匹罗星软膏或红霉素软膏外涂,避免感染促进愈合。口咽疼痛不能进食时,可用生理盐水200ml加利多卡因100mg液含漱,以减轻疼痛,增加进食舒适度。该患者予利多卡因液含漱后疼痛减轻,能主动进食。

3. 口腔护理时动作要轻柔,避免对黏膜的损伤,避免使用牙刷刷牙。口唇部位有血痂时用无菌凡士林纱条覆盖。止痛和促进溃疡愈合药物每2～3小时喷药1次,喷药前给予患者漱口,去除口腔中的黏液及脱落黏膜。涂药30分钟内避免进食。该患者采用金因肽每日三次喷洒,交替蒙脱石混悬液涂擦。

4. 做好对患者的心理安慰和解释工作,指导患者保持口腔清洁,进食后漱口,避免手撕痂皮,在医护人员的指导下进食。

问题6　患者入院后第5天自诉胸闷、气促、呼吸困难加重,该如何护理?

1. 该患者呼吸浅促,频率28次/分,口唇发绀,血氧饱和度85%,动态监测血气分析及肺功能的变化。

2. 告知患者绝对卧床休息,采用半卧位,鼓励患者深呼吸,拍背协助患者排痰,做好生活护理。

3. 保持室内安静,空气新鲜,予低流量氧吸入或不吸氧,因高流量氧吸入可加重百草枯的肺毒性,只有在氧分压(PaO_2)<40mmHg并出现严重缺氧症状时才给予高流量氧吸入。

4. 发生呼吸衰竭、ARDS时早期应用机械通气,宜采用鼻罩无创通气以减轻患者口腔疼痛,便于口腔护理,严重患者建立人工气道,实施有创机械通气。

 知识拓展

百草枯肺

百草枯中毒时,肺部病变最突出,而且严重。患者诉胸闷、咳嗽,出现进行性呼吸困难和发绀。两肺可闻及干、湿啰音。严重中毒者,24小时内出现肺水肿、肺出血,1～3天内可因急性呼吸窘迫综合征(ARDS)死亡。一些患者急性中毒控制后1～2周内发生肺间质进行性纤维化,呼吸窘迫又再次出现,并进行性加重,以致呼吸衰竭死亡。X线肺部检查:早期可无异常,以后出现弥漫性斑片状或网状阴影。偶有合并纵隔和皮下气肿。肺功能检查,表现为弥散障碍、中等度气道阻塞和(或)限制性通气异常。偶有发生食管破裂、纵隔气肿、皮下气肿和气胸的报道。

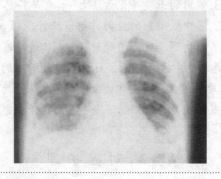

(杜菊媛)

【思考与练习】

一、选择题

（1～2 题共用题干）

患者男，21 岁。自服 20％的百草枯溶液 30ml，第 10 天出现胸闷胸痛、气促咳嗽，第 15 天胸片显示双肺弥漫性纤维化，第 24 天死亡。

1. 百草枯口服致死量一般为（　　）

　　A. 5～15ml　　　　　　　B. 30～50ml　　　　　　C. 50～100ml

　　D. 100～150ml　　　　　E. 150～200ml

2. 百草枯中毒后，损害最严重、最突出的脏器是（　　）

　　A. 心脏　　　　　　　　B. 肝脏　　　　　　　　C. 肾脏

　　D. 肺脏　　　　　　　　E. 脑

（3～6 题共用题干）

患者女，50 岁。近日情绪不佳，中午家人发现其自服百草枯约 15ml，当即夺下送医，入院时患者生命体征正常，诉口腔疼痛，吞咽困难。

3. 服毒现场，可马上经口灌入且解毒效果最佳的液体是（　　）

　　A. 泥浆水　　　　　　　B. 肥皂水　　　　　　　C. 淡盐水

　　D. 黄酒　　　　　　　　E. 清水

4. 百草枯中毒救治原则**不包括**（　　）

　　A. 减少毒物吸收　　　　　　　　B. 促进体内毒物排泄

　　C. 防治肺损伤和肺纤维化　　　　D. 对症与支持治疗

　　E. 尽早吸氧治疗

5. 洗胃后胃管注入 60g 活性炭，主要目的是（　　）

　　A. 吸附百草枯　　　　　　B. 保护胃黏膜　　　　　C. 减少肠道刺激

　　D. 解毒　　　　　　　　　E. 促进毒物排出

6. 患者服毒第 10 天，诉呼吸费力，胸片示右下肺浸润，监测肺功能的方法是（　　）

　　A. 血氧饱和度监测　　　　　　　B. 血气分析

　　C. 观察呼吸频率、节律、深浅　　D. 四肢及口唇颜色

　　E. 以上都是

二、问答题

1. 如何做好急性百草枯中毒的现场救护？

2. 洗胃的禁忌证有哪些？如何选择洗胃液？

任务三　急性一氧化碳中毒患者的急救护理

应某，女，50 岁，农民，小学文化，已婚。被家人发现"意识不清 1 小时"，1 小时前被家人发现昏倒在家中，呼之无应答。

情境 1　急诊处置

患者被家人急送入急诊科。

问题 1　如果你是责任护士，应如何进行快速分诊和护理评估？

1. 分诊护士要根据患者家属的主诉及主要的症状和体征，对疾病的轻、重、缓、急及所属专科进行初步的判断，并进行合理的分科、分区，可使用 SOAP 公式进行分诊。

(1)S(主观感受)：询问家属患者的病史、既往史，了解患者当时的意识状态及伴随症状。了解发病现场状况，是否存在致病因素。该患者家属诉晨间 7 点未见患者起床，进入其卧室发现患者呼之不应，并伴有小便失禁，室内有一煤炉在燃。既往体健，否认糖尿病、高血压、心脏病等病史，无药物过敏史。

(2)O(客观现象)：询问病史同时，进行快速重点的体格检查，包括皮肤黏膜色泽，生命体征测量，意识判断，瞳孔观察，四肢肌力评估，并测定末梢毛细血管血糖。查体：患者昏迷，双瞳孔等大等圆，对光反射存在，四肢软瘫，肌力对称，小便失禁，面色潮红，口唇、指甲、皮肤黏膜呈樱桃红色。T 36.5℃，P 110 次/分，R 24 次/分，BP 95/60mmHg，SpO_2 98%。

(3)A(估计)：将收集的资料进行综合分析：①辅助资料：室内有一在燃煤炉；②特征性体征：面色潮红，口唇、指甲、皮肤黏膜呈樱桃红色；③既往史：无糖尿病、高血压、心脏病等病史。得出初步诊断：重度急性一氧化碳中毒。

(4)P(计划)：根据判断结果，分诊至急诊内科诊治，并立即将患者送入抢救室处置，指导患者家属填写相关信息，挂号。

问题 2　如果你是责任护士，应如何对该患者进行初步的急救护理？

1. 安置卧位　给予平卧位，头偏向一侧，或安置侧卧位。合理使用护床栏、约束带等，注意安全，防止坠床。

2. 保持呼吸道通畅　及时清理呼吸道分泌物，并防止呕吐窒息。如患者出现呼吸抑制、呼吸衰竭，及时气管插管，进行机械通气。

3. 氧疗　储氧袋面罩吸氧，8~10L/min。尽快联系高压氧治疗。

4. 监护　快速正确连接心电监护仪，监测生命体征变化，尤其注意心率、心律、血压。

5. 开放静脉通路　使用留置针静脉穿刺，妥善固定。

6. 采集血标本　根据医嘱采集动脉血气标本，测定碳氧血红蛋白(HbCO)，并采集血常规、血电解质、心肌酶谱等，及时送检。

7. 正确有效执行医嘱，合理使用药物　快速静滴甘露醇或使用呋塞米等降低颅内压，并使用改善脑组织代谢的药物。

8. 合理安排辅助检查，注意外送安全。

问题 3　为明确诊断，请问可采取哪些检查方法？如何操作？

1. 采集动脉血，监测血中碳氧血红蛋白浓度，明确诊断同时有助于急性一氧化碳中毒的分型和估计预后。

2. 监测血中碳氧血红蛋白浓度，采集动脉血的操作流程：

(1)正确核对患者：患者使用呼吸机或吸氧时，应在调节呼吸机参数或吸氧浓度后 30 分钟采集标本。该患者进行血气分析的目的主要为了监测血中碳氧血红蛋白浓度，应尽早采集，以免因碳氧血红蛋白解离，而影响病情的判断。

(2)用 2ml 注射器抽取 1000U/ml 肝素稀释液 0.2~0.5ml，反复抽拉针栓 2~3 次，使整个注射器内均匀附着肝素，针尖向上推出多余液体和注射器内残留气泡。或使用一次性血气针(经钙平衡肝素锂喷涂内壁的注射器)。

(3)选动脉穿刺部位,常见的穿刺部位为桡动脉、肱动脉或股动脉。下肢静脉血栓患者,避免从股动脉及下肢动脉采血。

(4)用碘伏棉签消毒穿刺部位(5cm)和术者左手示指和中指。触摸动脉搏动最明显处进针,见鲜红血液进入注射器即为进入动脉,采血 0.5～1ml 即可。

(5)取血后立即拔针,用橡皮塞封闭注射器针头以隔绝空气。若注射器内有气泡,应尽快排出。将注射器轻轻转动 3～5 次,使血液肝素充分混合,防止标本凝固。

(6)标本采集好后应立即送检,在 30 分钟内检测。血气分析申请单上注明患者体温、吸氧浓度等。

(7)操作完毕,整理用物及患者床单位。

情境 2　高压氧的护理

该患者动脉血气结果:碳氧血红蛋白(HbCO)58％,结合患者昏迷、皮肤黏膜呈樱桃红色,判断其属于重型一氧化碳中毒。

问题 4　医嘱:高压氧治疗。你该如何做好治疗前准备? 治疗中应注意哪些问题?

1. 严格遵守危重患者转运制度,携带抢救物品,保障患者外送安全。

2. 评估患者有无禁忌证,主要包括未经处理的气胸和活动性出血、严重肺气肿疑有肺大疱、血压过高(超过 160/110mmHg)、急性上呼吸道感染、急性或慢性鼻窦炎、中耳炎、眼压过高等。该患者无禁忌证。

3. 如病情允许,暂停输液;不宜停止者,输液瓶务必改用输液软袋,预防空气栓塞;排空膀胱,导尿管夹管,加强固定;如有气管插管者,应将气囊改为水囊,以免气道损伤。

4. 更换专用进舱服,去除患者身上如火柴、打火机等易燃易爆物品,假牙及佩戴的任何饰品。

5. 因患者昏迷,病情危重,高压氧治疗期间需由医护人员陪同,保持呼吸道通畅,注意预防呕吐窒息。观察有无颜面嘴角颤抖、肌肉抽搐、出冷汗等氧中毒症状,必要时立即停止氧疗。

问题 5　高压氧治疗期间,该患者呼吸费力,出现"三凹征",可闻及鼾音,请问如何处理?

考虑该患者因舌根后坠引起上呼吸道梗阻,导致吸气性呼吸困难,应立即采取措施开放气道,解除梗阻,改善通气。

1. 调整体位,去枕,头后仰,采用仰头抬颏法开放气道,或采取侧卧位。

2. 如体位调整后症状改善不明显,可使用口咽通气管,保持呼吸道通畅。具体操作如下:

(1)仰卧位或采取侧卧位。

(2)选择合适规格的口咽通气管(门齿到下颌角的距离),用液状石蜡油充分润滑。

(3)压舌板下压舌体,将导管沿其上方顺势滑行入咽腔,确认鼾声呼吸消失,气流通畅后妥善固定。

(4)注意密切观察患者神志及咽部反射,如意识逐渐转清、躁动,并有恶心、呕吐等动作时,取侧卧位,必要时及时取出口咽通气管,以免窒息。

3. 评估患者呼吸频率、节律及深浅度,必要时气管插管,人工呼吸。

患者经高压氧治疗后,收住 EICU 进一步处置。

知识链接

急性一氧化碳中毒严重程度分级

中毒的轻重与血液中碳氧血红蛋白的含量、中毒者的健康情况、劳动强度、高温、高湿等有密切关系。

1. 轻度中毒　中毒者心跳加快,头痛,眩晕,恶心,呕吐,乏力等。吸入新鲜空气后症状消失,碳氧血红蛋白浓度10%～20%。

2. 中度中毒　症状加重,嗜睡,逐步进入昏迷或虚脱,面色潮红,口唇、指甲、皮肤黏膜可呈樱桃红色,呼吸、脉搏加快,可有抽搐。氧疗效果佳,一般不留后遗症,碳氧血红蛋白浓度30%～40%。

3. 重度中毒　昏迷程度加深,反射消失,呼吸抑制,出现心律失常或心力衰竭,大小便失禁,血压下降,四肢软瘫或有阵发性强直抽搐,瞳孔缩小或散大,常因呼吸循环衰竭而危及生命。碳氧血红蛋白浓度40%～60%。严重者治疗后可遗留中枢神经系统损害。

(陈　岚)

【思考与练习】

一、选择题

(1～2题共用题干)

赵某,女性,35岁。被人发现呼之不应二十分钟,急送入我院。查体:呼之不应,双瞳孔等大等圆,对光反射存在,四肢软瘫,肌力对称,疼痛刺激肢体屈曲,小便失禁,面色潮红,口唇、指甲、皮肤黏膜呈樱桃红色。

1. 根据患者的临床表现,此患者最可能的临床诊断是(　　)
   A. 一氧化碳中毒　　　　　B. 脑血管意外　　　　　C. 热射病
   D. 糖尿病酮症酸中毒　　　E. 低血糖昏迷

2. 根据临床表现,该患者的GCS昏迷评分为(　　)
   A. 8　　　　　　　　　　B. 7　　　　　　　　　　C. 6
   D. 5　　　　　　　　　　E. 4

(3～6题共用题干)

赵某,女性,35岁。与家人吵架后,被人发现呼之不应二十分钟,急送入我院。家人诉患者房间内有较明显的"煤气"味。初步诊断:一氧化碳中毒。入院体检:患者处于熟睡状态,不易唤醒,但当强烈刺激下可被唤醒,醒时简单对答,随后入睡。

3. 该患者意识障碍属于(　　)
   A. 昏睡　　　　　　　　　B. 浅昏迷　　　　　　　C. 嗜睡
   D. 谵妄　　　　　　　　　E. 深昏迷

4. 确诊该患者最有价值的辅助检查是(　　)
   A. 头颅CT　　　　　　　B. 胸部X线检查　　　　C. 动脉血气分析
   D. 血电解质化验　　　　　E. 脑电图

5. 血气分析结果:碳氧血红蛋白(HbCO)35%,口唇、指甲呈樱桃红色,结合患者的意识状况,判断该患者的中毒程度为(　　)

A. 轻度中毒　　　　　　　B. 中度中毒　　　　　　　C. 重度中毒

D. 极重度中毒　　　　　　E. 无法分级

6. 该患者最重要的治疗手段是(　　)

A. 氧疗　　　　　　　　　B. 利尿　　　　　　　　　C. 脱水降颅压

D. 血浆置换　　　　　　　E. 洗胃

二、问答题

1. 一氧化碳中毒引起缺氧的机制是什么?

2. 如何根据血气分析化验单判断患者的酸碱失衡?

任务四　成批食物中毒患者的急救护理

任某,女,36 岁,公司职工,大学文化,已婚。因"腹痛伴呕吐、腹泻 1 小时"入院。患者中午于单位食堂进食蘑菇,3 小时后出现腹痛,伴恶心、呕吐,水样腹泻 4 次。

情境 1　急诊处置

患者自己打车入急诊科。

问题 1　如果你是责任护士,应如何对该患者进行初步的急救护理?

1. 安置卧位平卧位或休克卧位,防止呕吐窒息。

2. 监护　应用心电监护仪监测生命体征变化,尤其注意体温、心率、心律、血压。初步评估:T 37.7℃,P 120 次/分,R 24 次/分,BP 87/60mmHg,SpO$_2$ 98%。

3. 开放静脉通路　使用留置针静脉穿刺,妥善固定,根据医嘱使用乳酸钠林格液快速输注,补充血容量。

4. 采集血标本　根据医嘱采集血常规、血电解质、心肌酶谱、凝血功能、尿常规等,及时送检。

5. 促进毒物排出　根据患者病情,给予温开水催吐洗胃。该患者目前已有腹泻存在,故不再采取导泻措施。

6. 正确有效执行医嘱,合理使用药物,积极补液纠正脱水、酸中毒及电解质紊乱等。

该患者神志清楚,精神软弱,急性病容,腹部平软,全腹轻压痛,肠鸣音活跃。T 37.7℃,P 120 次/分,R 24 次/分,BP 87/60mmHg。血常规:白细胞 $12×10^9$/L,血红蛋白 125g/L,血细胞比容 0.55、血小板 $350×10^9$/L;血电解质:血钾、血钠、血氯正常范围。诊断:急性毒蕈中毒。

情境 2　突发群体卫生事件的处置

而后陆续有人出现与前患者相类似症状并是同单位同事。经追问,患者单位中餐约有 30 余人进食蘑菇。5 分钟后"120"电话告知,将有 20 余人将前往急诊就诊。

问题 2　针对此次突发群体卫生事件,急诊科如何应对?

1. 接电话者详细询问突发事件性质,涉及人数、患者伤情、涉及科室及所需物品,并汇报抢救组长。该批患者共约 20 人,目前主要以腹痛、呕吐及腹泻为主,主要涉及科室为急诊内科、肠道门诊,所需物品主要为各类输液液体、电解质溶液及洗胃液等。

2. 根据具体资料,层级汇报医务科、护理部、院总值班等。因该批患者考虑为食物中毒,按规定上报医院防保科。

3. 启动紧急突发事件预案,进行场地、人员、抢救器械、药品等准备。

（1）场地准备：分流急诊室内的抢救及留观患者，开放急诊备用诊室。

（2）人员：通知本科备班人员4～5人即刻到位，由医务科、护理部通知医院应急分队医护人员待命，并按应急人员工作流程进行分组、分工。

（3）抢救药品、物品准备：乳酸钠林格液由输液仓库提供，氯化钾等相关药品由急诊药房提供。准备充足的输液器、一次性注射器、采血试管等。准备洗胃用的温水。

（4）急救设备准备：通知设备科调配监护仪，吸氧设备等相关仪器，并调动平车、轮椅等设备。

（5）相关辅助科室：通知化验室、B超室、收费处等紧急待命。

4. 由医护人员及后勤辅助人员尽快成立各相应小组，负责完成相关职责

（1）预检分诊组：快速预检分诊分区，初步张贴号码标签，挂分级标识。完善包括识别标签、名字、所在区域、最终去向等信息。

（2）患者管理组：负责各区域患者管理。

（3）外联协调组：联系各辅助检查、取血、标本的送检等。

（4）后勤保障组：负责治疗用物的供应、整理，与相应的科室联系床位，及时分流患者。

（5）指挥联络组：由急诊科主任、护士长担任，负责人员协调分配、对外联络及信息发布。

（6）安全维护组：保安及行政人员负责环境的安全、秩序维持，及时分流急诊患者。

问题3 10分钟后，成批患者进入急诊科，你如何快速、合理地进行分诊分区及信息管理？

1. 预检分诊小组由三名护理人员组成，由预检分诊组长进行合理分工。

一名负责快速评估包括一般状况、生命体征，快速从头到脚的体格检查，初步分诊。

一名负责采集基本信息，并在重大事件患者信息登记单上记录。

一名负责张贴号码纸（在右手前臂），并在号码纸上填写基本信息，加盖分级标识（红、黄、绿），分流至抢救区、留观区及普通诊疗区，并与相应区域组长进行必要的交接。

2. 指导家属或陪同人员挂号，挂号后进行患者信息的电脑录入。

3. 随时关注患者信息的动态变化，完善并综合处理患者信息，及时汇报主任、护士长。

该批患者经初步快速分诊，有2人因严重呕吐、腹泻，血压低，心率快，属于危重患者，分流至抢救区域，其余患者在普通诊疗区就诊。

 知识链接

急诊患者病情分级原则

1. 分级依据：病情的严重程度，决定患者就诊及处置的次序。同时要分流患者，使患者在合适的时间去合适的区域获得恰当的诊疗。

2. 分级原则

（1）1级（濒危患者）：病情可能随时危及生命，需立即采取挽救生命的干预措施，立即送入急诊抢救室。

（2）2级（危重患者）：病情可能在短时间内进展至1级，或可能导致严重致残者，尽快安排接诊，并给予相应处置及治疗。

（3）3级（急症患者）：目前明确没有在短时间内危及生命或严重致残的征象，但需要急诊处理缓解症状，应在一定的时间段内安排患者就诊。

（4）4级（非急症患者）：患者目前没有急性发病症状，无或很少不适主诉，且临床判断需要很少急诊医疗资源的患者。

问题 4 为尽快妥善救治该批患者,减少诊疗过程的等待时间,拟开放绿色通道,请问如何操作?

1. 由急诊值班医师与护士负责开通绿色通道,并立即向科主任汇报,同时向医务科/医院行政值班报告确定。

2. 所有检查申请单、化验单等医学文件在右上角盖"绿色通道"印章。医生开具电子处方、检查申请单后护理人员记账后取药及送检。

3. 患者一旦进入绿色通道,即实行"二先二后"(即先救治处置,后挂号交款;先入院抢救,后交款办手续),各有关临床、医技科室及后勤部门(如电梯、住院收费处、事务中心等)必须优先为患者提供快捷的服务。

4. 安排导医、护工实行 24 小时服务,负责迎送患者和有关检查、交费、取药、手续办理的陪护和帮助服务,危重患者外送需由医护人员全程陪同。

5. 患者初步处置结束后,统一结算。

问题 5 该批患者经预检后分别进入急诊各区域,其中有 2 人因严重呕吐、腹泻,血压低,心率快,分流至抢救区域,其余患者在普通急诊诊疗区就诊。如何合理安排医护人员进行急诊处理?

1. 在抢救区域的两名危重患者,分别由三名护理人员组成一个护理小组,在抢救小组长的指导下进行工作,负责完成患者的各种检查、治疗、急救护理工作。

抢救小组长负责气道管理,物品及药品的取用,全面的护理体检及护理记录;一名负责循环管理,静脉通路开放及用药管理;一名负责辅助检查及治疗的配合,如导尿、洗胃、采血等。

两名危重患者经初步抢救处理后,收住病房进一步治疗。

2. 在普通诊疗区的其余患者由 3~4 名护理人员负责,在诊疗区组长的指导下进行工作,分工协作完成诊疗区患者的各种检查、治疗、护理工作,急诊处理后根据病情将患者分流至输液室输液治疗或离院。

一名负责诊疗区域内患者生命体征及病情的动态评估及患者就诊秩序的维护;二名负责诊疗区域内患者的口服催吐等治疗;一名负责诊疗区域内检查标本(血标本、大便标本)的采集。

普通诊疗区的患者初步处理结束后,分流到留观区域进行进一步观察及输液等处理。

(陈 岚)

【思考与练习】

一、选择题

(1~2 题共用题干)

赵某,女性,65 岁。与家人争吵后自服地西泮 30 片,家人发现后紧急送入我院。查体:昏迷,双瞳孔等大等圆,直径 0.15cm,对光反射存在,四肢肌力对称。T 36.0℃,P 63 次/分,R 12 次/分,BP 97/60mmHg,SpO_2 98%。

1. 为清除肠道内未吸收的毒物,以下措施**不妥**的是( )

    A. 催吐   B. 洗胃   C. 导泻

    D. 灌肠   E. 吸附剂

2. 为尽快清除肠道毒物,以下药物选择**错误**的是( )

    A. 硫酸钠   B. 硫酸镁   C. 甘露醇

D. 山梨醇　　　　　　　　　E. 药用炭

（3～6题共用题干）

赵某，女性，65岁。因进食蘑菇后腹痛、呕吐、腹泻3小时入院。入院体检：神志清楚，精神软弱，口干，脐周有压痛，无反跳痛，T 37.7℃，P 130次/分，R 24次/分，BP 82/60mmHg。

3. 送入急诊科后，首要的抢救措施是（　　）

    A. 心电监护　　　　　　　B. 吸氧　　　　　　　　　C. 洗胃

    D. 开放静脉通路，补液　　E. 保暖

4. 以下口服中毒患者中，可采用催吐的方法清除未吸收的毒物的是（　　）

    A. 休克　　　　　　　　　B. 惊厥　　　　　　　　　C. 清醒

    D. 腐蚀性毒物摄入　　　　E. 食管胃底静脉曲张

5. 根据患者的病情，就诊可将患者安排在以下区域中的（　　）

    A. 普通门诊　　　　　　　B. 急诊内科诊室　　　　　C. 留观室

    D. 抢救室　　　　　　　　E. 复苏室

6. 因患者病情危重，予以开放绿色通道，绿色通道的"二先二后"原则是（　　）

    A. 先救治处置，后挂号交款；先入院抢救，后交款办手续

    B. 先救治处置，后挂号交款；先交款办手续，后入院抢救

    C. 先挂号交款，后救治处置；先入院抢救，后交款办手续

    D. 先挂号交款，后救治处置；先交款办手续，后入院抢救

    E. 先救治处置，后交款办手续；先挂号交款，后入院抢救

二、问答题

1. 可以通过哪些方法清除胃肠道内未吸收的毒物？

2. 急诊预检快速评估的手段有哪些？

项目四

理化因素患者的急救护理

任务一 中暑患者的急救护理

王某,男,57岁,泥水工,小学文化,已婚。因"头痛,呕吐伴意识模糊半小时"入院。患者在露天工地工作后出现头痛、呕吐,意识模糊。

情境1 接诊和分诊

患者由工地同事用面包车送我院急诊科。

问题1 如果你是责任护士,该如何接诊这位患者?

1. 安置 接待患者,安置平卧位,头偏向一侧。

2. 病史采集 患者高温作业5小时,出现头痛、呕吐,同事发现后扶到阴凉处休息,症状无好转,出现胡言乱语、意识不清。患者平时体健,无外伤史。

3. 评估 运用眼、耳、鼻、手等感官配合快速收集患者的客观资料:患者呈昏睡状,查体不配合,颜面潮红,左侧瞳孔4mm,右侧瞳孔4mm,等大等圆,对光反应迟钝,全身皮肤发烫、干燥无汗。测量生命体征:T 41.5℃(肛温),P 145次/分,R 28次/分,BP 114/65mmHg,SpO_2 98%。

4. 准确记录患者生命体征、护理体检等相关内容。送患者入抢救室。

 知识链接

重度中暑的分型

包括:热射病、热痉挛、热衰竭三型。

1. 热射病 以高热、无汗、意识障碍为主要表现。严重者可出现休克、心力衰竭、肺水肿、脑水肿、急性肾衰竭、DIC、多脏器功能衰竭,甚至死亡。

2. 热痉挛 多见于健康青壮年人。在高温环境下进行剧烈劳动,大量出汗后出现肌肉痉挛性、对称性和阵发性疼痛,多发生在四肢肌肉、咀嚼肌、腹直肌,最常见于腓肠肌,症状出现可能与严重体钠缺失和过度通气有关。

3. 热衰竭 多见于老年人、儿童和慢性疾病患者。在热应激时,由于体液和体钠丢失过多、补充不足所致。表现多汗、疲乏、无力、眩晕、恶心、呕吐、头痛等。可有明显脱水征,如心动过速、直立性低血压或晕厥。热衰竭可以是热痉挛和热射病的中间过程,如不治疗可发展为热射病。

情境2 急救护理

预检分诊考虑重度中暑：热射病，分诊至急诊内科进一步处置。

问题2 针对该患者主要急救措施有哪些？

1. 合理安置体位，保持气道通畅，及时清除口鼻腔分泌物，充分给氧。
2. 监护 心电监护，血氧饱和度监测。
3. 快速开放静脉通道 建立留置针静脉通路。
4. 降温 迅速降温是抢救重度中暑的关键，通常要求在1小时内使直肠温度降至38℃左右。
5. 协助做好辅助检查，如头颅CT扫描。
6. 对症及支持治疗 根据实验室检查结果，维持水、电解质平衡，及时发现和防治器官功能不全。

问题3 医嘱：1小时内直肠温度降至38℃。请问应采取哪些降温措施？

1. 环境降温 将患者安置在20～25℃空调房内，以增加辐射散热。
2. 体表降温 采用橡皮冰帽、电子冰帽进行头部降温，在颈动脉、腋窝、腹股沟等处放置冰袋，但要注意避免局部冻伤。全身降温可采用电子冰毯、酒精或冰（冷）水擦拭、冰水浴等方法。
3. 体内降温 用4～10℃的5%葡萄糖盐水200ml注入胃内或灌肠；或用4～10℃的5%葡萄糖盐水或0.9%生理盐水1000ml静脉滴注。有条件者可用低温透析（10℃）进行血液透析。静脉滴注冰盐水，开始速度应稍慢，30～40滴/分，患者适应低温后再增快速度，以免诱发心律失常。

该患者使用电子冰毯降温，水温设置4～10℃，目标体温设置37～38℃；同时4℃生理盐水1000ml静脉滴注。1小时后，测肛温38.5℃，基本接近目标温度。

问题4 该患者在使用电子冰毯降温时护理上应注意哪些问题？

1. 使用时冰毯铺于患者肩部到臀部，不要触及颈部，以免因副交感神经兴奋而引起心动过缓。
2. 毯上铺单层吸水性强的床单，及时吸除因温差存在产生的水分，床单一旦浸湿，要及时更换。
3. 同时使用冰帽时，双耳及后颈部应垫上干毛巾或棉布，以免冻伤。
4. 持续监测生命体征变化，每小时记录，注意肛温探头是否在肛门内并且固定，以保证数字监测的准确性。如发生寒战，面色苍白和呼吸、脉搏、血压变化时应立即停止使用。
5. 定时翻身擦背，观察有无皮肤压疮、冻伤，观察是否有心律失常、呼吸抑制、凝血功能障碍、电解质紊乱、消化道出血等并发症。

该患者持续监测肛温，电子冰毯降温过程中无寒战，生命体征正常，未出现并发症。

 知识拓展

常用的体温监测仪

1. 电子体温计 有热敏电阻和热敏电偶两种，前者利用温度计中的电阻随温度改变而改变的原理，后者利用两种金属构成的电流与其接受的温差有关的原理制成。电子体温计准确度较高。

2. 红外线体温计　主要用于鼓膜温度的测定,由于其反应速度快、与中心温度有较好的相关性,不足的是探头为一次性使用,位置安放不当将影响测定结果,并且只能间断测定,不能连续观察。

3. 液晶温度计　形状似胶带,贴于病人额部,体温的改变可在胶带上显示,由于测定的是皮肤温度,与中心温度有一定误差。

情境 3　抽搐的护理

在救治过程中,患者突然出现全身肌肉强直,上肢屈曲,手握拳,头转向一侧,双眼向上凝视,面唇发绀,口吐白沫。

问题 5　根据上述表现,你认为患者可能发生了什么问题? 该如何紧急处理?

1. 判断该患者出现了全身性抽搐。

2. 急救措施

(1)立即将患者平卧,拉起床档以防患者坠床,并迅速解开领扣,头转向一侧,以利于口腔分泌物流出,防止误吸。

(2)抽搐停止间歇立即用压舌板或毛巾塞入患者上下臼齿之间,有条件放置牙垫或口咽通气管,有义齿者及时取出,防止舌咬伤。

(3)保持气道通畅,给予高流量面罩吸氧,必要时做好气管切开的准备。

(4)遵医嘱给予解痉、镇静等药物治疗。该患者使用地西泮 10mg,静脉推注,立即,静推时控制速度<2mg/min。

(5)密切观察患者生命体征、血氧饱和度、血气分析等变化。

患者经积极抢救,目前仍呈昏迷状,测量生命体征:T 38.2℃(肛温),P 108 次/分,R 25次/分,BP 124/65mmHg,SpO$_2$ 99%。遵医嘱转急诊 ICU 进一步治疗。

(章玉兰)

【思考与练习】

一、选择题

(1~2 题共用题干)

患者女,56 岁,环卫工人。夏日在高温下清扫马路过程中出现头晕、头痛、心悸,全身大量出汗,乏力。

1. 当时你若在现场,主要处理措施有(　　　)

A. 安排阴凉通风处休息　　　　　　　B. 口服含盐清凉饮料

C. 冷水洗脸、擦身　　　　　　　　　D. 松解或脱去外套

E. 以上都是

2. 症状好转后,为预防再次中暑,宣教内容**不包括**(　　　)

A. 避免过度疲劳　　　　　　　　　　B. 补充含盐水或饮料

C. 立即辞去环卫工作　　　　　　　　D. 戴遮阳帽

E. 避免穿不透风紧身衣裤

(3~6 题共用题干)

患者女,流浪人员或智力障碍者。夏季天气炎热,因昏睡路边,由路人打 120 救护车接

入院。入院时,患者呈深昏迷,全身皮肤发烫,左右足跟及后背部可见散在烫伤后水疱,测 T 41.8℃(肛温),P 143 次/分,R 38 次/分,BP 92/45mmHg,大小便失禁。入院后立即补液、降温等对症处理。

3. 入院后立即用冰毯进行降温,下列措施**不恰当**的是( )

    A. 冰毯上铺单层吸水性强的床单　　　　B. 冰毯从患者头部铺到脚部位

    C. 每小时监测肛温　　　　　　　　　　D. 定期翻身擦背

    E. 使用冰帽,在双耳和后颈部垫棉垫或毛巾

4. 高温对人体各系统影响,下列描述**错误**的是( )

    A. 出现脑水肿、脑疝　　　　　　　　　B. 心律失常

    C. 发生肝衰竭较少　　　　　　　　　　D. 出现急性呼吸窘迫综合征

    E. DIC

5. 在救治过程中,患者突发全身大抽搐,急救措施描述**不恰当**的是( )

    A. 迅速解开领扣,头转向一侧　　　　　B. 拉起床边护栏

    C. 遵医嘱给予解痉、镇静等药物　　　　D. 给予高流量面罩吸氧

    E. 抽搐时立即撬开门齿放入口咽通气管

6. 患者经过补液、降温等对症治疗后,目前还未脱离危险期,并发症监护包括( )

    A. 急性肝肾衰竭　　　　B. 水、电解质失衡　　　　C. 脑水肿

    D. 感染　　　　　　　　E. 以上全是

二、问答题

1. 哪些人群容易发生中暑,为什么?

2. 在高温环境中作业,如何预防中暑发生?

任务二　电击伤患者的急救护理

黄某,男,24 岁,洗车行员工,高中文化,未婚。因突然倒地 10 分钟入院。患者在使用高压水枪清洗汽车的过程中突然倒地,出现意识不清,抽搐。洗车行同事发现后不知所措,立即拨打 120 急救电话。

情 境 1　院 前 急 救

问题 1　如果你是院前急救护士,到达现场后该如何处理?

1. 评估现场的安全性,如考虑触电引起的,首先采用最安全、最迅速的办法脱离电源。

(1)关闭电源:如果开关或插头就在附近,应立即拔除电源插头或拉开闸刀开关。

(2)挑开电线:要用绝缘物或干燥的木棒、竹竿等将电线挑开。

(3)拉开触电者:急救者可穿胶鞋,站在木凳上,用干燥的绳子、围巾或干衣服等拧成条状套在触电者身上拉开触电者。也可带上绝缘手套或用干燥衣物包在手上,再使触电者脱离带电体。

到达现场时,洗车行电闸开关已被洗车店工作人员断开。

2. 立即评估患者气道、呼吸、循环情况,全面检查患者头部、胸部、骨骼肌等损伤情况,如果有损伤,尽量减少脊柱活动。

患者神志转清,脉搏细速,面色苍白,疲乏无力,主诉头晕、头痛、心慌,对触电过程不能回忆。双手示指间可见 0.2cm×0.4cm 电击伤入口,在右大腿外侧中上 1/3 处可见 0.4cm×

0.6cm椭圆形黑色电击伤出口。和洗车店工作人员快速交流沟通后,患者立即被抬上救护车,转送就近医院。

情境2 急诊救护

患者由120救护车护送入院。

问题2 如果你是责任护士,该如何接诊这位患者?

1. 认真做好与院前急救护士的病情交接。

2. 安置合适体位,采取平卧位。详细采集病史,规范进行体格检查。

3. 该患者曾有短暂昏迷史,给予5～8L/min面罩吸氧。密切观察血氧饱和度变化,根据病情及时调整吸氧浓度。

4. 持续心电监护,密切观察心律、心率、血压等生命体征变化,快速采集12导联心电图,及时准确发现患者异位心律,尤其警惕室颤发生。

5. 建立静脉通道,遵医嘱完成血、尿标本采集,及时送急诊化验室完成相关实验室检查。

6. 患者电击伤后都有惊恐表现,做好与患者及家属沟通,给予相应心理安慰和支持。及时准确完成相关护理书写。

7. 床旁备除颤仪。

患者神志清楚,脉搏细速,面色苍白,疲乏无力,双手示指间可见0.2cm×0.4cm电击伤入口,在右大腿外侧中上1/3处可见0.4cm×0.6cm椭圆形黑色电击伤出口,其余部位无明显肿胀及皮肤破损。心电图提示:窦性心动过速,ST-T改变。分诊至急诊内科就诊。

问题3 患者突然出现意识丧失,心电监护提示室颤如图1-1,该如何处理?

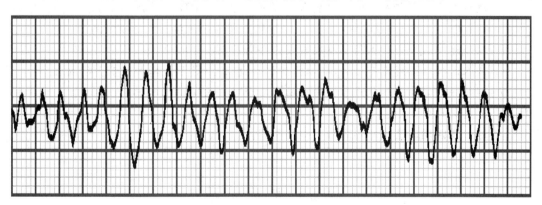

图1-1 室颤心电图表现

1. 快速评估心电监护,结合临床表现,确认室颤,应立即给予胸外心脏按压,同时准备除颤。双向波除颤仪能量选择150～200J,除颤后立即给予2分钟或5个循环的CPR后再评估效果。该患者电除颤能量选择200J,共除颤1次,5个循环的CPR后转为窦性心律。

2. 开放气道,简易呼吸皮囊给予呼吸支持,做好气管插管准备。准确连接呼吸机各管道,调节好参数备用。

3. 准备好吸引装置和用物,及时清除气道分泌物,保持气道通畅。

4. 在不中断CPR和快速除颤前提下,建立2路以上静脉通道,遵医嘱使用肾上腺素、胺碘酮等抢救药物。

5. 及时送检血标本,协助做好各项辅助检查。

6. 及时准确记录患者病情变化及抢救过程,做好患者家属沟通和安抚工作。

问题 4 在给该患者电击除颤过程中,应注意哪些问题?

1. 院内心搏骤停,有心电监护的患者,从心室颤动到给予电击的时间不应超过 3 分钟,并应在等待过程中进行心肺复苏。该患者从发现室颤到电击时间 1 分钟。

2. 导电膏涂抹均匀,电极板位置要准确,两电极板距离>10cm,应与患者皮肤密切接触,保证导电良好。

3. 除颤部位无潮湿,避开溃烂或伤口部位,切忌将电极板直接放在治疗性贴片、监护仪贴片、导联线的上面,快速清除患者身上的金属物品。接诊时责任护士评估该患者有室颤的风险,安放心电监护电极片时已避开除颤区。

4. 电击时,任何人不得接触患者及病床,以免触电。

5. 心电监护显示室颤波幅<0.5mV 时,提示为细颤,可使用肾上腺素将其转为粗颤后再进行电击,以提高成功率。

6. 在无脉搏室速和室颤的治疗中,如电除颤无效,则使用胺碘酮等药物治疗。

 知识链接

《2010 版美国心脏协会心肺复苏及心血管急救指南》强调内容

1. 已从流程中去除"看、听和感觉呼吸"。

2. 进一步强调进行高质量的心肺复苏(包括以足够的速率和幅度进行按压,保证每次按压后胸廓回弹,尽可能减少按压中断并避免过度通气)。

3. 通常不建议在通气过程中采用环状软骨加压。

4. 施救者应在进行人工呼吸之前开始胸外按压(C-A-B 而不是 A-B-C)。通过从 30 次按压而不是 2 次通气开始心肺复苏,可以缩短开始第一次按压的延误时间。

5. 按压速率从每分钟大约 100 次修改为每分钟至少 100 次。

6. 成人的按压幅度略有增加,从以前建议的大约 4~5 厘米增加到至少 5 厘米。

7. 继续强调需要缩短从最后一次按压到给予电击之间的时间,以及给予电击到电击后立即恢复按压之间的时间。

8. 进一步强调通过团队形式给予心肺复苏。

情境 3 对 症 护 理

经积极抢救,50 分钟后患者意识逐渐转清,较烦躁,呼唤时能睁眼,自主呼吸恢复,心电监护示:P 142 次/分,R 22 次/分,BP 95/52mmHg,SpO$_2$ 96%,血化验结果提示:血常规:白细胞 14.7×10^9/L、中性粒细胞 82.9%;血肌酸激酶(CK)412U/L、同工酶(CK-MB)253U/L;血肌酐(Cr)256μmol/L、血尿素(BUN)9.42μmol/L;尿常规:潜血(2+)、尿蛋白(4+)。

问题 5 根据患者目前病情,主要护理措施和观察要点有哪些?

1. 严密观察患者意识及生命体征变化,观察患者有无脑水肿和脑出血等表现,动态观察心电图变化,持续心电监护,及时发现心律失常,随时做好心肺复苏的抢救配合。患者持续心电监护示窦性心动过速,律齐。

2. 患者目前已存在明显心肌损伤,遵医嘱给予面罩吸氧 6L/min,降低心肌氧耗,应用心肌保护和营养类药物等,密切观察患者的心肌酶谱、肌钙蛋白等指标变化。

3. 观察尿色和尿量的变化并准确记录。尿色呈酱油色或尿量小于 30ml/h，要第一时间汇报医生，警惕急性肾衰竭的发生。

4. 密切观察患者双上肢及右下肢远端的血液循环。如果出现肢体肿胀、肢端发冷、发绀等及时通知值班医生处理。

5. 患者清醒后，及时给予心理安慰，消除其恐惧心理。

6. 做好患者的基础护理和生活护理，保持床单位整洁，做好各种管道护理，减少继发性感染和护理意外事件发生。

问题 6　患者双手示指间可见 0.2cm×0.4cm 电击伤入口，在右大腿外侧中上 1/3 处可见 0.4cm×0.6cm 椭圆形黑色电击伤出口，如何处理电击伤口？

电击创面的最突出特点为皮肤的创面很小，而深部组织的损伤却很广泛。损伤的肌肉往往与正常肌肉分界面不清，深、浅层次不规则，可能浅层肌肉正常，而深层肌肉缺血、坏死，且其发展可为渐进性的。

1. 外科会诊后，先对电击伤创面进行切开减张，积极清除坏死组织。因大量无活力的组织，主要是肌肉，如保留较久，则将发生液化、坏死、腐烂，导致感染及创面脓毒症，且为继续释放肌红蛋白的来源。待患者循环稳定后 24～48 小时行探查术，必要时行皮瓣修复术。

2. 早期全身应用较大剂量的抗生素，因深部组织坏死供氧障碍，应特别警惕厌氧菌感染，局部应暴露，过氧化氢溶液冲洗、湿敷。应用破伤风抗毒素以预防破伤风。该患者使用青霉素抗炎，破伤风抗毒素预防破伤风。

3. 密切观察患者电击伤口渗血、渗液情况及肢体血液循环状况。

经积极抢救，目前患者神志清楚，精神软，心电监护示：P 102 次/分，R 18 次/分，BP 105/62mmHg，遵医嘱送灼伤病房进一步治疗。

（章玉兰）

【思考与练习】

一、选择题

（1～2 题共用题干）

患者男，43 岁。在电鱼过程中操作不当漏电后致乏力、心慌半小时入院。

1. 下列对电压的描述中，**错误**的是（　　　）

　　A. 电压越高，触电后流经人体电流量越小

　　B. 高压电可以使组织炭化

　　C. 交流电在 65V 以上就会造成触电危险

　　D. 低压电罕见引起皮肤烧伤

　　E. 直流电在 380V 以下极少引起伤亡事故

2. 触电后轻症患者表现主要包括（　　　）

　　A. 痛性肌肉收缩　　　　　　B. 心悸　　　　　　　　　C. 头晕、头痛

　　D. 面色苍白　　　　　　　　E. 以上都是

（3～6 题共用题干）

张某，女性，26 岁。在家使用电热壶烧开水过程中出现漏电，致短暂晕厥、心悸、恶心、四肢软弱等症状，送急诊科就诊。

3. 分诊护士接诊后，需采集病史包括（　　　）

    A. 电流强度　　　　　　　B. 不适主诉　　　　　　　C. 生命体征

    D. 伴随症状　　　　　　　E. 以上都是

4. 电击伤对人体危害与下列因素有关,**除外**(　　　)

    A. 电流强度　　　　　　　B. 电压高低　　　　　　　C. 电阻

    D. 导电体大小　　　　　　E. 通电时间

5. 关于电击伤危害影响因素,下列描述**错误**的是(　　　)

    A. 交流电比直流电危害大　　　　　　B. 电阻越大,触电后损伤越大

    C. 电压越高,机体受到损害越严重　　　D. 人体通过电流越强,损伤越重

    E. 通电时间越长,机体造成损害越重

6. 轻症电击伤主要表现,下列描述**错误**的是(　　　)

    A. 面色苍白　　B. 四肢软弱　　C. 神志丧失　　D. 头痛　　E. 心悸

二、问答题

1. 患者触电后影响损伤程度的因素有哪些?

2. 如何做好安全用电的健康教育?

任务三　淹溺患者的急救护理

情 境 1　院 前 急 救

王某,女,22岁,教师,大学文化,未婚。在泳池游泳时不慎溺水,被救起时神志不清,呼之不应,面色苍白,可触及颈动脉搏动,呼吸微弱,腹部膨隆,恶心呕吐胃内容物,救生员立即拨打"120"求救。

问题1　如果你是院前急救护士,接到指令,你该如何展开救治?

1. 接到指令,携带急救箱,电话指导救生员做紧急处理,保持气道通畅,并通知抢救室人员做好抢救准备。

2. 到达现场后,立即清理呼吸道,清除口鼻污物,必要时使用车载吸引器吸引,松解领口和紧裹的内衣,保持呼吸道通畅。

3. 给予 6～8L/min 高流量面罩吸氧,同时尽早使用静脉留置针建立静脉通道。

4. 转运途中注意患者身体的保暖,严密观察生命体征的变化,随时采取应急措施,并做好记录。

情 境 2　急 诊 救 护

患者经过现场处理后由救护车转送到急诊科。

问题2　如果你是责任护士,你该如何处置?

1. 和 120 救护人员做好交接。

2. 迅速将患者置于抢救室内,换下湿衣裤,加盖棉被,注意保暖,通知医生。

3. 快速评估　迅速判断有无威胁生命的迹象。该患者淡水淹溺,呛咳粉红色泡沫痰,两肺听诊可及湿啰音,考虑急性肺水肿,给予 6～8L/min 高流量面罩吸氧,同时将 30%～50% 的乙醇置于湿化瓶内,以减少肺泡内泡沫的表面张力,可促进塌陷的肺泡复张,改善气体交换,纠正缺氧。心电监护,严密监测患者的生命体征变化,观察呼吸节律,咳出痰液的颜色、性质,听诊肺部啰音情况。

4. 开放静脉通路,测中心静脉压(CVP)15cmH$_2$O,BP 92/60mmHg。考虑血容量剧增引起急性肺水肿和心力衰竭,予慢速度输液。

5. 及时有效地留取各项标本,如血常规、急诊生化、凝血功能,血气分析等,快速送检,关注实验室和各项检查结果,为治疗提供更有效的依据。

6. 留置导尿管,观察尿量、尿色,注意是否出现血红蛋白尿、少尿或无尿。

患者神志不清,双侧瞳孔等大等圆,对光反射迟钝,口唇发绀,四肢厥冷,双肺听诊布满湿啰音,咳粉红色泡沫样痰,腹稍胀,四肢肌张力增高,病理征未引出。T 32℃,P 132 次/分,R 36 次/分,BP 92/60mmHg,SpO$_2$ 84%。床边心电图示:窦性心动过速。血常规示:白细胞计数 12.5×10^9/L、嗜中性粒细胞百分比 77%、血红蛋白 98g/L;血生化示:血钾离子 5.6mmol/L、血钠离子 131mmol/L、血氯离子 95mmol/L、血尿素氮 5.8mmol/L、血肌酐 85μmol/L。床边胸片示:两肺毛玻璃样改变。

医疗诊断:淡水淹溺、急性肺水肿。

问题3　患者神志不清,躁动不安,如何保证其安全,并确保治疗护理的进行?

1. 密切观察生命体征、神志等变化。

2. 保持呼吸道的通畅,及时清理气道分泌物,床边备用吸引器及口咽通气管。

3. 保证静脉通路、导尿管等各管道通畅并妥善固定。

4. 遵嘱使用镇静剂,严密观察使用效果及反应。

5. 病床两边加床栏防护,周围及床头柜不放置危险物品。必要时使用约束带。

问题4　患者体温不升,四肢厥冷,测直肠温度 32℃,该如何进行复温?

1. 将患者置于温暖环境,调室温至 25～30℃,换下湿衣裤,擦干头发,加盖保暖毯。

2. 40～50℃热水袋用厚布袋包裹后置于躯干、腋下、腹股沟、足底等处,避免直接触患者,每半小时检查一次,防烫伤。

3. 静脉输注液体如无禁忌,加温后输入。

4. 复温时不能单纯先将四肢复温,以免造成外周血管痉挛解除引起血压下降,导致复温休克。

患者进行复温 1 小时后,测直肠温度 35.5℃。

 知识拓展

海水淹溺和淡水淹溺的病理改变特点比较

	海水淹溺	淡水淹溺
血容量	减少	增加
血液性状	血液浓缩	血液稀释
红细胞损害	很少	大量
血浆电解质变化	高血钠、高血钙、高血镁	低钠血症、低氯血症、低蛋白血症、高钾血症
心室颤动	极少发生	常见
主要致死原因	急性肺水肿、急性脑水肿、心力衰竭	急性肺水肿、急性脑水肿、心力衰竭、心室颤动

情境 3 对 症 护 理

患者入院后 1 小时,神志转清,呼吸稍促,两肺可闻及大量湿啰音,送检血气分析示:pH 7.35,$PaCO_2$ 35.1mmHg,PaO_2 55.3mmHg,BE -4.2mmol/L,医嘱予无创呼吸机辅助呼吸。8 小时后,患者神志清楚,呼吸平稳,两肺听诊湿啰音较前明显减少,SpO_2 98%,诉腹胀不适,查体腹部膨隆,报告医生,考虑胃肠胀气,给予半卧位,腹部按摩未缓解。医嘱:撤除无创呼吸机,行胃肠减压术减轻胃肠胀气。

问题 5 医嘱:胃肠减压术。如何保持该患者胃肠减压的有效性?

1. 该患者胃管插入深度为 55cm,妥善固定,防止扭曲反折,可见负压引流器内引流量逐渐增多,负压逐渐变小,胃管内有气体和胃内容物向外引出。

2. 及时倾倒引流器内容物,保持有效负压。

3. 胃管如被食物残渣等堵塞,须及时用针筒抽吸,必要时更换胃管重新插入。

患者腹胀有缓解,胃肠减压通畅有效。

问题 6 患者血电解质示:血钾离子 5.6mmol/L、血钠离子 131mmol/L、血氯离子 95mmol/L,你分析该患者存在什么问题? 如何处置?

1. 该患者存在低钠、低氯、高钾血症。

2. 淡水进入血液循环,增加血容量,稀释血液,引起低氯、低钠血症,血液循环的红细胞在低渗血浆中肿胀破碎引起血管内溶血,溶血后引起高钾血症,可致心律失常。

3. 须适当限制入量,严格控制输液速度,从小剂量、低速度开始,防止短时间内输入大量液体,加重血液稀释和肺水肿。

4. 遵嘱静脉滴注 3‰氯化钠溶液 500ml,及时巡视以防液体渗出。

5. 抽取血交叉配血,输注红细胞,纠正血液稀释和防止红细胞溶解,遵医嘱使用呋塞米利尿和碳酸氢钠碱化尿液。

6. 密切观察血压、脉搏、呼吸、心律、心率、意识及尿量、尿色的变化。

患者入院 12 小时后,现神志清楚,精神软,诉头晕,咽喉部不适,查体:T 36.7℃,P 93 次/分,R 20 次/分,BP 102/64mmHg,SpO_2 99%。两肺听诊未及明显湿啰音,腹部稍胀软,为进一步观察和治疗,收住入内科病房。

(滕丽君)

【思考与练习】

一、选择题

(1～2 题共用题干)

患者男,跳水爱好者。被人发现溺水 2 分钟后救至岸边,现场紧急处理后由同伴送入医院急诊室。

1. 体格检查时应特别注意的是(　　)
   A. 有无头颈外伤　　　　　B. 腹胀情况　　　　　C. 瞳孔大小
   D. 有无四肢骨折　　　　　E. 有无少尿

2. 采集病史时应询问(　　)
   A. 溺水持续时间　　　　　B. 溺水地水源性质　　　C. 施救开始时间
   D. 现场施救情况　　　　　E. 以上都是

(3～6 题共用题干)

患者女,因自杀跳入护城河中,1 分钟后被人救起,救起时意识不清,口吐白沫,四肢抽搐,大便失禁。

3. 现场对该淹溺者进行急救的首要措施是( )

    A. 保持呼吸道通畅　　　　　B. 建立静脉通路　　　　　C. 保暖

    D. 抗感染　　　　　　　　　E. 控水

4. 现场评估该患者循环情况时,常检查( )

    A. 颈动脉　　　　　　　　　B. 股动脉　　　　　　　　C. 桡动脉

    D. 股静脉　　　　　　　　　E. 正中静脉

5. 患者入院时心率 132 次/分,听诊两肺大量湿啰音,医嘱给予( )

    A. 糖皮质激素　　　　　　　B. 毛花苷丙　　　　　　　C. 阿托品

    D. 青霉素　　　　　　　　　E. 盐酸胺碘酮

6. 必要的实验室检查有( )

    A. 血、尿液检查　　　　　　B. 心电图检查　　　　　　C. 动脉血气分析

    D. 胸部 X 线检查　　　　　　E. 以上都是

二、问答题

1. 淹溺导致窒息的机制有哪两种?

2. 低体温患者如何复温?

第二篇　重症监护

呼吸系统疾病护理

任务一　重症肺炎呼吸衰竭患者的护理

陈某,男,64岁,小学文化,农民,已婚。因"咳嗽、咳痰2天,神志不清4小时"入院。患者2天前受凉后出现咳嗽、咳痰,为黄白黏液痰,量不多,轻微活动(讲话、进食)后气促明显,休息后缓解,伴有发热,无明显畏寒、颤抖。在当地卫生院抗感染治疗,效果不明显,症状逐渐加重,4小时前家人发现患者神志不清,呼之不应,面色苍白,口唇发绀、四肢湿冷,小便失禁,送入本院急救。患者既往身体健康,查体:T 38.5℃,HR 162次/分,律不齐,R 32次/分,BP 78/52mmHg,SpO$_2$ 67%,神志不清,呼吸浅促,全身发绀明显,双肺闻及湿啰音及痰鸣音。急诊血常规提示:WBC 21.60×10^9/L,CRP 64.00mg/L,N% 64.40%,Hb 151.0g/L;血气分析提示:pH 6.96,PaCO$_2$ 33.0mmHg,PaO$_2$ 42.0mmHg,BE −19.5mmol/L,HCO$_3$ 17.5mmol/L;胸片提示:两肺广泛渗出性改变。急诊气管插管、呼吸机支持通气、补液等抢救治疗后,拟以"重症肺炎、急性呼吸窘迫综合征"收住ICU。

情境1　入科处置

问题1　如果你是责任护士,收治该患者需做好哪些准备?

1. ICU标准床单位准备　多功能监护床、多参数监护仪、电极片、简易呼吸皮囊、吸痰吸氧用物、微量注射泵、肠内营养输注泵、静脉注射用物、标本采集用物、手套、手电筒、听诊器、护理记录单等。

2. 该患者所需的特殊用物准备　备用状态的呼吸机(根据病情设置呼吸机基本参数)、气管插管固定带、宽胶布、约束带、有创压力监测模块、一次性压力传感器、加压输液包、输液泵等。

问题2　如果你是责任护士,如何对该患者进行护理评估?

1. 入院即刻快速评估　入院时快速评估流程遵循(A-B-C-D-E顺序):A——气道评估;B——呼吸评估;C1——循环和脑灌注评估;C2——主诉;D——药物和诊断性检查;E——仪器和监测管道。

该患者评估后情况为:经口气管插管,呼吸机机械通气,R 33次/分,HR 144次/分、律不齐,BP 85/59mmHg,SpO$_2$ 85%,神志浅昏迷,与急诊科护士交接,患者左上肢浅静脉留置针输液,微量注射泵静脉注射用药:多巴胺180mg/50ml,5ml/h维持,已完成血常规、胸片检查。

2. 入院后综合评估　内容包括既往史,家族史,心理-社会评估,各系统体检:神经系统、心血管系统、呼吸系统、泌尿系统、消化系统、内分泌和免疫系统、皮肤。

(1)神经系统评估内容:意识状态、瞳孔大小及对光反应、眼球运动、肢体运动、神经反射等。

(2)心血管系统评估内容:血压、心率、心律、脉搏,颈静脉充盈程度及中心静脉压(CVP);皮肤颜色和温度、指甲颜色和毛细血管充盈、水肿程度;血管活性药物使用情况、有创血压监测管道、波形分析,监护仪报警设置、ECG检查结果等。

(3)呼吸系统评估内容:呼吸频率和深浅,胸廓起伏、有无畸形、胸廓前后径与横径之比;咳嗽反射,呼吸道分泌物量与性状;气管有无移位,有无气道梗阻;给氧方式和氧浓度;呼吸音听诊;气管插管的深度、固定是否牢固,气囊压力;呼吸机设置参数、人机协调情况;血气分析结果等。

(4)泌尿系统评估:尿液性状和尿量;有无尿路感染症状,导尿管引流情况;血常规、电解质,尿常规检查结果等。

(5)消化系统评估:营养状况、体重、腹围、饮食和食欲;有无恶心、呕吐,腹痛、腹胀等不适;胃管的通畅和位置,观察胃管引流液性状;腹部触诊,腹壁紧张度、压痛、反跳痛;胃肠pH、潜血试验;肠鸣音,肛门排便、排气情况等。

(6)血液、免疫系统评估:有无贫血,血小板缺乏、凝血异常;使用免疫抑制剂情况等。

(7)皮肤:皮肤完整性、颜色、温度和弹性;压疮分期、部位、面积等。

入院后综合评估该患者情况为:患者平时身体健康,职业农民,有吸烟史30余年,平均10支/天,配偶健在,育有2子1女,身体健康,社会支持系统完善。浅昏迷,经口气管插管接呼吸机机械通气,气管插管型号7.5,插管深度22cm,气囊压力28mmHg,呼吸机设置同步间歇指令通气(SIMV)模式,潮气量(VT)400ml,呼吸频率(R)15次/分,呼气末正压(PEEP)8cmH$_2$O,压力支持(PS)10cmH$_2$O,氧浓度(FiO$_2$)100%。气道通畅,痰色黄,黏稠度Ⅱ度~Ⅲ度,量多,听诊双肺满布湿啰音及痰鸣音。T 38.2℃,HR 144次/分、律不齐,BP 85/59mmHg,SpO$_2$ 85%,脉搏细速,四肢末梢发绀,皮肤湿冷,腹软,听诊肠鸣音减弱。留置导尿管通畅,尿量少。全身皮肤完好,无水肿,肌力检查不合作。

3. ICU患者特殊评估　包括疼痛、镇静、谵妄、压疮、跌倒评估。

该患者评估后情况为浅昏迷,应用重症疼痛观察工具(CPOT)疼痛评分为2~3分,Braden压疮评分12分,跌倒评分9分,未使用镇静、镇痛药。

问题3　医嘱:痰培养和药物敏感试验。你该如何采集痰培养标本?

该患者机械通气治疗,传统方法不易留取痰标本,目前使用一次性配痰液收集器的可控式吸痰管为机械通气患者留取痰标本,提高痰标本的合格率。

操作方法:按人工气道吸痰操作流程,将可控式吸痰管手持部分的末端通过吸引管与负压吸引器连接,开启吸引器,调节压力,右手将吸痰管插入气道后,左手堵塞吸痰管手持部分的开口处,即开始吸痰。遇到浓痰和黏痰时,辅以连续开启和闭合吸痰管手持部分的开口处,促使分泌物在负压作用下发生位移,顺畅地吸出体外,同时留取痰培养标本于痰液收集器内。痰液收集器为下端封闭的无菌小瓶,吸痰结束后将痰液收集器上端连接吸痰管的瓶盖拧下弃去,痰液收集器下端所附瓶盖拧下后盖于上端,即可送检。

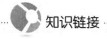 知识链接

急性呼吸窘迫综合征（ARDS）

急性呼吸窘迫综合征（ARDS）是指严重感染、创伤、休克等肺内、外致病因素导致以肺毛细血管弥漫性损伤、通透性增高为基础，以肺水肿、透明膜形成和肺不张为主要病理变化，以进行性呼吸窘迫和难治性低氧血症为临床特征的急性呼吸衰竭综合征。该病起病急骤，发展迅猛，预后极差，死亡率高达 50% 以上。其临床特征为呼吸频速窘迫，进行性低氧血症，胸部 X 线呈现弥漫性肺泡浸润。

问题 4　入科后复测血气分析提示：pH 7.237，PCO_2 32.0mmHg，PaO_2 57.6mmHg，BE －9.8mmol/L，HCO_3 16.6mmol/L。请判断该患者呼吸衰竭的类型？

入科后复测血气分析提示：pH 7.237，PCO_2 32.0mmHg，PaO_2 57.6mmHg，BE －9.8mmol/L，HCO_3 16.6mmol/L。该患者血气分析结果提示为低氧血症型，血气 $PaO_2 < 60$mmHg，$PaCO_2$ 降低或正常，属于Ⅰ型呼吸衰竭。

问题 5　患者目前存在的主要护理问题有哪些？应采取哪些护理措施？

1. 气体交换受损　与肺部炎性渗出导致肺通气和换气功能障碍有关。本案例患者表现为呼吸浅促，全身发绀，SpO_2 85%。

[护理措施]

(1)病情评估：患者呼吸浅促，R 33 次/分，经口气管插管接呼吸机机械通气，听诊双肺满布湿啰音及痰鸣音，SpO_2 85%。密切观察患者意识状态、生命体征、血气分析结果并记录。

(2)卧床休息，抬高床头大于 30°（血压平稳后）。

(3)呼吸机辅助通气：采用肺保护性通气策略，选择 SIMV 模式通气，参数 PEEP 8cmH_2O，VT 400ml，提高患者的功能残气量，达到改善氧合和肺顺应性的目的，及时处理各种报警。

(4)遵医嘱用药，限制液体量，记 24 小时进出量。

(5)监测血气分析结果。

(6)做好气道湿化：使用呼吸机蒸汽加温湿化器持续气道湿化，监测湿化温度，根据痰液黏稠度调节湿化温度。

2. 清理呼吸道无效　与昏迷，咳嗽反射弱，痰液黏稠有关。本案例患者浅昏迷，经口气管插管，不能自主咳嗽咳痰，痰多，黏稠度Ⅱ度～Ⅲ度。

[护理措施]

(1)病情评估：患者浅昏迷，无自主咳嗽咳痰，痰色黄，量多，黏稠度Ⅱ度～Ⅲ度。

(2)环境和休息：提供安静舒适的环境，保持室内空气清新、洁净，定时通风；协助患者取抬高床头 30°卧位，每 2 小时翻身、叩背，有助于改善呼吸和咳嗽咳痰。

(3)遵医嘱使用抗菌、化痰药物。

(4)促进有效排痰：按需吸痰，严格无菌操作；胸部叩击、体位引流等促进痰液的排出。

(5)使用呼吸机蒸汽加温湿化器持续气道湿化。随时关注痰液黏稠度变化，监测湿化效果。

3. 组织灌注无效　与感染导致微循环障碍有关。本案例患者表现面色苍白，四肢湿冷，HR 144 次/分，BP 85/59mmHg。

[护理措施]

(1)病情评估：患者面色苍白，皮肤湿冷，HR 144 次/分、BP 85/59mmHg，尿量少，入科

1小时尿量5ml等。

(2)建立静脉通路:建立2路以上静脉通路,入科后即予右锁骨下静脉置管,测CVP 5cmH₂O。

(3)合理补液:根据患者心功能以及血压、中心静脉压调整补液速度;ARDS患者为减轻肺水肿,应合理限制液体量,在血压稳定和保证组织器官灌注的前提下,液体出入量宜轻度负平衡;由于肺毛细血管通透性增加,胶体物质可渗至肺间质,所以在早期,除非有低蛋白血症,不宜输注胶体液。

(4)血管活性药物使用:遵医嘱使用多巴胺180mg/50ml、5ml/h,去甲肾上腺素8mg/50ml、3ml/h联合微量注射泵注射泵缓慢静注,密切监测血压变化,根据血压随时调整速度。

4. 体温过高　与肺部感染有关。本案例患者入科时体温38.2℃。

[护理措施]

(1)病情评估:患者入科时T 38.2℃,每4小时测量体温并记录。

(2)降温护理:采用温水擦浴、冰枕、冰袋等物理降温措施,遵医嘱使用退热药。使用冰块时应避免直接接触皮肤,防止局部冻伤;大汗时及时擦身更衣,避免受凉。

(3)饮食护理:给予高热量、高蛋白营养液鼻饲,以保证足够的入量。

(4)口腔护理:做好口腔护理,保持口鼻腔清洁。

(5)休息与环境:卧床休息,保持病室安静,维持适宜的温湿度。

5. 意外拔管的风险　与意识障碍、经口气管插管极度不适有关。本案例患者浅昏迷、经口气管插管留置。

[护理措施]

(1)病情评估:患者浅昏迷,经口气管插管留置,深度距门齿22cm,导管固定完好。

(2)每4小时评估、记录刻度,班班交接。

(3)密切观察患者有无躁动、吐管等不耐受经口气管插管的表现。

(4)镇静与约束:患者有不自主拔管倾向,征求患者家属同意后,给患者双上肢约束带约束,每小时观察记录约束情况,必要时遵医嘱使用镇静药。

(5)宣教:告知患者家属插管的目的,做好管路安全的宣教。

 知识链接

有创机械通气的常见并发症

机械通气是借助呼吸机建立气道口与肺泡间的压力差,给呼吸功能不全的患者以呼吸支持,即利用机械装置来代替、控制或改变自主呼吸运动的一种通气方式。机械通气按有无建立人工气道分为有创通气和无创通气。

有创机械通气的常见并发症:

1. 气管插管相关并发症　导管移位、气道损伤、人工气道梗阻、气道出血。

2. 气管切开并发症　早期并发症:出血、气胸、空气栓塞、皮下气肿和纵隔气肿;后期并发症:切口感染、气管切开后期出血、气道梗阻、吞咽困难、气管食管瘘、气管软化。

3. 正压通气相关并发症　呼吸机相关肺损伤(VILI)、呼吸机相关性肺炎(VAP)、氧中毒、呼吸机相关膈肌功能不全。

4. 机械通气对肺外脏器的影响　低血压、休克、心律失常、肾功能不全、消化系统功能不全、精神障碍。

5. 镇静与肌松相关的并发症。

情境 2　机械通气护理

患者机械通气治疗过程中出现烦躁不安,呼吸急促,R 38~42 次/分,SpO_2 下降至 65%~71%,呼吸机报警提示:气道高压报警。

问题 6　如果你是责任护士,该如何处理?

评估患者气道高压报警的原因,排除痰液阻塞、管道扭曲等因素,考虑为人机对抗。

人机对抗的常见原因及处理方法:

(1)呼吸机原因

1)呼吸机故障:立即脱开呼吸机,使用简易呼吸皮囊;呼吸机接模肺重新调试,运行正常后重新上机;如短时间故障不能排除,则更换呼吸机。

2)呼吸模式、参数设置不合理:检查呼吸机模式和参数,重新设置。

3)使用中呼吸机回路管道发生隐性破损漏气致潮气量不足:立即检查,更换管路。

(2)患者因素

1)患者过度紧张、躁动:神志清醒的患者应告知使用呼吸机的必要性,指导患者呼吸,使之与呼吸机同步;或使用简易呼吸皮囊辅助通气,然后接用呼吸机;必要时使用镇静剂。

2)气道阻塞或分泌物过多:由于气道不畅,通气受阻,发生呼吸困难,引起人机对抗。处理检查呼吸回路有无扭曲折叠,加强气道湿化,及时有效吸痰,及时倾倒呼吸管路冷凝水。

3)支气管痉挛:气道阻力和呼吸做功增加,导致呼吸肌疲劳,呼吸运动不协调,呼吸浅快,从而发生人机对抗。处理可遵医嘱使用支气管扩张剂,严重时可改用压力控制通气(PCV),适当加大 FiO_2。

(3)其他因素:气管导管气囊充气不足或漏气、气管导管移位等导致潮气量不足。妥善处理固定导管,定期检查记录导管位置及气囊压力。

经过评估,判断该患者发生人机对抗的原因是:躁动刺激后呛咳、有痰,致呼吸频率过快、气道高压。处理:气道吸引,清除痰液,妥善固定气管导管,汇报医生,遵医嘱使用咪达唑仑 3mg 稀释后静脉注射;继续给予咪达唑仑 50mg＋生理盐水 40ml 3ml/h 微量注射泵静脉注射;用药后患者人机对抗情况缓解,继续观察,根据镇静评分调整药物输注速度。

情境 3　俯卧位通气的护理

入科 2 小时,患者浅昏迷,呼吸机辅助通气,SIMV 模式,PEEP 8cmH_2O,FiO_2 70%,HR 102 次/分、律不齐,BP 106/62mmHg,SpO_2 90%,血气分析提示:pH 7.35;$PaCO_2$ 31.0mmHg;PaO_2 58.0mmHg;BE -1.5mmol/L;HCO_3 23.5mmol/L。医嘱:调 PEEP 12cmH_2O,俯卧位通气 2~8 小时,每日 1 次。

问题 7　如何做好该患者俯卧位通气期间的护理?

1. **体位安置**　由 4~6 人共同完成,分别负责患者头、气道、管路等,先将患者翻身至侧卧位,再转至俯卧位,头部、胸部、腹部及骨盆用枕头撑垫,防止颈部过度屈曲,防止气管插管扭曲。翻身前,清理呼吸道分泌物;翻身过程中防止造成患者损伤,防止气管插管、静脉通路、胸腔引流管等脱出;翻身后检查整理所有管道,保持通畅,妥善固定,卧位舒适。

2. **合理设置呼吸模式和参数**　该患者选择 SIMV 模式通气,PEEP 调至 12cmH_2O,每小时监测记录潮气量、分钟通气量、吸呼比、吸入氧浓度、气道压力等参数。

3. **病情观察**　密切监测患者神志、自主呼吸型态、呼吸频率、节律、心率、心律、血压、

SpO_2、肺部体征、皮肤黏膜、腹部胀气情况和肠鸣音、胸片、血气分析结果、呼气末二氧化碳（$ETCO_2$）。

4. 人工气道管理

（1）人工气道的安全性评估：患者经口气管插管，距门齿 22cm；妥善固定，每 4 小时评估、记录刻度。

（2）气囊的管理：每 4 小时监测气囊压力，维持气囊压力 25～30cmH_2O。做好口腔护理，保持口鼻腔清洁，定期清除气囊上方的分泌物。

（3）气道湿化：采用呼吸机蒸汽加温湿化器，湿化温度 37℃，湿化液选用无菌纯化水，观察痰液的量、性状和颜色，根据痰液黏稠度调整湿化温度。

（4）气道吸引：按需吸痰，及时评估吸痰指征，严格无菌操作，选用合适的吸痰管，吸引动作轻柔，吸引前后纯氧通气 2 分钟，避免吸引导致的低氧血症。

（5）气管切开切口换药每日 2 次，敷料污染时随时更换。

5. 呼吸机报警的识别和处理　正确设置报警参数、打开报警开关；及时发现报警并评估、查找原因，进行对因处理。

6. 随时检查受压部位皮肤情况，及时调整软垫位置，预防压疮。

7. 眼部保护　用绷带和敷料保护，防止眼球的压迫和水肿，导致失明或感染。

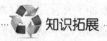 **知识拓展**

> **俯卧位通气**
>
> 　　俯卧位通气是指利用翻身床、翻身器或人工徒手操作，使患者在俯卧位进行机械通气的方法，主要用于改善 ARDS 患者的氧合。
>
> 　　俯卧位通气改善氧合状况的机制：增加功能残气量，改善通气血流比值，减少肺内分流，改善膈肌的运动。
>
> 　　俯卧位通气的风险及并发症：皮肤黏膜的压迫受损，眼球的压伤和水肿，气管插管、动静脉管道和各种引流管的压迫、扭曲、移位、脱出等。
>
> 　　俯卧位通气每次俯卧位治疗时间尚无统一标准，大多根据临床经验、患者耐受情况确定。

情境 4　撤 机 护 理

患者经有创机械通气治疗 7 天，神志清楚，R 15～22 次/分，咳嗽咳痰有力，停用升压药后 BP 128/76mmHg，HR 89 次/分、律齐，T 36.6℃。血气分析结果正常。医嘱：停机械通气。

问题 8　如果你是责任护士，应如何进行撤机护理？

1. 评估患者病情是否符合撤机指征　撤机指征有：①导致机械通气的病因好转或祛除；②氧合指标：PaO_2/FiO_2＞150～200，PEEP≤5～8cmH_2O，FiO_2≤0.4～0.5，pH≥7.25；COPD 患者：pH＞7.30，PaO_2＞50mmHg，FiO_2＜0.35；③血流动力学稳定：HR＜140 次/分，血压稳定；④有自主呼吸的能力。

评估该患者情况为：神志清楚，呼吸机设置 SIMV 模式，VT 400ml，R 8 次/分，PEEP 6cmH_2O，PS 10cmH_2O，FiO_2 40%，自主呼吸 15～22 次/分，咳嗽咳痰有力，停用多巴胺、去甲肾上腺素后 BP 128/76mmHg，HR 89 次/分、律齐，T 36.6℃。血气分析结果：pH 7.4、PaO_2 96.3mmHg、BE −0.8mmol/L、HCO_3 22.8mmol/L、SaO_2 98.5%。符合撤机指征。

2. 做好撤机准备 心理支持，健康宣教和指导，加强营养支持，停用镇静药。

3. 按步骤有序地实施渐进式撤机流程

(1)调节呼吸机模式和参数：使用辅助通气模式 SIMV、持续气道正压通气(CPAP)，逐步降低呼吸机预设呼吸频率、潮气量、吸气压、氧浓度。

(2)必要时采用 T 管脱机、间歇脱机的方法。

(3)自主呼吸试验(SBT)：包括 3 分钟 T 管试验和 CPAP $5cmH_2O$/压力支持(PSV)试验两种方法：3 分钟自主呼吸试验期间，医护人员应在床边密切观察患者呼吸频率、自主呼吸潮气量、心率、心律、SpO_2 等指标的变化。患者经 3 分钟自主呼吸试验通过后，进行自主呼吸 30～120 分钟，如患者能够耐受，可以预测撤机成功，准备拔除气管插管。

该患者采用渐进式撤机流程脱机：SIMV＋PSV，逐步降低呼吸机预设呼吸频率、氧浓度等参数。

问题9 患者采用 3 分钟 T 管试验通过后，继续行气管导管内吸氧 5L/min，观察 2 小时，能耐受，复查血气分析结果正常。医嘱：拔除气管插管。你如何做好拔管护理？

1. 拔管流程

(1)评估与宣教，备吸氧用物。

(2)遵医嘱使用药物：如肾上腺皮质激素预防喉头水肿。该患者使用地塞米松磷酸钠 5mg 静脉注射。

(3)双人配合拔管：气道吸引→口鼻腔吸引→更换吸痰管→一人气囊放气，同时另一人行气道吸引(边吸引边拔管)→吸氧。

(4)拔管后口腔护理，指导患者拔管后禁食禁饮 2 小时，鼓励患者咳嗽咳痰。

2. 病情观察与记录 观察患者有无喉头喘鸣、呼吸困难等喉头痉挛、喉头水肿表现；有无声带损伤的表现；神志、呼吸频率、节律、幅度、SpO_2 等。患者拔管后呼吸平稳，吞咽及发音正常，30 分钟后检测血气分析结果正常。

3. 呼吸机的清洁、消毒和保养。

 知识链接

自主呼吸试验(SBT)

SBT 试验是指短期降低呼吸机支持水平或断开呼吸机后，观察患者自主呼吸情况和生理指标的变化，以对患者自主呼吸的能力作出判断，为撤机提供参考的方法。SBT 的两种方法：①T 管：直接断开呼吸机，通过 T 管吸氧。②低水平持续气道正压：(CPAP) $5cmH_2O$/PSV。

SBT 成功的客观指标：血气指标：FiO_2＜40%，SpO_2≥85%～90%，PaO_2≥50～60mmHg，pH≥7.32，$PaCO_2$ 增加≤10mmHg；血流动力学稳定：心率＜120～140 次/分，心率改变＜20%，收缩压＜180～200mmHg 并＞90mmHg，血压改变＜20%，不需要用血管活性升压药；呼吸≤36 次/分，呼吸频率改变不＞50%。

（李红芳）

【思考与练习】

一、选择题

（1～2题共用题干）

患者男,64 岁。因咳嗽咳痰伴发热 2 天,神志不清 4 小时入院。查体:患者神志不清、呼吸浅促,全身发绀明显,双肺闻及湿啰音及痰鸣音,口唇、四肢发绀湿冷。T 38.5℃、HR 122 次/分、律齐,R 32 次/分,BP 96/52mmHg,SpO_2 67％。

1. 根据病情,患者目前应首选下列检查中的（　　）

    A. 脑脊液　　　　　　B. 血气分析　　　　　　C. 心电图

    D. 血常规　　　　　　E. 胸片

2. 该患者首要的护理问题是（　　）

    A. 清理呼吸道无效　　　　　　　　B. 气体交换功能受损

    C. 皮肤完整性受损危险　　　　　　D. 体温过高

    E. 体液不足

（3～4题共用题干）

患者女,30 岁。因受凉后寒战高热、胸痛 2 天,呼吸困难 1 小时入院,诊断肺炎球菌肺炎。查体:T 39℃,HR 138 次/分、律齐,R 38 次/分,BP 142/88mmHg,SPO_2 88％,神志清,急性病容,右肺叩诊浊音,听诊闻及湿啰音,血常规 WBC $19.5×10^9/L$,胸片提示:右肺斑片状阴影。入院后患者呼吸困难进行性加重,血气分析提示:pH 7.26,PCO_2 33.0mmHg,PaO_2 51.0mmHg,予气管插管呼吸机机械通气治疗。

3. 肺炎球菌肺炎的典型症状是（　　）

    A. 寒战和高热　　　　B. 咳黏液脓性痰　　　　C. 咳铁锈色痰

    D. 患侧胸部疼痛　　　E. 气急和发绀

4. 对该患者护理,下列措施**不妥**的是（　　）

    A. 给予心理支持和干预

    B. 经常与患者沟通,给予精神抚慰

    C. 病情观察监测参数变化比心理护理重要

    D. 以患者为中心,满足需要

    E. 遵医嘱予镇静药物,定期镇静评分

（5～8题共用题干）

患者男,64 岁。受凉后咳嗽咳痰伴发热 2 天,在当地卫生院予抗感染治疗,效果不明显,4 小时前家人发现神志不清,面色苍白,口唇、四肢发绀湿冷,小便失禁,送入本院急救。查体:T 38.5℃,HR 162 次/分、律不齐,R 32 次/分,BP 78/52mmHg,SpO_2 67％,患者神志不清,呼吸浅促,全身发绀明显,双肺闻及湿啰音及痰鸣音。血气分析提示:pH 6.96,PCO_2 33.0mmHg,PaO_2 42.0mmHg,BE －19.5mmol/L,HCO_3 17.5mmol/L,胸片提示:两肺广泛渗出性改变。

5. 根据病情,应首选下列治疗措施中的（　　）

    A. 调整抗生素用量　　　B. 提高吸氧浓度　　　　C. 限制钠水摄入量

    D. 使用呼吸机通气治疗　E. 应用肾上腺皮质激素

6. 患者行机械通气治疗,应采取下列通气模式中的(　)
　　A. 呼气末正压通气　　　　B. 压力支持通气　　　　C. 压力控制通气
　　D. 容量控制通气　　　　　E. 同步间歇指令通气

7. 下列选项**不属于**应用呼气末正压通气治疗 ARDS 的原理的是(　)
　　A. 增加肺脏功能残气量　　B. 扩张萎陷的肺泡　　　C. 增加吸入氧浓度
　　D. 促进肺泡水肿消退　　　E. 减少肺内动静脉分流

8. 在使用呼吸机过程中,出现气道高压报警,下列选项**不属于**报警原因的是(　)
　　A. 气道内有分泌物蓄积　　B. 气道痉挛　　　　　　C. 呼吸机管道漏气
　　D. 呼吸机管道折叠受压　　E. 患者咳嗽

(9～12 题共用题干)

患者男,37 岁。因发热、咳嗽、胸痛 1 天入院。查体:面色苍白,意识模糊,烦躁、惊恐,四肢厥冷,脉搏细速,心率 136 次/分,血压 80/52mmHg,血常规白细胞计数 21.60×10⁹/L,胸片示右上肺大片密度均匀阴影。

9. 根据病情,该患者目前首要的护理问题是(　)
　　A. 中毒性休克　　　　　　B. 组织灌注不足　　　　C. 恐惧
　　D. 气体交换受损　　　　　E. 舒适的改变

10. 该患者应首先采取下列护理措施中的(　)
　　A. 安慰患者　　　　　　　B. 高流量吸氧　　　　　C. 心电图检查
　　D. 建立静脉通道　　　　　E. 准备气管插管

11. 该患者目前应首先采取下列治疗措施中的(　)
　　A. 抗生素使用　　　　　　B. 补充血容量　　　　　C. 应用血管活性药
　　D. 应用糖皮质激素　　　　E. 纠正酸碱平衡失调

12. 为了治疗需要,该患者需要进行深静脉置管,以下护理措施**不正确**的是(　)
　　A. 向患者和家属解释说明,签知情同意书
　　B. 准备好深静脉置管的物品
　　C. 根据深静脉置管的部位,准备好体位
　　D. 为了提高成功率,使用血管活性药物
　　E. 准备好输液装置

(13～16 题共用题干)

患者女,22 岁。因淋雨后寒战、高热 2 天,胸痛伴气急 1 小时,诊断肺炎球菌肺炎收住入院。查体:T 39℃,HR 116 次/分、律齐,R 28 次/分,BP 112/62mmHg,神志清楚,急性病容,咳嗽咳痰,为铁锈色痰液,右上肺叩诊浊音,可闻及湿啰音。血常规 WBC 13.5×10⁹/L。胸片提示:右上肺斑片状阴影。

13. 该患者胸痛的以下护理措施**不妥**的是(　)
　　A. 安慰患者,转移注意力
　　B. 指导患者取患侧卧位
　　C. 遵医嘱使用止痛剂
　　D. 用宽胶布于患者吸气末紧贴在患侧胸壁

E. 遵医嘱使用小剂量镇静剂

14. 患者入院体温 39℃,下列降温措施**不妥**的是(　　)

  A. 温水擦浴   B. 酒精擦浴

  C. 鼓励患者多饮水   D. 大血管区放置冰袋

  E. 大剂量退热药

15. 患者入院后胸闷气急症状加重,呼吸急促 35 次/分,心率 136 次/分,SpO_2 80% 并进行性下降,意识模糊,躁动不安;血气分析提示:pH 7.26,$PaCO_2$ 34.0mmHg,PaO_2 48.0mmHg。该患者病情发展,最可能出现下列并发症中的(　　)

  A. Ⅱ型呼吸衰竭   B. 急性左心衰竭

  C. 急性呼吸衰竭   D. 自发性气胸

  E. 肺脓肿

16. 下一步首要的急救措施是(　　)

  A. 安置患者半坐卧位   B. 高流量吸氧

  C. 使用毛花苷丙   D. 配合医生气管插管

  E. 使用镇静剂

(17~20 题共用题干)

患者男,64 岁。因咳嗽咳痰伴发热 2 天,神志不清 4 小时入院。急诊血气分析提示:pH 6.96,PCO_2 33.0mmHg,PaO_2 42.0mmHg,BE -19.5mmol/L,HCO_3 17.5mmol/L。胸片提示:两肺广泛渗出性改变。急诊室予经口气管插管、呼吸机支持通气、补液等抢救治疗,拟以"重症肺炎、急性呼吸窘迫综合征"收住入院。

17. 以下治疗原则与该患者治疗**不符**的是(　　)

  A. 心衰治疗   B. 治疗原发病   C. 纠正缺氧

  D. 机械通气   E. 液体管理

18. 该患者行机械通气治疗,容量控制模式,体重 60kg,潮气量应设置在(　　)

  A. 300ml   B. 450ml   C. 550ml

  D. 650ml   E. 750ml

19. 给患者行气管内吸痰时**错误**的是(　　)

  A. 应尽量鼓励患者咳嗽咳痰

  B. 吸痰前后予纯氧吸入

  C. 吸痰管外径不超过气管导管内径的 2/3

  D. 一次吸引时间不超过 15 秒

  E. 吸引负压 200~400mmHg

20. 该患者入科后予机械通气治疗,模式 SIMV+PEEP,呼吸机参数设置:VT 450ml,F 20 次/分,FiO_2 80%,PEEP 10cmH$_2$O。现患者 SpO_2 98%,血气分析:pH 7.31,$PaCO_2$ 39mmHg,PaO_2 101mmHg。下一步应该采取的措施是(　　)

  A. 降低氧浓度   B. 保持设置不变   C. 增加潮气量

  D. 增加呼吸频率   E. 减少吸气时间

二、问答题

1. 如何进行人工气道湿化及湿化效果的评估?

2. 机械通气期间突发呼吸机故障应如何处理?

任务二　慢性阻塞性肺疾病急性发作期(AECOPD)患者的护理

　　李某,男,79岁,初中文化,退休工人,已婚。"咳嗽咳痰30余年,再发4天,加重8小时"。患者4天前疲劳后出现咳嗽、咳痰,为黄白黏液痰,量多,伴有胸闷气促,症状逐渐加重,8小时前被家人送入我院。患者既往有高血压病史50余年,慢性支气管炎30余年,糖尿病史2年,平时规范服用安博维、施慧达、阿卡波糖,血压、血糖控制尚可。查体:T 37.3℃、P 111次/分、R 26次/分、BP 113/70mmHg、SPO_2 76%,神志清,表情淡漠,口唇发绀,颈静脉充盈,桶状胸,两肺呼吸音粗,未闻及湿啰音,心律齐,腹软,无压痛,肝脾肋下未及,左下肢轻度水肿。颅脑、胸部CT示:①脑萎缩;两侧基底核区多发腔隙性脑梗死;②右侧外囊软化灶;③两侧慢性支气管炎伴肺气肿,右肺中下叶及左肺上叶下段感染。血常规:WBC $17.1×10^9$/L,CRP 28.1mg/L,N 86.5%,Hb 143.0g/L,PLT $294.00×10^9$/L;血气分析提示:pH7.261,PCO_2 68.0mmHg,PaO_2 58.0mmHg,BE 3.0mmol/L,HCO_3 29.5 mmol/L,K^+ 3.2mmol/L。急诊经吸氧、氨茶碱解痉、尼可刹米兴奋呼吸中枢等处理后,拟"慢性阻塞性肺病急性发作、Ⅱ型呼吸衰竭;高血压3级,极高危组;2型糖尿病"收入ICU。

情境1　入科处置

问题1　如果你是责任护士,应如何接待该患者?

1. **准备**　备ICU标准床单位:多功能监护床、多参数监护仪、电极片、简易呼吸皮囊、吸痰吸氧用物、微量注射泵、肠内营养输注泵、静脉注射用物、标本采集用物、手套、手电筒、听诊器、护理记录单;该患者所需的特殊用物准备:备用状态的呼吸机、无创通气面罩。

2. **接待患者**　协助患者取半坐卧位,低流量(1~2L/min)吸氧。

3. **入院即刻快速评估(遵循A-B-C-D-E顺序)**　A——气道评估;B——呼吸评估;C1——循环和脑灌注评估;C2——主诉;D——药物和诊断性检查;E——仪器和监测管道。

　　评估该患者未建立人工气道,R 26次/分,SPO_2 89%,P 110次/分、心律齐,BP 120/76mmHg,神志清楚,主诉有胸闷气急,咳嗽咳痰,痰色黄、量多,鼻导管吸氧2L/min。

4. **交接**　了解患者本次发病来的基本病情,头颅、胸部CT检查结果、检验结果及处置情况,做好转运交接及转运单签名。

5. **整体评估(评估内容及方法参见任务一)**　评估该患者情况为:患者有高血压病史50余年,慢性支气管炎30余年,糖尿病史2年,平时服用安博维、施慧达、阿卡波糖,血压、血糖控制尚可。职业退休工人,有吸烟史50余年,已戒40年,育有1子3女,均身体健康,社会支持系统完善。神志清楚,颈静脉充盈,桶状胸,听诊两肺呼吸音粗,未闻及湿啰音,HR 111次/分、律齐,BP 120/76mmHg,R 26次/分,SPO_2 89%,咳嗽咳痰,痰色黄、量多,黏稠度Ⅱ度,痰能自行咳出,腹软,无压痛,肝脾肋下未及,左下肢轻度水肿,小便自解,尿色正常,全身皮肤完整,发绀不明显,Braden压疮评分14分,四肢肌力正常,体温37.3℃,跌倒评分6分。

6. **处置**　采集血标本检测血气分析、血电解质、血糖、血常规等,留取痰标本送检痰培养＋药敏。

7. 宣教 ICU病室环境、无陪管理制度，介绍主管医生、护士等，心理护理消除患者紧张情绪。

 知识链接

慢性阻塞性肺疾病

慢性阻塞性肺疾病（COPD）是一种以气流受限为特征的疾病，其气流受限不完全可逆、呈进行性发展，与肺脏对吸入烟草烟雾等有害气体或颗粒的异常炎症反应有关，COPD主要累及肺脏，但也可引起全身（或称肺外）的不良效应。COPD的特征性病变为气流受限，是小气道病变（闭塞性细支气管炎）和肺实质破坏（肺气肿）共同作用的结果，在不同的患者中这两种原因所占的比例不同。COPD对患者的影响不仅取决于气流受限的程度，还取决于症状（特别是气促和活动能力下降）的严重程度，全身效应以及有无合并症。

问题 2：医嘱：吸氧 2L/min。该患者为什么需要持续低流量吸氧？

血气分析提示：Ⅱ型呼吸衰竭。

给予持续低流量吸氧的机制为

1. 高碳酸血症的慢性呼吸衰竭患者的呼吸中枢化学感受器对二氧化碳反应性差，呼吸的维持主要靠低氧血症对颈动脉窦、主动脉体的化学感受器的驱动作用。如果吸入高浓度的氧，则氧分压迅速升高，使外周化学感受器失去低氧血症的刺激，患者的呼吸变浅变慢，其二氧化碳分压随之上升。如果严重，则陷入二氧化碳麻醉状态，而这种神志改变往往与二氧化碳分压上升的速度有关。

2. 吸入高浓度的氧会解除低氧性肺血管收缩，使高肺泡通气与血流比的肺单位中的血流向低血流比肺单位，加重通气与血流比失调，引起生理死腔与潮气量之比增加，从而使肺泡通气量减少，二氧化碳分压进一步升高。

3. 根据血红蛋白氧离曲线的特性，在严重缺氧时，氧分压与血氧饱和度的关系处于氧离曲线的陡直段，氧分压稍升高，血氧饱和度便有较多的增加，但仍有缺氧，依然能够刺激化学感受器，减少对通气的影响。

情境 2 无创机械通气护理

入院 5 小时，患者胸闷气急症状再次加重，呼吸费力，口唇发绀明显，球结膜充血水肿，SpO_2 进行性下降至 $82\%\sim85\%$，两肺满布哮鸣音，烦躁不安。即刻血气分析提示：pH 7.23，$PaCO_2$ 86.2mmHg，PaO_2 58.6mmHg，BE −10.3mmol/L，HCO_3 42.8mmol/L，K^+ 3.5mmol/L，Na^+ 136mmol/L，Cl^- 91mmol/L，血糖 11.2mmol/L，血乳酸 1.9mmol/L。报告医生，医嘱：无创机械通气。

问题 3 医嘱：无创机械通气。你是责任护士如何做好上机前准备？

上机前准备

1. 评估 评估患者无创机械通气的指征及有无禁忌证，该患者为 COPD 急性加重期，自主呼吸存在，意识清楚，能配合治疗，无相应禁忌证。

2. 安置体位 协助患者取半卧位，床头抬高大于30°。

3. 检查呼吸机处于完好备用状态，管路连接正确，管道通畅，无漏气情况。

4. 鼻、面罩的选择 以患者舒适为原则。相对鼻罩而言，面罩具有通气时不强制患者闭嘴、漏气少的优点,所以在院内一般选用面罩,鼻罩在家庭应用较多,该患者选择中号面罩。

5. 通气模式选择和参数调节 设置自主/时控(S/T)模式,呼吸频率(R)16 次/分、吸气压力(Pi)10cmH_2O、PEEP 5cmH_2O、吸气时间(Ti)1.0 秒。

6. 宣教和指导 向患者宣教病情及无创正压通气(NIPPV)的必要性;指导患者配合要领,经鼻吸气,避免张口呼吸,以防人机对抗和气体进入消化道而引起胃胀气;教会患者行无创通气后可能出现的问题和相应处理措施,以及如何迅速摘下面罩的方法;耐心解释操作流程,消除面罩压迫的恐惧不适,有助于提高依从性,从而提高 NIPPV 效果和应急能力。

问题 4 在无创机械通气期间,你如何做好该患者的护理和监测?

1. 面罩漏气的观察 观察面罩有无漏气情况,必要时调整固定带松紧度;经常检查颜面受压处皮肤,使用保护垫,预防压疮。

2. 人机协调性观察与判断 该患者无创通气过程中因烦躁不安,发生人机对抗,经适当肢体约束,调整面罩松紧度,床边陪护安抚,指导呼气-吸气转换,患者人机对抗情况逐步改善。

3. 呼吸功能监测 观察呼吸频率、节律、幅度、胸廓活动、辅助呼吸肌活动、SpO_2 等;监测呼吸机参数如潮气量、吸气压力、呼气末压力;上机 20～30 分钟检测血气分析,根据血气分析结果调整呼吸机参数。

4. 循环系统监测 监测心率、心律、血压变化。

5. 注意观察神志,皮肤颜色,末梢灌注,咳嗽咳痰及痰液量、颜色、性状,有无恶心呕吐,有无腹部膨胀等。

6. 呼吸机报警时应迅速及时分析报警原因,及时给予处理。

7. 鼓励并协助患者排痰进食、饮水。

无创正压通气(NIPPV)治疗后疗效的判断:根据患者呼吸困难、氧合等临床表现有无改善及血气分析结果进行综合评估。

问题 5 如何对该患者进行血气监测和标本的采集?

血气分析一般需采集动脉血标本,通过血气分析可以判断患者氧合状态及机体的酸碱平衡情况,已被广泛应用于临床各科,特别是在危重患者抢救中占重要地位。

该患者无创机械通气,机械通气 30 分钟后应做血气分析,以评估机械通气的效果和是否需要调整呼吸机模式和参数。在机械通气治疗过程中,根据患者病情及是否有调整呼吸机模式和(或)参数的情况,密切监测患者动脉血气分析情况。

血气分析采集方法及注意事项:

1. 评估患者病情、年龄、意识状态,有无特殊用药及配合情况,做好沟通及心理护理。

2. 选择合适的动脉,首选桡动脉,其次股动脉,肱动脉。

3. 常规消毒,以穿刺点为中心,直径大于 5cm;操作者左手示指、中指消毒达 2 个关节以上,至少 2 遍,待干。

4. 用 2ml 注射器抽取 250U/ml 肝素钠 0.2ml,转动针栓使整个注射器内均匀附着肝素,针尖向上推出多余液体和注射器内残留气泡。或使用专用血气分析注射器,如使用专用动脉采血针,穿刺前回抽活塞至预设位置,以免采血量不够或空气进入而影响检测结果。

5. 定位与穿刺 用消毒后左手示指和中指在动脉搏动最强处,右手持针,以 45～90 度角进针,见回血取 1~2ml 即可(动脉血色鲜红,且自动流入针管内)。

6. 采血后迅速将针头刺入橡胶塞内,以隔绝空气,并充分揉搓血样标本,使其与抗凝剂混合;不可抽拉注射器,以免空气混入,若血标本有气泡,针头向上竖直尽快排除。

7. 拔针后立即压迫穿刺点 5~10 分钟以上,勿揉,直至不出血为止;对有凝血机制障碍或使用抗凝药物的患者应适当延长压迫时间,尽量避免进行股动脉穿刺。

8. 填写血气分析申请单时,包括体温、氧流量、氧浓度等,注明采血时间,立即送检。

9. 操作完毕,整理用物及患者床单位。

10. 下肢静脉血栓患者,避免从股动脉及下肢动脉采血。

问题6 患者无创机械通气期间出现烦躁不安,该如何护理?

评估患者发生躁动的原因并进行相应处理。

躁动的原因常见:

(1)精神因素如患者紧张、恐惧等引起,相应处理由医护人员床边陪伴,安慰、鼓励患者,做好无创通气治疗的宣教。

(2)患者不耐受无创通气引起,相应处理是选用合适的口鼻面罩,调整呼吸机模式和参数,做好宣教和指导,必要时更换协调性能好的无创呼吸机。

(3)病情原因如并发肺性脑病引起,该患者表现烦躁不安,评估神志恍惚,表情淡漠,胡言乱语,球结膜水肿,血气分析提示:PCO_2 86.2mmHg,患者存在严重的二氧化碳潴留,考虑并发肺性脑病。相应处理为适当的肢体约束,床栏保护;做好气道管理,保持气道通畅;调整呼吸机模式和参数,改善通气;密切观察生命体征变化,监测呼吸参数、血气分析结果;做好气管插管准备、有创机械通气的准备。

该患者经清除呼吸道分泌物及心理安慰指导后能配合无创通气。

 知识链接

无创正压通气(NIPPV)

无创正压通气是指无须建立人工气道,通过鼻罩或口鼻面罩连接患者的正压机械通气的方法。

适应证:①呼吸衰竭;②COPD 急性加重早期;③COPD 的有创-无创序贯通气;④其他:包括急性心源性肺水肿、支气管哮喘急性发作、重症肺炎、ALI/ARDS 早期干预等。

禁忌证:①自主呼吸微弱或停止;②非高碳酸血症所致的意识障碍;③误吸高危:如频繁呕吐、严重腹胀、近期胃部手术;④面部创伤、术后、畸形;⑤上呼吸道梗阻;⑥未引流的气胸。

情境3 缓解期护理

患者住院第 3 天经解痉、化痰、抗感染治疗,间歇无创机械通气,吸气压逐步减低为 5~8mmHg,医嘱:改面罩吸氧。目前患者神志清楚,胸闷气急情况减轻,但咳嗽咳痰较多,痰液黏稠,不易咳出。

问题7 如果你是责任护士,如何帮助该患者排痰?

1. 鼓励患者足够量饮水,一般每日饮水量在 2000ml 以上,以保持气道湿润,防止痰液干结,饮水采取少量多次,达到有效湿化目的,避免增加心肺负担。

2. 按医嘱雾化吸入 如氧气雾化、呼吸机雾化。

3. 评估患者痰液量、色、黏稠度 该患者痰量多,色黄白,黏稠度Ⅱ度。

4. 指导有效咳嗽、咳痰方法 协助患者取坐位,指导患者先进行深而缓慢的腹式呼吸数次,再深吸气后屏气3～5秒,然后缩唇缓慢呼气,身体前倾同时从胸腔内用力进行2～3次短促的咳嗽,将痰液咳出;咳嗽时腹肌收缩,用自己的手按压上腹部,帮助咳嗽。指导时先给患者做示范,直至患者掌握操作要领。

5. 胸部叩击 患者取侧卧位,叩击者手掌弓起呈杯状,以手腕的力量,从肺底自下而上,从外到内,迅速而有节律地叩击胸壁,使痰液松动,易于咳出;也可以使用叩痰机,每次叩击5～15分钟。注意应在餐后2小时至餐前30分钟完成;叩击时要避开脊柱、心脏、肾区和骨突部位。

6. 指导、协助患者经常变换体位,床上活动,有利于痰液咳出。

7. 必要时行气道吸引。

患者经上述排痰措施干预后,能掌握正确的咳嗽排痰方法,痰液黏稠度Ⅰ～Ⅱ度,能咳出。

问题8 如何正确指导该患者进行呼吸功能锻炼?

该患者住院期间责任护士对其进行每日3次腹式呼吸、缩唇呼气、有效咳嗽、咳痰方法指导训练,2天后,患者基本掌握腹式呼吸、缩唇呼气、有效咳嗽咳痰方法,出院时再次向患者和家属进行相关宣教指导,鼓励患者坚持每日进行腹式呼吸、缩唇呼气训练3～4次,每次重复8～10个循环,家属做好督促。

进行有效及时的呼吸功能锻炼能够改善肺功能,提高肺泡与血液、血液与组织器官之间的气体交换能力,从而使机体各器官获得更充分的氧气。呼吸功能锻炼包括腹式呼吸、缩唇呼气、呼吸体操等。

具体方法

1. 腹式呼吸

(1)作用:通过腹肌的主动舒张与收缩加强腹肌训练,可使呼吸阻力减低,肺泡通气量增加,提高呼吸效率。

(2)方法:取舒适卧位,患者可取立位、平卧位或半卧位,两手分别放于前胸部和上腹部;用鼻缓慢吸气,膈肌最大程度下降,腹肌松弛,腹部突出,手感到腹部向上抬起;呼气时经口呼出,腹肌收缩,膈肌松弛,膈肌随腹腔内压增加而上抬,推动肺部气体排出,手感到腹部凹陷。

2. 缩唇呼气

(1)作用:通过缩唇形成的微弱阻力来延长呼气时间,增加气道阻力,延缓气道塌陷。

(2)方法:患者闭嘴经鼻吸气,呼气时将口唇缩成吹笛子状,气体经缩窄的口唇缓慢呼出,同时收缩腹部,注意呼气时间应为吸气时间的2～3倍。

3. 有效咳嗽

(1)作用:排出聚集在肺内的痰液,保持呼吸道通畅,保证肺通气量。

(2)方法:患者取坐位,头略前倾,双肩放松,屈膝,前臂垫枕,数次深呼吸后,吸气末屏气数秒,借助腹肌收缩用力将痰液咳出。

情境4 出院指导

患者住院12天,神志清楚,精神好,咳嗽咳痰少,白色黏液样痰,能自行咳出,两肺呼吸音粗,HR 79 次/分,R 22 次/分,休息时无胸闷气闭情况。医嘱:出院,家庭氧疗。

问题 9 如何做好该患者疾病稳定期家庭氧疗的指导?

1. 出院宣教家庭氧疗的作用和指征,使该患者和家属接受家庭氧疗理念;结合家庭条件,购买制氧机使用;教会患者和家属氧疗的方法。出院电话随访:患者坚持家庭氧疗每日12~15 小时。

2. 该患者符合家庭氧疗指征。

家庭氧疗指征

(1)休息状态下动脉血氧分压低于 55mmHg 或动脉血氧饱和度小于 88%。

(2)动脉血氧分压在 55~59mmHg,且伴有继发性红细胞增多、肺动脉高压或肺心病右心衰竭。

(3)夜间出现低氧血症或运动时出现低氧血症。

3. 家庭氧疗的作用及方法 每日坚持低流量鼻导管吸氧 15 小时以上,可以改善呼吸困难症状;纠正低氧血症,延缓肺功能恶化的进程;降低肺动脉压,预防或延缓肺心病的发生;增加运动耐力,改善睡眠质量;提高 COPD 患者存活率,延长生存期;提高生活质量,减轻患者及家属的身心负担;降低重入院率,减少住院天数,降低住院费用。方法:每晚 18:00 到次日 9:00,鼻导管吸氧,氧流量 1~2L/min。

(李红芳)

【思考与练习】

一、选择题

(1~2 题共用题干)

患者男,79 岁。既往有慢性阻塞性肺疾病(COPD)病史,近 1 周受凉后咳嗽、气急加重,出现神志改变,咳黄色脓性痰,量多,黏稠度 Ⅱ 度,动脉血气分析提示:pH 7.261,$PaCO_2$ 68.0mmHg,PaO_2 58.0mmHg,BE 3.0mmol/L,HCO_3 29.5mmol/L。

1. 根据血气分析结果,该患者呼吸衰竭的类型属于( )

  A. Ⅰ型呼吸衰竭   B. Ⅱ型呼吸衰竭

  C. 低氧血症型呼吸衰竭   D. 高碳酸血症型呼吸衰竭

  E. 呼吸性酸中毒型呼吸衰竭

2. 该患者目前护理诊断**不包括**( )

  A. 气体交换受损   B. 活动无耐力   C. 体液过多

  D. 清理呼吸道无效   E. 睡眠型态紊乱

(3~4 题共用题干)

患者男,67 岁。因受凉后咳嗽、气急加重,伴神志改变,拟诊"慢性阻塞性肺病急性发作、Ⅱ型呼吸衰竭"入院,经呼吸机正压通气、抗生素使用、化痰平喘等治疗病情好转,现患者神志清楚,仍有咳嗽咳痰,活动后气急,心率 100 次/分,不吸氧时动脉血气分析 PCO_2 51mmHg,PaO_2 58.0mmHg。医嘱:好转出院。出院诊断"COPD,稳定期"。

3. 为提高患者生活质量,首选的治疗措施为( )

  A. 服用祛痰药   B. 使用支气管扩张剂   C. 服用止咳药

  D. 家庭氧疗   E. 使用抗生素治疗

4. 给该患者出院宣教,下列选项**错误**的是( )

A. 戒烟,避免吸入粉尘或刺激性气体

B. 坚持长期家庭氧疗

C. 家庭氧疗可以用氧枕代替,每日一袋

D. 坚持腹式呼吸和缩唇呼吸训练

E. 可进行步行、慢跑、气功等体育锻炼

(5～8题共用题干)

患者女性,75岁。确诊慢性阻塞性肺病20余年。咳嗽咳痰伴气急加重2周,神志恍惚半天。体检:嗜睡,口唇发绀,听诊两肺湿啰音,心率126次/分,血压170/98mmHg。

5. 患者入院后,护士立即给予吸氧,下列选项正确的是(　　)

　　A. 4～6L/分鼻导管吸氧　　　　　　B. 6～8L/分鼻导管吸氧

　　C. 8～10L/分面罩吸氧　　　　　　D. 10L/分以上面罩吸氧

　　E. 1～2L/分鼻导管吸氧

6. 为明确诊断,首先进行下列检查中的(　　)

　　A. CT　　　　　　　　B. 心电图　　　　　　　C. 动脉血气分析

　　D. 脑电图　　　　　　E. 肾动脉造影

7. 目前该患者最重要的治疗是(　　)

　　A. 使用降压药　　　　　　　　　　B. 使用抗生素

　　C. 去除诱因　　　　　　　　　　　D. 纠正缺氧和二氧化碳潴留

　　E. 使用利尿药

8. 患者血气分析报告提示:pH 7.29,PCO_2 85.0mmHg,PaO_2 50.0mmHg,下列治疗措施正确的是(　　)

　　A. 静脉滴注尼可刹米　　　　　　　B. 静脉注射毛花苷丙

　　C. 静脉滴注碳酸氢钠　　　　　　　D. 人工通气治疗

　　E. 静脉注射呋塞米

(9～12题共用题干)

患者男,79岁。因"咳嗽咳痰30余年,再发4天,加重8小时"入院,查体:T 37.3℃、P 111次/分、R 26次/分、BP 113/70mmHg、SPO_2 76%,神志淡漠,颈静脉充盈,桶状胸,听诊两肺呼吸音粗,咳嗽咳痰,痰色黄、量多、黏稠度Ⅱ度,腹软,无压痛,肝脾肋下未及,左下肢轻度水肿。急诊血气分析提示:pH 7.261,PCO_2 68.0mmHg,PaO_2 58.0mmHg,BE 3.0mmol/L,HCO_3 29.5 mmol/L。

9. 入院医嘱予鼻导管吸氧,该患者最适宜的吸氧浓度为(　　)

　　A. 10%～45%　　　　　B. 35%～40%　　　　　C. 51%～60%

　　D. 25%～35%　　　　　E. 10%～50%

10. 针对患者的血气分析,目前该患者治疗护理过程中需特别注意的是(　　)

　　A. 保持呼吸道通畅　　　　　　　　B. 大量快速利尿药

　　C. 使用碳酸氢钠纠正酸中毒　　　　D. 强心、利尿、扩血管综合措施

　　E. 止咳药使用

11. 入院5小时,患者胸闷气急症状再次加重,呼吸费力,口唇发绀明显,球结膜充血水

肿,SpO_2 进行性下降,两肺满布哮鸣音,烦躁不安。该患者神志改变最可能的原因是(　　)

    A. 脑出血　　　　　　　　B. 脑血栓　　　　　　　　C. 脑梗死

    D. 肺性脑病　　　　　　　E. 代谢性碱中毒

12. 以下措施正确的是(　　)

    A. 地西泮 10mg 肌内注射　　　　　　B. 毛花苷丙 0.2mg 静脉注射

    C. 复查头颅 CT 或采取快速降颅压措施　　D. 急诊复查血气

    E. 加用广谱、高效抗生素及降血压药

(13~16 题共用题干)

患者男,78 岁。有慢性阻塞性肺病史 30 余年,今晨一阵剧咳后突感胸痛,继之呼吸困难,不能平卧,口唇及颜面发绀明显,大汗淋漓,急诊入院。

13. 接诊后,针对该患者病史询问的重点是(　　)

    A. 胸痛的部位、性质及伴随症状　　B. 冠心病、心绞痛病史

    C. 吸烟史　　　　　　　　　　　　D. 近期心电图检查情况

    E. 近期胸部 X 线片检查情况

14. 患者明确诊断最有价值的检查是(　　)

    A. 心电图　　　　　　　　B. 血气分析　　　　　　　C. 胸片

    D. 胸部 CT　　　　　　　E. 超声检查

15. 床边胸片检查后,报告为左侧自发性气胸,体检符合该诊断的表现是(　　)

    A. 肺下界位置下移

    B. 肺部有湿啰音

    C. 心脏听诊无杂音

    D. 左侧胸部叩诊鼓音,听诊呼吸音减弱

    E. 颈静脉充盈

16. 针对患者病情,医生决定进行胸膜腔闭式引流,该患者放置引流管最佳位置为(　　)

    A. 右侧锁骨中线第二肋间　　　　　　B. 左侧锁骨中线第二肋间

    C. 右侧锁骨中线第五肋间　　　　　　D. 左侧锁骨中线第五肋间

    E. 左侧腋前线第五肋间

(17~20 题共用题干)

患者男,57 岁。诊断慢性阻塞性肺疾病 5 年。平素有慢性咳嗽咳痰,轻微活动后即感呼吸困难;近日来因偶感风寒,症状加重,咳大量黄色黏痰,收住入院。

17. 慢性阻塞性肺疾病的标志性症状是(　　)

    A. 慢性咳嗽　　　　　　　B. 咳痰　　　　　　　　　C. 气短或呼吸困难

    D. 胸闷　　　　　　　　　E. 喘息

18. 医嘱保持呼吸道通畅,以下护理措施中**不妥**的是(　　)

    A. 提供安静、舒适的病室环境,维持室温 18~20℃,湿度 50%~60%

    B. 减少饮水,以免痰液生成过多

    C. 指导患者有效咳嗽咳痰法

    D. 叩背、体位引流促进排痰

E. 必要时机械吸痰

19. 患者咳痰无力,痰量多、黏稠,不能自行咳出,需行机械吸引,每次吸痰时间**不能**超过(   )

A. 10 秒   B. 15 秒   C. 20 秒

D. 25 秒   E. 30 秒

20. 指导患者做腹式呼吸时,下列选项**错误**的是(   )

A. 取立位,上半身略向前倾,吸气时尽量顶腹,胸部不动

B. 用鼻吸气,经口呼气,要求深吸缓呼

C. 呼气时腹肌收缩,腹壁下陷,尽量将气呼出

D. 吸与呼时间比为 2∶1 或 3∶1

E. 每日 2~3 次,每次 10~15 分钟

二、问答题

1. 什么是胸部物理疗法?包括哪些技术?

2. 无创机械通气的并发症有哪些?该如何预防和护理?

项目二

循环系统疾病护理

任务一　体外循环术后患者的护理

张某,男,65 岁,小学文化,农民,已婚。"反复胸闷,气促 20 余年,加重 7 天"。患者 7 天前劳累后出现胸闷、气促,既往休息后能缓解,今症状加重,来院就诊。既往有风湿性心脏病 20 余年。查体:T 36.5℃,P 105 次/分,R 25 次/分,BP 135/81mmHg,SpO₂ 93%,口唇发绀,心脏听诊心尖区可闻及舒张期杂音,双肺听诊呼吸音对称,未闻及湿啰音,腹部平软,四肢无明显水肿。心脏彩超提示:风湿性心脏病,二尖瓣狭窄伴关闭不全,左房增大;心脏 CT 提示心脏增大,肺动脉高压征象,二尖瓣区可见钙化灶,风湿性心脏病考虑。急诊吸氧、抗炎等治疗后,拟"风湿性心脏病,二尖瓣狭窄伴关闭不全,心功能Ⅳ级"入住心胸外科。经充分术前准备,在全麻低温体外循环下行二尖瓣人工机械瓣膜置换术,术后转入 ICU 监护。术后查体:T 36.9℃,P 99 次/分,R 23 次/分,BP 95/61mmHg,气管插管呼吸机辅助通气下 SpO₂ 97%,麻醉未清醒,胸部切口敷料包扎干燥,带心包、纵隔及胸腔引流管各一根,双肺听诊呼吸音对称,未闻及湿啰音,腹部平软,留置导尿管通畅,尿色清。

情境 1　入 科 处 置

问题 1　如果你是责任护士,该患者入科前需做哪些准备?

1. 术前 1 天进行访视,重点了解患者手术方式,术前心功能分级,肢体活动,听力、视力情况。介绍 ICU 的环境,无陪管理制度,减轻患者紧张的心理。

2. 准备单人监护房间。

3. 标准 ICU 床单位准备　多功能监护床、多参数监护仪、简易呼吸皮囊、吸痰吸氧装置、微量注射泵、肠内营养输注泵、电极片、一次性吸氧面罩、静脉注射用物、标本采集用物、手套、手电筒、听诊器、护理记录单等。

4. 体外循环手术后特殊物品准备　对循环功能监测要求高,需另准备有创血压监测模块,CVP 监测模块,一次性压力传感器,加压输液包;备用状态呼吸机(根据病情设置呼吸机基本参数),气管插管固定用宽胶布及约束带。

问题 2　患者到达 ICU,责任护士如何快速评估与安置?

1. 安置　两人合作搬运患者,在患者右侧的护士负责接呼吸机、心电监护、无创血压、血氧饱和度测定;另一人负责接静脉输液和微量注射泵用药,并调节速度,妥善固定各引流管,粘贴导管标识;两人合作连接有创动脉血压(ABP)、CVP 测压装置,调零并监测压力波形,固定气管插管,检查皮肤。

2. 评估 根据 ABCDE 法快速评估患者病情。

该患者气道通畅,经口气管插管距门齿 23cm,固定妥当;听诊双肺呼吸音对称,无明显啰音;心电监护显示窦性心律,P 99 次/分,心律齐,无心律失常;心脏听诊无病理性杂音,BP 95/61mmHg。患者麻醉未完全清醒,双侧瞳孔等大,光反应稍迟钝,四肢肌力检查不配合。专科检查胸部敷料包扎干燥,心包、纵隔及胸腔引流管固定妥当,引流通畅,引流出少量血性液。导尿管通畅,引出淡黄色尿液。

3. 交接 与复苏室护士、麻醉医生交接,了解术中主动脉阻断的时间、出血量、补液的量、输血量及尿量。术中有无心律失常发生及用药情况。向手术医师了解术中情况及术后循环监测目标。

4. 治疗 遵医嘱留取血标本,评估患者的内环境,完善心电图、胸片检查。

问题3 如果你是责任护士,如何做好该患者术后早期处理?

1. 体位护理 未清醒患者取平卧位,头偏向一侧,有气管插管和机械通气者,头颈保持平直位,防止气管插管扭曲影响通气。

2. 病情观察 观察患者意识、瞳孔的改变,心内直视手术可因脑血栓、气栓或脑组织缺氧使患者发生意识障碍,使用镇静药前应评估患者意识、瞳孔、肢体活动情况。

3. 容量的控制 输液应控制速度和量,既要减轻患者心脏的前负荷又要保证有效的血液灌注,根据手术医师的循环要求监测血压、心率及 CVP 的变化。血压过低,影响有效灌注;血压过高,增加心脏的后负荷及易引起出血并发症。记录每小时进出量,以评估循环容量是否不足或超负荷。

4. 引流管护理 保持心包及纵隔引流管引流通畅,每隔 15～30 分钟挤捏心包及纵隔引流管,观察引流液的性状及量,如血性胸液超过 4ml/(kg·h),连续 2 小时,应怀疑有活动性出血,及时报告医生。

5. 持续监护 持续监护心率及心律的变化,常规检测心电图,及时发现不同类型的心律失常并报告医生,分析原因及时处理。

6. 肾功能监测 观察记录每小时尿量,保持尿量在 0.5～1ml/(kg·h)以上。观察尿液的颜色、尿比重,监测血清电解质浓度(血钾、钠、钙、镁),钾离子的浓度,保持在 4.5～5.5mmol/L 之间为宜,及时监测肾功能变化。

7. 保暖护理,监测体温的变化,观察患者皮肤色泽和温度,口唇、甲床、毛细血管和静脉充盈情况。

 知识链接

体外循环

体外循环是指将回心的上下腔静脉血和右心房静脉血引出体外,经人工心肺机进行氧合并排出 CO_2,经过调节温度和过滤后,再由人工心泵输回体内动脉继续血液循环的生命支持技术。体外循环可暂时取代心肺功能,在心肺转流,阻断患者心脏血流的状态下,维持全身器官的血液供应和气体交换,为实施心内直视手术提供无血或少血的手术野。

情境 2　术后并发症观察与处理

入科 1 小时,患者 BP 85/60mmHg、HR 125 次/分、中心静脉压(CVP)15mmHg,经补液治疗效果欠佳,复测 BP 88/60mmHg,颈静脉怒张。入科后尿量 15ml,心脏听诊心音遥远,脉搏细弱,心包及纵隔引流管挤压后少许血性液,可见血凝块,四肢湿冷。

问题 4　如果你是责任护士,考虑患者可能出现哪种情况,如何处理?

分析该患者有进行性血压下降,CVP 偏高,尿量偏少,手术后心包及纵隔引流管引出的血液偏少,且有血凝块,心脏听诊心率增快,心音遥远,脉搏细弱,考虑为急性心脏压塞的可能性比较大。床边 B 超显示心包积液可进一步确诊。

处理:心脏压塞的预后取决于快速诊断和正确处理。一旦确诊必须争分夺秒进行抢救治疗。紧急措施有心包穿刺排血减压、缓解填塞,改善血流动力学;快速静脉输注血液、生理盐水扩容,血管活性药物应用的同时紧急开胸手术探查,严格麻醉管理,预防心脏骤停,清除心包腔积血做好止血,恢复心脏正常收缩和舒张功能。

该患者在快速输血、补液扩容,应用血管活性药物的同时,经紧急行开胸探查止血术效果良好。

 知识链接

心脏手术后并发心脏压塞类型

心脏压塞是指心包腔内液体增长的速度过快或积液量过大时,压迫心脏而限制心室舒张及血液充盈的现象。

根据心包腔内液体量增长的速度快慢可分为急性心脏压塞和慢性心脏压塞。

1. 急性心脏压塞　术后即刻出现症状,病情凶险,顷刻危及生命。

2. 慢性心脏压塞　症状延迟出现,术后几小时或几天,由于渗出缓慢,初期症状不明显,病情隐匿,容易误诊,救治不及时导致死亡。

典型症状是静脉压升高,心音遥远、心搏微弱,动脉压降低、脉压小的 Beck 三联征。

问题 5　该患者急诊剖胸探查止血后,请问如何做好心包及纵隔引流管的护理?

因体外循环破坏血小板及术后止血药物的应用,纤维蛋白原、凝血因子消耗增多容易造成凝血功能障碍,出现心包腔内渗血、出血而形成心包腔积血,凝结成血块,从而引起急性心脏压塞。所以心脏外科术后引流管的护理十分重要,术后为保持心包及纵隔引流管通畅,早期每隔 15～30 分钟挤捏心包及纵隔引流管,观察并记录引流液的性状及量。如果引流管的引流量持续 2 小时超过 4ml/(kg·h)或有较多血凝块,伴血压下降,脉搏增快,躁动、出冷汗等低血容量表现,考虑有活动性出血,及时报告医生;如果引流管的引流量由多到突然减少,伴引流液有高凝的现象,应警惕血块在心包内凝聚,应及时报告医生给予相应处理。

问题 6　责任护士在观察术后出血并发症的同时还要观察哪些可能出现的并发症?

体外循环手术后比较常见的并发症除术后出血并发症外还包括

1. 肾功能不全　体外循环的低流量和低灌注压,红细胞破坏而致血浆游离血红蛋白的增多,低心排出量或低血压,缩血管药物应用不当或肾毒性药物的大量应用等因素均可造成肾功能不全。主要表现为:少尿,无尿,高血钾,尿素氮和血清肌酐升高等。因此,应密切监测肾功能。其监测护理要点包括:

(1)术后留置导尿管,每小时监测尿量,每4小时测尿pH和比重。

(2)保持尿量在0.5~1ml/(kg·h),观察尿色变化,有无血红蛋白尿等。如发生血红蛋白尿,给予高渗性利尿或静脉滴注5%碳酸氢钠碱化尿液,防止血红蛋白沉积在肾小管导致肾功能损害。

(3)尿量减少时应及时找出原因,停用肾毒性药物,怀疑肾衰竭者应限制水和电解质的摄入;若确诊为急性肾衰竭,应及时进行透析治疗。

2. 感染　由于心脏手术创伤较大,手术时间长,体外循环的实施以及心衰、缺氧引起患者自身抵抗力降低等因素,增加患者术后感染的机会。主要表现为术后体温上升至38℃以上,且持续不退,伤口局部隆起,红肿触痛明显,并溢出白色分泌物等感染现象。其监测护理要点包括

(1)密切监测体温变化。

(2)严格遵守无菌操作原则。

(3)保持患者口腔和皮肤卫生。

(4)患者病情平稳后,及时撤除各种管道。

(5)合理应用抗生素。

(6)加强营养支持。

3. 脑功能障碍　造成脑功能障碍的常见的因素有:长时间体外循环及灌注压过低造成脑缺血缺氧损伤,以及体外循环中产生的各种微栓子造成脑梗死等。其临床表现与脑病灶的部位、性质和病变程度有关,常见有清醒延迟、昏迷、躁动、癫痫发作、偏瘫、失语等症状。因此术后应严密观察患者的意识、瞳孔、肢体活动情况;患者若出现头痛、呕吐、躁动、嗜睡等异常表现及神经系统的阳性体征时,应及时通知医师,协助处理。

该患者术后并发出血,有急性心脏压塞表现,经急诊手术后恢复良好,无其他并发症发生。

 知识拓展

术后低血压的临床分析

心脏手术后低血容量较为常见,如患者出现血压下降、中心静脉压低、尿量少时,首先考虑低血容量。当低血容量纠正后,患者仍然表现为血压低、心率快、尿量少、四肢湿冷、皮肤花斑、烦躁不安等,应考虑为低心排血量综合征。对于难以纠正的低血压,考虑放置经肺热稀释脉搏波型轮廓分析(PICCO)导管,对胸腔内血容量、外周血管张力、心排量、心指数、脉搏变异率、心脏指数、血管外肺水等指标进行明确监测,以更好来指导临床用药和输液。

情境3　术后健康教育

患者术后第3天,拔除气管插管,改面罩吸氧5L/min。责任护士评估患者:怕痛,不愿意配合翻身拍背,不愿意咳嗽,双肺听诊有痰鸣音。医嘱:雾化吸入,每日2次。

问题7　针对该患者的情况,你如何做好相应的护理和宣教?

1. 评估患者不愿意咳嗽的原因,宣教术后早期床上活动,有效咳嗽咳痰的重要性。

2. 保持病室适宜温度(18~22℃),湿度(50%~60%)。

3. 协助患者取半卧位,指导早期床上活动,切口胸带保护,必要时遵医嘱使用止痛药。

4. 指导患者保护切口和进行有效咳嗽、咳痰的方法,用双手按住季肋部或切口两侧以限制咳嗽时胸部活动幅度,保护手术切口并减轻因咳嗽震动引起的切口疼痛,在数次短暂的轻微咳嗽后,再深吸气用力咳嗽,并作间断深呼吸。

5. 遵医嘱予雾化吸入,以减轻喉头水肿,降低痰液黏稠度,每次雾化后协助患者漱口、翻身、叩背,促进气道内分泌物排出。

6. 遵医嘱应用抗生素及祛痰药物。

上述措施干预后,患者能有效咳嗽排痰。

问题 8　医嘱:华法林 2.5mg/d 抗凝治疗。患者在服用华法林期间要注意什么问题?

华法林系间接作用抗凝药,半衰期长,给药 5～7 日后疗效才可稳定,并且服用本药个体差异明显,过量易致出血,用药前应监测患者凝血酶原时间,依据凝血酶原时间而调整用量。

心外科术后口服华法林抗凝的患者应使国际标准比值(INR)维持在 2.0～2.5。在开始服用华法林时,护士在发药前应查看患者的凝血功能,根据 INR 的结果遵医嘱调整华法林的用量,在使用过程中严密观察患者有无口腔黏膜、鼻腔、皮下出血,当凝血酶原时间已显著延长至正常 2.5 倍以上,或发生出血倾向时,应立即报告医生予以减量或停用,患者出院时做好宣教。

出院宣教内容:

1. 治疗意义　生物瓣抗凝 3～6 个月,机械瓣需终身抗凝。该患者使用机械瓣,指导其按时服药,不可随意加药、减药。随意减药会造成瓣膜血栓,随意加药会引起全身出血的危险。

2. 定期复查　术后 6 个月内,每个月定期复查凝血酶原时间(PT)和国际标准比值(INR),根据结果遵医嘱调整药物。置入机械瓣膜的患者半年后每 6 个月复查 1 次。

3. 药物反应　苯巴比妥类药物、阿司匹林、双嘧达莫、吲哚美辛等药物能增强抗凝作用,维生素 K 等止血药物则降低抗凝作用,使用上述药物时需咨询医生。

4. 自我监测　如出现牙龈出血,口腔黏膜、鼻腔出血,皮肤瘀斑,出血和血尿等抗凝过量或出现下肢厥冷、疼痛、皮肤苍白等抗凝剂不足等表现时应及时就诊。

5. 及时咨询　若需要做其他手术治疗,应咨询专科医师,术后 36～72 小时重新开始抗凝治疗。

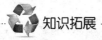 **知识拓展**

> **心脏瓣膜种类**
> 临床上常用的人造心脏瓣膜为机械瓣和生物瓣两种。
> 机械瓣:是我国目前使用量最大的人造心脏瓣膜,具有耐性好的优点。缺点包括:①有诱发血栓形成的副作用,术后患者需终身抗凝治疗。②抗感染性差,术后有细菌性心内膜炎的易感倾向。③无生长扩大功能。适用于绝大多数瓣膜置换的病例,但对有生育要求的育龄妇女、正在生长发育的儿童、抗凝禁忌证者以及感染性心内膜炎感染控制不好者需谨慎选用。
> 生物瓣:其优点是中心性血流,血流动力学优于机械瓣,无须终身抗凝治疗。缺点是耐久性差,会发生钙化毁损,同时还有无生长性、抗感染能力差等缺点。主要适用于 65 岁以上的患者,此外,希望生育的育龄妇女,为避免抗凝药的致胎儿畸形和分娩时的大出血,也可选择生物瓣。

(叶向红　郑茹娜)

【思考与练习】

一、选择题

(1～2题共用题干)

患者女,45岁。因风湿性心脏病行二尖瓣置换术,术后入ICU监护。

1. 责任护士对患者进行初步处置,**不妥**的是( )

    A. 给患者平卧位,头偏向一侧

    B. 严密监测患者生命体征的变化

    C. 妥善固定心包及纵隔引流管,保持引流通畅

    D. 快速补液,保证患者的血容量充足

    E. 保持患者气道通畅,接呼吸机支持通气

2. 医嘱严密监测患者电解质的变化,尤其应注意( )

    A. 血钠浓度   B. 血钾浓度   C. 血氯浓度

    D. 血钙浓度   E. 血镁浓度

(3～4题共用题干)

患者男,61岁。在体外循环下行二尖瓣置换术,术后入ICU监护。

3. 体外循环后患者的病理生理变化,发生概率较小的是( )

    A. 血乳酸升高   B. 低血钾   C. PT、APTT延长

    D. 血红蛋白下降   E. 高渗性脱水

4. 心脏术后引起血压过低的原因**不包括**( )

    A. 血容量过少   B. 低心排综合征   C. 酸中毒

    D. 体、肺循环阻力增加   E. 缺氧

(5～8题共用题干)

    患者女,45岁。因反复胸闷气闭10年,加重3天,拟"二尖瓣狭窄伴关闭不全"入院。入院后完善的术前准备,行二尖瓣置换术,术后入ICU监护。

5. 责任护士在准备收治患者时,**不妥**的是( )

    A. 准备单人房间   B. ICU标准床单位准备

    C. 采取消化道隔离措施   D. 备用状态的呼吸机的准备

    E. 吸引吸氧装置

6. 在对患者循环功能监护过程中,**错误**的是( )

    A. 严密监测生命体征的变化

    B. 记录每小时的尿量,当尿量小于0.1ml/(kg·h)时,及时报告医生

    C. 监测心电图的变化,警惕出现心律失常

    D. 注意保暖,加盖厚被子

    E. 必要时遵医嘱使用血管活性药物

7. 患者术后带入心包及纵隔引流管,以下护理措施**不妥**的是( )

    A. 每隔15～30分钟挤捏心包及纵隔引流管

    B. 严密观察引流液的性状及量

    C. 血性胸液超过4ml/(kg·h),连续2小时,应怀疑有活动性出血

D. 如经常挤捏引流管会造成负压太大,反而加重出血

E. 心包及纵隔引流管需接胸腔闭式引流装置

8. 患者术后麻醉未醒,气管插管接呼吸机支持通气,该患者目前最重要的护理诊断是(   )

    A. 不能维持自主呼吸   B. 低效型呼吸形态

    C. 不能有效清理呼吸道   D. 潜在并发症:肺部感染

    E. 咳痰能力下降

(9~12题共用题干)

患者女,55岁。因反复胸闷气闭8年,加重3天,拟"二尖瓣狭窄伴关闭不全"入院。入院后完善术前准备,低温体外循环行二尖瓣置换术,术后入ICU监护。

9. 患者术后麻醉未清醒,在对患者神志的评估中,**错误的**是(   )

    A. 严密监测患者意识、瞳孔的变化

    B. 为防止患者清醒后躁动,应及时给患者镇静

    C. 患者清醒后及时评估患者肢体活动情况

    D. 给患者镇静时应维持镇静评分-5分

    E. 患者出现头痛、呕吐等不适及时报告医生

10. 患者术后出现呼吸困难、血压下降、CVP增高、颈静脉怒张、心音遥远等症状,应考虑为(   )

    A. 肺栓塞   B. 心脏压塞   C. 急性左心衰

    D. 急性右心衰   E. 急性肺水肿

11. 以下选项**不属于**体外循环术后常见并发症的是(   )

    A. 脑功能障碍   B. 感染   C. 肾功能不全

    D. 急性心脏压塞   E. 肺水肿

12. 患者术后出现痰液黏稠,因切口疼痛而咳嗽无力,不易咳出。以下护理措施**不妥的**是(   )

    A. 保持病室适宜温度(18~22℃)、湿度(50%~60%)

    B. 教会患者有效咳嗽、咳痰的方法

    C. 必要时遵医嘱使用止痛药

    D. 遵医嘱予雾化吸入,降低痰液黏稠度

    E. 密切监测体温变化。

(13~16题共用题干)

患者男,65岁。在全麻低温体外循环行二尖瓣置换加三尖瓣成型术,术后入ICU监护,目前已拔除气管插管,处于恢复阶段。

13. 患者术后需服用抗凝药物,以下药物最常用的是(   )

    A. 肝素   B. 华法林   C. 新抗凝片   D. 阿司匹林   E. 双嘧达莫

14. 患者服用华法林期间,对其饮食指导**不妥的**是(   )

    A. 高蛋白、富维生素、低脂饮食   B. 少量多餐,避免增加心脏负担

    C. 多吃含维生素K含量高的食物   D. 适当多食蔬菜水果

    E. 保持大便通畅

15. 患者使用抗凝药物,对患者的健康教育最重要的是（　　）

    A. 定期检查凝血功能　　　　　　　　B. 适量运动

    C. 每日摄入足量蛋白质　　　　　　　D. 预防感染

    E. 保持心情愉快

16. 患者在住院过程中,出现牙龈出血,下面护理措施**不妥**的是（　　）

    A. 指导患者使用软毛牙刷　　　　　　B. 监测患者的凝血功能

    C. 遵医嘱调整抗凝药物　　　　　　　D. 指导患者不要刷牙

    E. 观察患者其他部位的出血情况

（17～20题共用题干）

患者女,62岁。因胸闷气闭20余年,拟"二尖瓣狭窄"入院,在完善术前准备下,行二尖瓣置换术。

17. 二尖瓣狭窄最常见的症状是（　　）

    A. 气促　　　　　　　B. 咳血　　　　　　　C. 心绞痛

    D. 晕厥　　　　　　　E. 乏力

18. 术前护理**不妥**的是（　　）

    A. 吸氧　　　　　　　B. 加强营养　　　　　C. 预防感染

    D. 强心　　　　　　　E. 指导患者加强锻炼

19. 患者需要行人工机械瓣换瓣治疗,其人工机械瓣的缺点**不包括**（　　）

    A. 发生血栓形成的可能　　B. 抗感染性差　　　　C. 需要终生抗凝

    D. 耐久性好　　　　　　　E. 无生长扩大能力

20. 患者术后需要长期服用的药物**不包括**（　　）

    A. 抗心衰药　　　　　　B. 利尿药　　　　　　C. 补钾

    D. 抗凝药　　　　　　　E. 抗生素

二、问答题

1. 体外循环术后的主要并发症有哪些?

2. 术后出现心脏压塞的临床表现有哪些? 如何处理? 怎么预防心脏压塞?

任务二　急性心肌梗死伴心源性休克患者的护理

张某,男,67岁,文盲,农民,已婚。因"胸闷5天,胸痛5小时"入院。患者5天前出现胸闷,休息后能缓解,未治疗,5小时前出现心前区疼痛并向左肩及左臂部放射,伴有大汗淋漓,面色苍白,被家人送至我院急诊。患者既往有高血压病史20余年,不规律服用降压药。查体:神志清楚,精神软弱,面色苍白,两肺呼吸音清,颈静脉充盈,心界无明显扩大,HR 114次/分,律齐,各瓣膜未闻及病理性杂音,心音低钝,T 36.1℃,P 114次/分,R 20次/分,BP 67/48mmHg,SpO$_2$ 85％,少尿、皮肤湿冷、末梢发绀。常规十二导联心电图提示:广泛前壁及下壁ST段抬高。血清心肌酶谱:乳酸脱氢酶(LDH)328IU/L,肌酸激酶同工酶(CK-MB)174IU/L,天门冬氨酸氨基转移酶(AST)224IU/L,心肌肌钙蛋白Ⅰ 35.11ng/ml,脑钠肽(BNP)8526pg/ml,Na$^+$ 129.5mmol/L。急诊给予吗啡、多巴胺、间羟胺等药物处理后急送DSA经右手桡动脉穿刺行经皮冠状动脉介入治疗(PCI)术,结果提示:左主干瘤样扩张,前降支可见散在斑块,中段弥漫性狭窄,最重 90%,植入支架一枚,回旋支中段狭窄 60%,右冠全程弥漫性斑块,外膜钙化明显,左室后支狭窄 50%,拟"急性心肌梗死、心源性休克"收入 ICU。

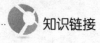 **知识链接**

心 肌 梗 死

　　心肌梗死系在冠状动脉病变的基础上,发生冠状动脉血供急剧减少或中断,使相应的心肌严重而持久急性缺血导致心肌坏死。临床上表现为持久的胸骨后剧烈疼痛、发热、白细胞计数和血清心肌坏死标记物增高及心电图进行性改变。常可发生心律失常、心源性休克或心力衰竭,属冠心病的严重类型。

情 境 1　入 科 处 置

问题 1　如果你是责任护士,应如何接待该患者?

　　1. 该患者到达 ICU 前的准备　备 ICU 标准床单位:多功能监护床、多参数监护仪、电极片、简易呼吸皮囊、吸痰吸氧用物、微量注射泵、肠内营养输注泵、静脉注射用物、标本采集用物、手套、手电筒、听诊器、护理记录单等。

　　该患者所需的特殊用物准备:有创动脉血压(ABP)、CVP 监测模块、一次性压力传感器、加压输液包、输液泵等。

　　2. 接待　护士两人合作患者过床后,在患者右侧的护士负责接心电监护、无创血压、血氧饱和度测定,另一人负责接静脉输液和微量注射泵用药,并调节速度,检查皮肤完整性和色泽。

　　3. 入院即刻快速评估(遵循 A-B-C-D-E 顺序)　A——气道评估;B——呼吸评估;C1——循环和脑灌注评估;C2——主诉;D——药物和诊断性检查;E——仪器和监测管道。评估该患者未建立人工气道,R 20 次/分,SPO$_2$ 98%,HR 110 次/分,心律齐,BP 97/58mmHg。多巴胺 180mg/50ml,5ml/h 微量注射泵注射,神志清楚,主诉有胸闷、胸痛,右手桡动脉穿刺置管。

　　4. 交接　与 DSA 护士交接了解患者病情,心肌梗死部位、范围、心功能分级,有无并发症等;了解术中再灌注治疗是否顺利、有无心律失常、心力衰竭发生及用药情况。

　　5. 整体评估(评估内容及方法参见任务一)　该患者评估情况为:患者有高血压病史 20 余年,不规律服用降压药,血压控制不详。农民,配偶体健,育有 1 子 1 女,均身体健康,社会支持系统完善。神志清楚,颈静脉充盈,心界无明显扩大,听诊两肺呼吸音粗,未闻及湿啰音,HR 110 次/分、律齐,BP 97/58mmHg,R 20 次/分,SPO$_2$ 98%,无明显咳嗽咳痰,腹软,无压痛,肝脾肋下未及,留置导尿,尿色正常。全身皮肤完整,Braden 压疮评分 14 分,四肢肌力正常,跌倒评分 4 分。

　　6. 处置　心电监护,根据血压正确调整血管活性药物剂量,采集血标本检测血气分析、血电解质、血糖、血常规、心肌酶谱等,完善心电图、胸片检查。

　　7. 宣教　介绍 ICU 病室环境、无陪管理制度、主管医生、护士等,心理护理消除患者紧张情绪。

问题 2　该患者经右桡动脉穿刺行 PCI 术,如何做好病情观察?

　　1. 评估　心率、心律及血压、尿量及有无并发症发生。嘱其绝对卧床休息、多饮水,以促进造影剂排泄,保持留置导尿管通畅,严密观察心电监护、尿量变化。

2. 病情观察

(1)穿刺部位观察:右桡动脉穿刺加压包扎处皮温、皮色是否正常,有无肿胀及渗血,如渗血较多,可重新加压包扎压迫止血,避免右腕关节伸屈12小时。

(2)出血观察:根据部分活化凝血酶原时间(APTT)值,遵医嘱给予低分子肝素腹壁皮下注射。口服拜阿司匹林 0.3g/d,波立维 75mg/d。抗凝期间密切观察患者有无皮肤黏膜出血、呕血、便血、血尿等;尽量减少静脉穿刺,各项操作动作轻柔。

(3)术后并发症观察:观察胸闷、胸痛、心律、心率、血压、尿量等变化,观察心电图的动态变化,注意有无心律失常、心力衰竭、心脏压塞、出血、血肿、感染、造影剂性肾病等并发症的发生,发现异常及时报告医生配合抢救。

 知识链接

经皮冠状动脉介入治疗(PCI)

经皮冠状动脉介入治疗(PCI):是用心导管技术疏通狭窄甚至闭塞的冠状动脉管腔,从而改善心肌血流灌注的方法。包括经皮冠状动脉腔内成形术(PTCA)、经皮冠状动脉内支架置入术、冠状动脉内旋切术、旋磨术和激光成形术,统称为冠状动脉介入治疗。

问题3　患者目前存在的主要护理问题是什么?　应采取哪些护理措施?

患者目前存在的主要护理问题是心排出量减少　与心肌缺血缺氧、收缩能力下降有关。本案例患者表现为低血压。

[护理措施]

1. 病情评估　胸痛有无进行性加重,有无恶心、呕吐、头晕、呼吸困难等伴随症状,是否有心律失常、休克、心力衰竭的表现。患者主诉胸痛较术前减轻。

2. 迅速建立静脉输液通路　选择中心静脉输注血管活性药物。密切观察患者血压情况,根据血压变化随时调节输液速度及药物剂量,并确保输液速度符合医嘱要求。

3. 备齐抢救药品和器械　床旁备抢救车,抢救药品和器械处于应急功能状态,随时做好抢救准备。

4. 吸氧　给 2~5L/min 吸氧,伴有急性肺水肿时适当提高氧流量,或在湿化瓶中加入30%~50%的酒精湿化给氧。

5. 密切观察病情变化　心电监护密切观察心率、心律的变化,如发现频发室早,成对室早或短阵室速、多源性或 RonT 现象的室性期前收缩及严重房室传导阻滞时应立即报告医生进行处理;每 10~30 分钟甚至间隔更短的时间测量血压,观察患者有无呼吸困难、咳嗽、少尿、颈静脉怒张、低血压、心率加快等,一旦发生按心力衰竭进行护理;病情稳定后逐渐延长测量频率;准确记录患者的尿量,同时密切观察患者神志和末梢循环、皮肤的色泽及温度、湿度等的变化。

6. 心理护理　执行各项操作时动作轻柔、熟练,使患者感到放心、踏实,保持情绪稳定。病情允许时可与患者适当交流,同时取得家属的心理支持,使他们积极配合医护人员的治疗及护理。

7. 基础护理　嘱患者绝对卧床休息,少食多餐,避免饱餐,多进食新鲜蔬菜水果,保持大便通畅,以免加重心脏负担。卧床期间,指导患者进行肢体功能锻炼,防止静脉血栓的发生。

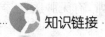知识链接

心源性休克

心源性休克是指由于心脏本身病变导致心排出量显著减少,周围循环衰竭,广泛的组织缺血、缺氧和重要生命器官功能受损而产生的一系列临床证候。心源性休克发病主要是心排出量急骤下降所致,临床上,急性心肌梗死(AMI)是其最常见的原因,心源性休克是急性心肌梗死最严重的并发症,也是目前急性心梗患者死亡的主要原因,在心肌梗死急性期,其死亡率高达80%～90%。就罪犯血管而言,患者前降支近段闭塞,易合并左心衰竭和心源性休克;从梗死范围来讲,发生心源性休克时的梗死面积往往超过40%。

情境2　主动脉内球囊反搏(IABP)术护理

患者疼痛缓解后仍烦躁不安,面色苍白,皮肤湿冷,脉搏细速,HR 125 次/分,收缩压仍低于 80mmHg,医嘱:置入 IABP 装置。

问题4　责任护士如何做好 IABP 术前准备工作?

1. 向患者及家属介绍 IABP 使用的必要性和重要性,手术大致过程及可能出现的并发症,争取尽早实施 IABP 术,以免错过最佳抢救时机。

2. 检查双侧足背动脉、股动脉搏动情况并做好标记。

3. 完善血常规、尿常规、出凝血时间等相关检查,必要时备血。

4. 股动脉穿刺术区备皮。

5. 术前常规遵医嘱给予抗血小板聚集药物与地西泮等镇静药物。

6. 备好主动脉内球囊反搏导管,肝素冲洗液(生理盐水 500ml＋肝素钠 12500 单位),2%利多卡因,急救药品,除颤器,检查反搏仪器是否处于工作状态,报警开关是否打开,所用氦气瓶气体是否充足。

7. 严密观察生命体征变化,按医嘱调整升压药物的浓度及输液速度,使血压维持在 90/60mmHg 以上。

问题5　患者持续使用 IABP 提高有效心搏出量,如何做好该患者的护理?

1. 体位护理　穿刺侧肢体必须伸直,用约束带适当固定于床边,膝下垫一软枕,患者半坐卧位不能超过 30°,避免屈髋、屈膝,翻身时由 1 人专门负责穿刺侧肢体,进行轴线翻身,防止球囊导管打折、扭曲、影响反搏。在进行护理操作时,应妥善固定导管,避免大幅度翻身,防止管道因牵拉而移位甚至脱出,使用气垫床,以预防压疮发生。

2. 病情观察　持续动态监测生命体征、意识状态、动脉血压、心率、心律、尿量、心动图变化,每 30 分钟记录一次,反搏时主动脉收缩波降低,舒张波明显上升,为反搏有效。使用心电图触发时,应选择 R 波向上的最佳导联,通常选择 Ⅱ 导联。若心电图波形不满意,可通过在胸壁重新安放电极片或改变电极片位置,检查电极导线连接情况,选择其他导联或调整心电图增益等方法来确保 IABP 的有效触发。当心电图不能有效触发时,可调整为压力触发方式达到最佳的辅助循环效果。保持球囊反搏导管的有效位,随时监视反搏波形,以便及时发现导管是否移位、导管分离或球囊破裂。每 8 小时将压力转换装置重新校零一次,并做

好记录。应用血管活性药物需使用微量注射泵输入,根据血压、心率及心律情况,逐步减少或停用血管活性药物的药量。

3. 并发症观察 观察远端肢体的动脉搏动与温度色泽:反搏期间每小时观察双下肢皮温和颜色变化及足背动脉搏动情况,特别是插入 IABP 导管一侧的下肢。患者术后早期末梢循环功能差,在护理时注意肢体的保暖,如肢体颜色发白、温度低、足背动脉搏动不能触及或搏动微弱,常提示有动脉血栓栓塞,应及时汇报医生处理。患者术前应留置导尿管,监测每小时尿量,并动态观察肾功能的变化,若尿量减少,尿比重低,应考虑有肾功能不全或肾动脉栓塞。

4. 仪器管理及导管护理 确保 IABP 机的正常运转,向患者及家属解释其安全性及注意事项。反搏期间应用肝素做静脉点滴抗凝,并根据凝血酶原激活时间(ACT)来调节肝素用量,应使 ACT 值保持在 200～250s。采用肝素钠 12 500U 加入袋装生理盐水 500ml 中,使用加压袋,压力维持在 300mmHg,使肝素钠稀释液 3ml/h 从插管动脉处滴入。注意观察穿刺点周围皮肤、穿刺点及胃肠道有无出血倾向。

5. 拔管护理 当患者血流动力学稳定,收缩压≥110mmHg,心率≤90 次/分,肺部湿性啰音消失,尿量>30ml/h,四肢温暖,末梢循环改善,多巴胺<5μg/(kg·min),撤离其他升压药,可减慢反搏频率时,停用 IABP,及时拔除反搏导管。停止反搏使气囊自动抽空,拔管时一手压迫股动脉穿刺部位,一手将套管及气囊反搏导管一并拔出,让动脉血冲出数秒,将可能附着在管壁上的血栓轻轻带出,局部压迫止血 30 分钟,加压包扎 6～8 小时,下肢伸直制动,观察足背动脉搏动情况,继续卧床 24 小时,避免术侧肢体用力或负重,并注意局部有无出血、渗血等情况,发现异常及时处理。

6. 基础护理 鼓励患者少食多餐,避免饱餐,指导家属根据患者口味准备鱼汤、果汁等营养丰富、高纤维素、高维生素流质饮食,多吃水果,以促进肠蠕动,保持大便通畅,必要时使用缓泻剂。每次进餐后用温水漱口,保持口腔清洁;留置导尿管期间每日会阴护理 2 次,每次大便后用温水清洗,保护肛周皮肤清洁,保持衣物及床单清洁整齐,使患者感觉舒适清洁。

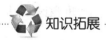 知识拓展

主动脉内球囊反搏的工作原理

主动脉内球囊反搏,简称 IABP,是目前临床应用较广泛而有效的机械性辅助循环装置,由动脉系统植入一根带气囊的导管至降主动脉内左锁骨下动脉开口远端,进行与心动周期相应的充盈扩张和排空,使血液在主动脉内发生时相性变化,从而起到机械辅助循环作用的一种心导管治疗方法。可降低主动脉阻抗,增加主动脉舒张压,而降低心肌耗氧,增加氧供,达到改善心功能的目的。

问题 6 患者行 IABP 治疗期间可能出现的并发症有哪些?如何预防?

1. 下肢缺血 如肢体温度降低,颜色发白,感觉过敏或迟钝,足背动脉搏动减弱或消失,说明可能有栓塞的危险,应立即报告医生。必要时可用多普勒仪测试穿刺下肢动脉血流及波形情况,并与非穿刺侧肢体进行比较,穿刺侧肢体声音低弱提示有血栓栓塞。

2. 出血、血肿 使用 IABP 期间使用肝素抗凝,应密切观察有无出血倾向,观察股动脉穿刺点,周围有无血肿及皮下瘀斑,敷料有无潮湿,有无鼻出血、牙龈出血及大小便颜色。必要时检查血常规、血小板及凝血酶原激活时间(ACT),嘱患者患侧下肢不得弯曲。

3. 切口感染　严格执行无菌技术操作,保持穿刺点清洁干燥,了解切口局部情况;敷料污染时,应及时更换。

4. 气囊破裂发生气栓塞　密切观察反搏压的变化,当反搏压降低、波形改变或消失,并有血液经反搏导管流出,提示球囊破裂,应立即停止 IABP,及时通知医生更换球囊导管。

5. 主动脉破裂　表现为突然发生的持续性撕裂样疼痛,血压和脉搏不稳定,甚至休克等不同表现,一旦发生,立即终止反搏。

该患者未出现并发症,IABP 支持 5 天后,患者神志清楚,尿量增加,撤用升压药,血压稳定,准备停 IABP 治疗。

情境 3　动脉鞘管拔管护理

患者经 IABP 支持等综合治疗后生命体征平稳。医嘱:拔除动脉鞘管。在拔出动脉鞘管后患者突然出现面色苍白,出冷汗,恶心呕吐,吐出胃内容物。监护提示:HR 45 次/分,BP 80/50mmHg,SpO$_2$ 90%。

问题 7　如果你是责任护士,考虑患者可能发生了什么情况？ 如何处理？

该患者可能出现动脉鞘管拔管后血管迷走神经反射,处理措施:

1. 体位　平卧位,头偏向一侧。

2. 吸氧　予鼻导管吸氧 2~5L/min。

3. 用药　立即建立静脉通路,遵医嘱予阿托品 0.5~1mg 及多巴胺 10~20mg 静脉注射,1~2 分钟内可重复使用,并予多巴胺加入 0.9% 生理盐水 500ml 或 5% 葡萄糖溶液 500ml 静脉滴注以维持血压,同时以 0.9% 生理盐水或 5% 葡萄糖盐水进行快速补液,直至患者的血压和心率恢复到正常水平,全身症状减轻,继续多巴胺 100~200mg 加入 0.9% 生理盐水 50ml 中用微量注射泵泵入(速度随血压调节),逐步减量直至撤除。

4. 病情观察　心电监护观察心律、心率、血压、尿量变化,观察药物疗效及不良反应。

5. 心理护理　安慰患者及家属,消除其紧张、恐惧心理。

6. 护理记录　按病历书写要求做好相应的护理记录并督促医生补开抢救医嘱,护士及时签字。

 知识链接

血管迷走神经反射

血管迷走神经反射也称血管迷走神经性晕厥,是指各种刺激通过迷走神经介导反射,导致内脏和肌肉小血管扩张及心动过缓,周围血管突然扩张,静脉血液回流心脏减少,使心脏有加快和加强收缩的反射动作,某些人会因过度激发迷走神经和副交感神经,进而引起心跳忽然减慢、周围血管扩张,结果造成血压降低、脑部缺氧,表现为动脉低血压伴有短暂的意识丧失,能自行恢复,而无神经定位体征的一种综合征。

情境 4　出院指导

患者住院 8 天后,生命体征稳定,HR 75 次/分,BP 128/72mmHg,未吸氧下 SpO$_2$ 99%,胸痛缓解,复查心电图未见心律失常。医嘱:出院。

问题 8　如果你是责任护士,如何做好该患者的出院指导?

1. 疾病知识指导　指导患者做好冠心病二级预防,预防再次梗死和其他心血管事件。指导冠心病患者牢记以下归纳为 A、B、C、D、E 符号的五项原则

A:Aspirin(阿司匹林或联合使用氯吡格雷,噻氯匹定)抗血小板聚集

Anti-anginal therapy 抗心绞痛治疗,如硝酸酯类制剂

B:β-blocker β 受体阻滞剂

Blood pressure control 控制血压

C:Cholesterol lowing 控制血脂水平

Cigarette quitting 戒烟

D: Diet control 控制饮食

Diabetes treatment 治疗糖尿病

E: Exercise 鼓励有计划的、适当的运动锻炼

Education 患者及其家属,普及有关冠心病的知识

2. 心理指导　指导患者保持乐观、平和的情绪,正确对待自己的病情,取得家属的积极配合和支持,当患者紧张、焦虑或烦躁等不良情绪时,应予以理解并设法进行疏导。

3. 康复指导　根据患者的年龄、心肌梗死前活动水平及体能状态,指导患者进行有氧运动,每周 3～4 天,经 2～4 个月的体力活动锻炼后,酌情恢复部分或轻体力工作。

4. 用药指导与病情监测　采取形式多样的健康宣教,健康宣教时强调药物治疗的必要性,指导患者按医嘱服用抗血小板、调脂等药物,告知药物的用法、作用和不良反应,定期门诊随诊。

(胡丽青)

【思考与练习】

一、选择题

(1～2 题共用题干)

患者男,42 岁。1 年来反复发作胸骨后疼痛,发作和劳累关系不大,常在面迎冷风疾走或凌晨 5 时发作。发作时含硝酸甘油可缓解。平时心电图示:Ⅱ、Ⅲ、aVF 导联 S-T 段水平压低 0.75mm。发作时心电图正常。

1. 根据患者的临床表现,考虑患者最可能的诊断是(　　　)

    A. 劳力型心绞痛　　　　　B. 急性心肌梗死早期　　　　C. 变异型心绞痛

    D. 心绞痛合并心包积液　　E. 卧位性心绞痛

2. 如果发展成急性心肌梗死,护士在提出护理问题时**不包括**(　　　)

    A. 有便秘的危险　　　　　　　　　　　B. 心排出量增多

    C. 潜在并发症:心律失常　　　　　　　D. 潜在并发症:心力衰竭

    E. 疼痛

(3～4 题共用题干)

患者女,69 岁。心前区疼痛 5 小时,心电图示急性广泛前壁心肌梗死伴室性期前收缩。入院体检:气急不能平卧,血压 130/80mmHg,心律 120 次/分,期前收缩 10 次/分,并有奔马律。两肺散在细湿啰音,伴少许哮鸣音,肝颈静脉回流征阴性。

3. 急性心肌梗死患者入院第一周绝对卧床休息,其主要原因为(　　　)

A. 避免血压下降　　　　　B. 增加安全感　　　　　C. 任何患者均应如此

D. 避免增加心脏负担　　　E. 避免体力消耗过多

4. 患者经吸氧治疗后仍气促明显,频繁咳出泡沫痰,该患者可能存在(　　)

A. 右心衰竭　　　　　　　B. 左心衰竭　　　　　　C. 全心衰竭

D. 肺部衰竭　　　　　　　E. 衰竭

(5～8题共用题干)

患者男,58岁。因心前区反复发作性疼痛1年就诊。

5. 典型心绞痛的特点是(　　)

A. 左胸乳头部发作性疼痛　　　　　　B. 持续左胸痛

C. 短暂压榨样胸骨后疼痛伴手指发麻　　D. 心前区针刺样疼痛伴手指发麻

E. 持续性压榨性胸骨后疼痛

6. 4小时后复查心电图诊断为急性心肌梗死,血压86/60mmHg伴四肢冷,大汗淋漓。考虑心源性休克。下列措施**不妥**的是(　　)

A. 应用硝酸酯类扩血管药,增加冠状动脉血流灌注

B. 适当补充血容量

C. 激素治疗提高应激性

D. 应用强心药增强心肌收缩力

E. 缩血管药保证灌注

7. 该患者发生心源性休克首选升压药是(　　)

A. 酚妥拉明　　　　　　　B. 间羟安(阿拉明)　　　C. 多巴胺

D. 去甲肾上腺素　　　　　E. 异丙肾上腺素

8. 冠脉造影提示该患者为右室梗死,当出现心源性休克时,应首选(　　)

A. 补充血容量　　　　　　B. 缩血管药物　　　　　C. 强心剂

D. 血管扩张剂　　　　　　E. 利尿药

(9～12题共用题干)

患者女,60岁。近一年来每于劳累或情绪激动时发作心前区疼痛,向左手指尖放射,休息1分钟可完全缓解。

9. 根据病情,首先考虑为(　　)

A. 心绞痛　　　　　　　　B. 心肌梗死　　　　　　C. 心脏神经官能症

D. 胆囊炎　　　　　　　　E. 心包炎

10. 为排除心肌梗死,应首选下列检查中的(　　)

A. 查体　　　　　　　　　B. 胸片　　　　　　　　C. 心电图

D. 监测血压　　　　　　　E. 心动超声

11. 心绞痛与急性心肌梗死心前区疼痛的区别是(　　)

A. 前者更痛　　　　　　　　　　　　B. 前者含服硝酸甘油有效

C. 前者更持久　　　　　　　　　　　D. 前者无诱因

E. 前者伴高血压

12. 如患者出现急性心肌梗死,其中最早出现变化的心肌酶是(　　)

  A. 磷酸肌酸激酶　　　　　B. 丙氨酸氨基转移酶　　　　C. 乳酸脱氢酶

  D. 转肽酶　　　　　　　　E. 胆碱酯酶

（13～16题共用题干）

患者男，72岁。因冠心病，间断发生左心衰竭4年，上午与家人争吵后心悸、气短、不能平卧，咳粉红色泡沫痰，急诊入院。体检：BP 96/62mmHg，R 28次/分，神志清楚，端坐位，口唇发绀，两肺满布湿啰音及哮鸣音。

13. 护士给予患者吸氧，下列选项正确的是（　　　）

  A. 持续低流量吸氧　　　　　　　　B. 间断低流量吸氧

  C. 高流量吸氧　　　　　　　　　　D. 低流量酒精湿化吸氧

  E. 高流量酒精湿化吸氧

14. 如给予患者洋地黄药物治疗时，责任护士进行病情观察，下列选项**不能**反映洋地黄治疗有效的是（　　　）

  A. 心率减慢　　　　　　　　　　　B. 呼吸困难减轻或消失

  C. 血压下降　　　　　　　　　　　D. 伴右心衰竭时水肿消退，尿量增多

  E. 情绪稳定

15. 目前患者主要的护理诊断是（　　　）

  A. 体温过高　　　　　　　　　　　B. 气体交换受损

  C. 焦虑　　　　　　　　　　　　　D. 营养失调，低于机体需要量

  E. 活动无耐力

16. 降低心脏前负荷时可选用的药物是（　　　）

  A. 硝普钠　　　　　　　　B. 硝酸甘油　　　　　　　　C. 硫酸镁

  D. 多巴胺　　　　　　　　E. 间羟胺

（17～20题共用题干）

患者男，66岁。胸痛2小时就诊。心电图检查示：Ⅱ、Ⅲ、aVF导联ST段弓背向上抬高，$V_2 \sim V_5$导联ST段压低。

17. 根据心电图表现，该患者最可能的诊断是（　　　）

  A. 急性前壁心肌梗死　　　　　　　B. 急性前间壁心肌梗死

  C. 急性高侧壁心肌梗死　　　　　　D. 急性下壁心肌梗死

  E. 急性正后壁心肌梗死

18. 该患者易发生下列心律失常中的（　　　）

  A. 房颤　　　　　　　　B. 室上性心动过速　　　　　C. 室性心动过速

  D. 房室传导阻滞　　　　E. 窦性心动过速

19. 下列**不属于**冠心病类型的是（　　　）

  A. 无症状型（隐匿性）

  B. 心绞痛型

  C. 心肌梗死型

  D. 缺血性心肌病（心力衰竭和心力失常）

  E. 劳力型心绞痛

20. 急性心肌梗死患者中 50%～90% 患者中病前有先兆，其最常见的表现为（　　）

    A. 新发生心绞痛，原有心绞痛加重

    B. 自发性心绞痛

    C. 稳定型心绞痛

    D. 变异型心绞痛

    E. 混合型心绞痛

二、问答题

1. 急性心肌梗死有哪些并发症？

2. 心源性休克的临床表现有哪些？

项目三

神经系统疾病护理

任务一　重症肌无力危象患者的护理

陈某,女,49岁,本科学历,教师,已婚。"睁眼困难伴四肢乏力6个月,加重2天"来我院就诊。患者27年前出现双眼球突出,眼球活动障碍,在本院诊断为"甲亢",予甲状腺切除手术治疗,突眼症状好转。6个月前无明显诱因出现睁眼疲劳,晨轻暮重,四肢时有乏力,下蹲时间过长后难以站起,无四肢麻木,无胸闷气急,近2天睁眼困难程度明显加重,休息时全身乏力明显。患者既往有甲状腺切除史。查体:T 36.5℃,P 88次/分,R 22次/分,BP 102/72mmHg,SpO$_2$ 99%。神志清楚,双眼睑明显下垂,左眼裂6mm,右眼裂7mm,双侧瞳孔等大对称,对光反应灵敏,无眼球震颤。伸舌居中,双侧鼻唇沟对称,无吞咽障碍。四肢肌张力正常,双上肢肌力Ⅴ级,双下肢肌力Ⅳ级,感觉检查无异常,双侧巴氏征阴性。心律齐,腹软,肝脾肋下未及,无压痛及反跳痛,拟"重症肌无力(MG)"收治入院。

情境1　入科处置

问题1　如果你是责任护士,如何配合医生进一步检查确诊?

1. 疲劳试验(Jolly试验)　嘱患者用力眨眼30次后眼裂明显变小或两臂持续平举后出现上臂下垂,休息后恢复者为阳性。该患者疲劳试验阳性。

2. 新斯的明试验　遵医嘱予新斯的明针1.5mg,阿托品0.5mg同时肌注,注射前患者左眼裂6mm,右眼裂7mm,注射10分钟后,左眼裂7mm,右眼裂9mm,20分钟时左眼裂9mm,右眼裂10mm。该患者新斯的明试验阳性。试验前要检查心电图,心动过缓患者慎用或在严密心电监护下进行。

3. 胸腺增强CT检查　胸腺未见明显异常。

4. 神经肌电图报告诊断　双侧面神经、左侧尺神经、左侧腋神经低频重复电刺激阳性。注意此检查应在新斯的明使用前进行。

5. 血生化、血常规、甲状腺功能等化验,尤其是乙酰胆碱受体抗体(AChR-Ab)测定,对MG诊断有特征性意义,该患者AChR-Ab阳性。

根据病变主要累及肌肉,活动后加剧,休息后减轻,晨轻暮重的特点,结合Jolly试验阳性,新斯的明试验阳性,AChR-Ab检查阳性,神经肌电图重复电刺激阳性,该患者MG诊断明确。医嘱:甲强龙40mg静滴,每日1次;溴吡斯的明30mg口服,每日3次;硫唑嘌呤25mg口服,每日2次。

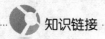 知识链接

重症肌无力

重症肌无力(myasthenia gravis,MG)是一种神经肌肉接头间传递功能障碍的获得性自身免疫性疾病。病变主要累及神经-肌肉接头突触后膜上乙酰胆碱受体(AChR)。临床特征为部分或全身骨骼肌极易疲劳,通常在活动后症状加重,经休息和胆碱酯酶抑制剂治疗后症状减轻。

问题 2 患者目前存在的主要护理问题有哪些? 应采取哪些护理措施?

患者目前存在的主要护理问题:活动无耐力;潜在并发症:重症肌无力危象。

1. 活动无耐力 与活动后横纹肌易于疲劳有关。本案例患者表现为休息时四肢乏力、双下肢肌力Ⅳ级。

[护理措施]

(1)评估患者活动受限的程度。

(2)卧床休息,减少活动量,选择合适的活动,避免疲劳。

(3)遵医嘱使用抗胆碱酯酶药物新斯的明片剂,指导患者尽可能在服药后半小时,药物起效后进食或活动。

(4)将患者经常使用的日常生活用品(如:卫生纸、茶杯等)放在患者容易拿取的地方。

(5)根据病情或患者的需要协助其进行洗漱、进食、穿衣、个人卫生等生活活动,以减少能量消耗。

(6)鼓励患者在能耐受的活动范围内,坚持力所能及的活动。

(7)指导患者使用床栏、扶手、浴室椅等辅助设施,以节省体力和避免摔伤。

2. 潜在并发症 重症肌无力危象。

[护理措施]

(1)病情观察:密切观察病情,注意呼吸频率、节律、深浅度的变化,注意观察有无呼吸困难加重、肢端发绀、腹痛、出汗、瞳孔变化、唾液及喉头分泌物增多等现象。

(2)避免和去除重症肌无力危象的诱因:感染、手术、分娩、外伤、疲劳、情绪激动、过度紧张等因素。

(3)保持呼吸道通畅:鼓励患者深呼吸、有效咳嗽,遵医嘱予氧气吸入,及时清除呼吸道分泌物。

(4)准备抢救药物及器械:新斯的明备用,呼吸机、气管切开及插管用物处于完好备用状态。

(5)用药护理:避免因用药不当而诱发肌无力危象,指导患者掌握常用药物服用的方法、注意事项。

1)抗胆碱酯酶药物:应严格掌握用药剂量及时间,一般从小剂量开始,进餐前15~30分钟服药,切忌擅自减量及停用,患者发生感染、手术、外伤等应激情况时应遵医嘱增加剂量。

2)糖皮质激素:注意有无应激性溃疡、骨质疏松、库欣综合征等不良反应,遵医嘱予质子泵抑制剂、H_2受体阻滞剂,补充钙剂等,注意定期检测血压、血糖和电解质。患者在使用早期可能会出现病情加重甚至出现肌无力危象,应严密观察呼吸变化,准备好抢救药品及器械。

3)免疫抑制剂:定期观察血常规变化,定期检查肝肾功能,注意有无白细胞减少、血小板减少、胃肠道反应、出血性膀胱炎等不良反应,及时报告医生处理。告知患者少去公共场所,减少感染的发生几率。

4)重症肌无力患者的用药禁忌:奎宁、普鲁卡因胺、普萘洛尔、氯丙嗪、吗啡及氨基糖苷类抗生素、新霉素、多黏菌素等均严重加重神经肌肉接头传递障碍或抑制呼吸肌的作用,应禁用。避免应用各种肌肉松弛剂如氨酰胆碱、琥珀胆碱及地西泮、苯巴比妥等镇静剂。

情境2　呼吸肌麻痹的急救

患者入院治疗后5天,突然出现吞咽困难,呼吸困难,自诉胸闷气闭明显,血氧饱和度80%,R 32 次/分。血气分析提示:pH 7.38,PaO_2 50mmHg,PCO_2 45mmHg,HCO_3^- 27mmHg。

问题3　如果你是责任护士,判断患者可能发生了哪种情况? 如何紧急处理?

该患者表现为吞咽困难、呼吸困难、胸闷气闭、血氧饱和度下降、呼吸频率加快,血气分析提示低氧血症等,考虑可能发生了重症肌无力危象。紧急处理措施如下:

1. 立即检查口鼻腔有无异物,清除呼吸道分泌物,同时通知医生。

2. 立即开放气道,保持呼吸道通畅。

3. 立即予呼吸皮囊加压通气。

4. 立即吸氧、准备吸引用物。

5. 紧急气管插管

(1)物品准备:呼吸机、喉镜、导丝、气管导管、牙垫、一次性注射器、一次性手套、听诊器,确保物品完整、功能良好,呼吸机连接管路接模拟肺处于备用状态。

(2)患者准备:卸下床头板,患者平卧枕头垫在肩膀下,充分开放气道。

(3)气管插管过程中监测生命体征,特别是血氧饱和度、血气分析、呼吸的频率、深浅度及节律变化。

(4)确保气管导管插入位置正确,妥善固定气管导管。

(5)遵医嘱连接呼吸机行机械通气。

(6)禁止经口进食,予胃管置入,鼻饲流质。

 知识链接

> **重症肌无力危象**
>
> 重症肌无力危象:重症肌无力患者当病情突然加重或治疗不当,引起呼吸肌无力或麻痹而致严重呼吸困难时,称为重症肌无力危象。包括:①肌无力危象:危象是 MG 最危急的状态,一般由抗胆碱酯酶用量不足引起,应立即建立人工气道,呼吸机辅助呼吸,加大新斯的明用量。②胆碱能危象:抗胆碱酯酶药物过量引起,应减少抗胆碱酯酶用量。③反拗危象:一般在使用抗胆碱酯酶药物期间,因感染、手术、分娩等致患者对药物治疗无效引起。避免诱因,重新调整药物。

情境3　人工气道护理

患者气管插管72 小时,试脱机10 分钟患者出现胸闷气闭,血氧饱和度下降到85%,

R 34~40 次/分，口唇有发绀，咳嗽无力，Ⅱ度黄白色黏痰。立即吸痰一次，接呼吸机辅助通气，通知医生。鉴于患者病情，医嘱：气管切开术。家属签署知情同意书。

问题 4 如果你是责任护士，如何做好气管切开术的配合工作？

1. 物品准备 气管切开包、0.9%注射用生理盐水、0.1%肾上腺素针剂、一次性注射器、静脉注射盘、一次性气管套管。

2. 患者准备 卸下床头板，患者平卧枕头垫在肩膀下，充分开放气道。

3. 气管切开过程中监测生命体征，特别是血氧饱和度、血气分析、呼吸的频率、深浅度及节律变化。

4. 准备吸引用物。

问题 5 如何做好该患者气管切开的护理？

1. 气管切开后护士应严密观察气管切开处有无新鲜渗血、气肿等情况。

2. 检查固定系带的松紧度，以能放入一指为宜。

3. 及时更换局部渗液的敷料。

4. 保持呼吸道通畅 定时翻身拍背，评估肺部呼吸音变化，鼓励患者咳嗽排痰，若患者咳嗽无力，按需吸痰，吸痰时注意无菌操作。

5. 每班监测气囊压力并记录。

6. 湿化气道 保证患者足够的液体摄入量，及时添加湿化液。

7. 呼吸机管道保持通畅，放置合适，更换及时，定时清除冷凝水。

8. 保持合适的体位 床头抬高 30°，减少误吸及反流。

9. 根据血气分析及患者的呼吸情况及时调整呼吸机参数。

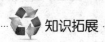 **知识拓展**

呼吸肌麻痹

神经系统疾病急性脊髓炎、急性炎症性脱髓鞘性多发性神经病又称吉兰-巴雷综合征、低钾型周期性瘫痪均可引起呼吸肌麻痹。一般均要立即气管插管或气管切开，呼吸机辅助呼吸治疗。

急性脊髓炎为脊髓白质脱髓鞘或坏死所致的急性脊髓横贯性损害。上升性急性脊髓炎起病急，病情发展迅速，感觉障碍平面于 1~2 天甚至数小时内上升到高位颈髓，引起呼吸肌麻痹，有明显的感觉、运动障碍和自主神经功能障碍。

吉兰-巴雷综合征发生迟缓性瘫痪，常发生四肢对称性无力，并可累及躯干，严重病例可因累及肋间肌及膈肌而致呼吸肌麻痹，病程 2~3 周。行腰椎穿刺检查：脑脊液常呈典型的蛋白—细胞分离现象。

低钾型周期性瘫痪严重病例影响到呼吸肌引起呼吸肌麻痹，化验可见明显的血钾偏低。

情境 4 出院指导

患者气管切开 8 天后成功脱机，咳嗽反射明显增强，排痰不明显，两肺呼吸音清，气管切开处干燥无渗液，血氧饱和度＞97%，更换金属套管，予闭管，闭管 48 小时后拔除金属套管，医生告知患者近日准备出院。

问题 6　如果你是责任护士,如何对患者进行出院指导?

1. 疾病知识指导　帮助患者认识疾病,指导建立健康的有规律生活方式,睡眠充足,劳逸结合,避免过度疲劳、精神紧张、外伤、受凉感冒等诱因。保持积极向上、乐观的生活态度,多与同类患者沟通。

2. 用药指导　抗胆碱酯酶药物遵医嘱正确服用,避免漏服、擅自减量、停用等情况。

3. 饮食指导　予高蛋白、高热量、高维生素,富含钾、钙的饮食,避免摄入干硬、粗糙的食物;进餐时体位合适,一般取坐位;抗胆碱酯酶药物在进餐前 15~30 分钟服用,药效作用后进食。

(费益君)

【思考与练习】

一、选择题

(1~4 题共用题干)

患者女,34 岁。双眼睑下垂 2 个月,症状多于下午或傍晚劳累后加重,早晨或经休息后可减轻,近 2 天因受凉感冒后出现四肢无力。患者入院后完善相关检查。

1. 根据患者表现,此患者最可能的临床诊断是(　　)

 A. 急性脊髓炎　　　　　　B. 重症肌无力　　　　　　C. 周期性瘫痪

 D. 吉兰-巴雷综合征　　　　E. 多发性神经病

2. 重症肌无力药物治疗首选(　　)

 A. 溴吡斯的明片　　　　　B. 糖皮质激素　　　　　　C. 免疫抑制剂

 D. 免疫球蛋白　　　　　　E. 环磷酰胺

3. 对明确诊断有特征性意义的实验室检查项目是(　　)

 A. 血钾　　　　　　　　　　　　B. 脑电图

 C. 乙酰胆碱受体抗体测定　　　　D. 胆碱酯酶测定

 E. 血氨

4. 重复神经电刺激后可以出现的变化是(　　)

 A. 肌源性损害　　　　　　　　　B. 动作电位波幅增高

 C. 动作电位无特殊变化　　　　　D. 动作电位波幅递减

 E. 神经传导速度加快

(5~8 题共用题干)

患者女,34 岁。确诊重症肌无力,入院后予溴吡斯的明片、硫唑嘌呤片剂口服治疗。

5. 护士向患者宣教溴吡斯的明片剂最佳服用时间是(　　)

 A. 餐后　　　　　　　　　B. 睡前　　　　　　　　　C. 餐后 1 小时

 D. 餐后 2 小时　　　　　　E. 餐前 15~30 分钟

6. 唑嘌呤片剂使用护理上需要重点观察的内容是(　　)

 A. 血压　　　　　　　　　B. 体温　　　　　　　　　C. 尿量

 D. 白细胞　　　　　　　　E. 心律

7. 溴吡斯的明片的常见不良反应,下列选项**不妥**的是(　　)

 A. 恶心呕吐　　　　　　　B. 腹痛腹泻　　　　　　　C. 出汗

 D. 过敏性休克　　　　　　E. 唾液分泌增多

8. 溴吡斯的明片治疗后出现的毒蕈碱样不良反应,首选下列拮抗剂中的(　　)

    A. 阿托品　　　　　　　　B. 甲氧氯普安(胃复安)　　　　C. 异丙嗪

    D. 氯丙嗪　　　　　　　　E. 维生素 K

(9~12 题共用题干)

患者女,34 岁。确诊重症肌无力,入院后精神极其紧张,担心疾病预后,咳嗽明显,咳痰无力。入院 7 天后中午进食出现吞咽困难,呼吸费力,胸闷明显,口唇发绀,血氧饱和度下降到 80%。

9. 根据病情,首先考虑为(　　)

    A. 心力衰竭　　　　　　　B. 胆碱能危象　　　　　　　　C. 肌无力危象

    D. 反拗危象　　　　　　　E. 药物副作用

10. 肌无力危象的特点是(　　)

    A. 注射新斯的明针剂后显著好转　　　　　B. 无诱发因素

    C. 不可预见　　　　　　　　　　　　　D. 新斯的明用药过量

    E. 药物治疗无效

11. 肌无力危象的预防措施**不包括**(　　)

    A. 合理使用抗胆碱酯酶药物

    B. 遵医嘱服药

    C. 可以用链霉素、卡那霉素、万古霉素抗感染治疗

    D. 避免诱发因素

    E. 育龄妇女做好避孕工作

12. 下列选项中,诱发该患者肌无力危象最可能的因素是(　　)

    A. 腹泻　　　　　　　　　B. 精神紧张　　　　　　　　　C. 怀孕

    D. 酗酒　　　　　　　　　E. 过饥

(13~16 题共用题干)

患者女,34 岁。确诊重症肌无力,入院 7 天后,中午进食出现吞咽困难,呼吸费力,胸闷明显,口唇发绀,血氧饱和度下降到 80%。诊断为肌无力危象,立即予翻身拍背、吸痰处理后仍感呼吸费力,胸闷明显,口唇发绀,血氧饱和度下降到 85%。医生在充分告知病情后决定立即行气管切开、应用人工呼吸机辅助呼吸,同时加用糖皮质激素静脉使用。

13. 根据病情,首先应采取下列护理措施中的(　　)

    A. 用药指导　　　　　　　　　　　B. 保持呼吸道通畅

    C. 心理护理　　　　　　　　　　　D. 观察肺部呼吸音的变化

    E. 观察生命体征变化

14. 患者出现呼吸肌麻痹的紧急处理下列选项**不妥**的是(　　)

    A. 改善通气,纠正缺氧　　　　　　B. 保持呼吸道通畅

    C. 严密观察呼吸困难的程度　　　　D. 立即高浓度、高流量吸氧

    E. 准备气管切开用物

15. 呼吸机高压报警的常见原因是(　　)

    A. 呼吸机管道连接处脱开　　　　　　　　B. 气道痰液阻塞

    C. 呼吸机管道漏气　　　　　　　　　D. 患者呼吸肌功能改善

    E. 积水杯连接松懈

16. 为该患者吸痰,下列护理措施**不妥**的是(　　　)

    A. 吸痰前注意 100％氧浓度给氧

    B. 为加强吸痰效果,选择较粗内径的吸痰管

    C. 观察病情变化

    D. 观察痰液的性状

    E. 注意每次吸痰的持续时间不超过 15 秒

(17~20 题共用题干)

患者女,34 岁,确诊重症肌无力,经住院治疗后,呼吸功能逐渐改善,顺利撤除呼吸机、拔除气管套管。近期准备出院,出院后继续服用溴吡斯的明片、泼尼松片剂。

17. 护士对该患者的出院指导中,下列选项**不妥**的是(　　　)

    A. 用药禁忌指导

    B. 避免感染、外伤、疲劳、精神紧张等诱因

    C. 保证充分的休息和睡眠

    D. 遵医嘱正确服用抗胆碱酯酶药物,忌擅自减量或停药

    E. 多去公共场所,多与他人交流沟通

18. 对该患者的进食指导中,下列选项**不妥**的是(　　　)

    A. 富含钾、钙的食物

    B. 卧位进食,头偏向一侧,避免窒息

    C. 高蛋白、高热量、高维生素饮食

    D. 服用药物 15~30 分钟产生药效时进食

    E. 教会患者和家属自我观察营养状况的方法

19. 泼尼松片剂的不良反应包括(　　　)

    A. 低钾　　　　　　　　B. 低钙　　　　　　　　C. 水钠潴留

    D. 血糖偏高　　　　　　E. 以上都是

20. 患者出院后应特别注意避免以下诱发因素,**除外**(　　　)

    A. 受凉感冒　　　　　　B. 阅读　　　　　　　　C. 外伤

    D. 情绪激动　　　　　　E. 自行药物减量或停药

二、问答题

1. 正常呼吸运动的产生需要哪些条件?

2. 重症肌无力呼吸肌麻痹的病理生理改变有哪些?

任务二　重度颅脑损伤患者的护理

徐某,男,32 岁,本科学历,公务员,已婚。因"车祸致神志不清 4 小时"入院。患者于上午 8 时许车祸致伤头部,当即神志不清,由 120 送入本院急诊室。患者既往身体健康。查体:T 36.7℃,P 86 次/分,R 22 次/分,BP 124/68mmHg,SpO_2 99％。Glasgow 昏迷评分法(GCS)11 分(3-3-5),双侧瞳孔等大等圆,直径约 3mm,对光反应灵敏;阵发性咳嗽,痰不易咳

出,听诊两肺呼吸音粗、对称,两肺底可闻及湿啰音;腹软,留置导尿,阵发性肢体躁动,肌张力正常,皮肤完整。头颅 CT 检查提示:双侧额叶脑挫裂伤,左颞硬膜外血肿(图 2-1),拟"脑挫裂伤,硬膜外血肿"收住入院。

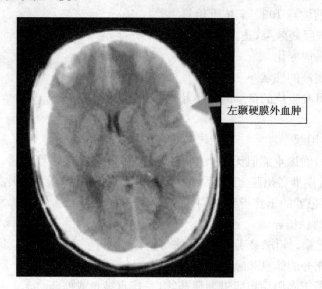

图 2-1 双额叶脑挫裂伤,左颞硬膜外血肿

情 境 1 入 科 处 置

问题 1 如果你是责任护士,应如何接待该患者?

1. 准备 备 ICU 标准床单位:多功能监护床、多参数监护仪、电极片、简易呼吸皮囊、吸痰吸氧用物、微量注射泵、肠内营养输注泵、静脉注射用物、标本采集用物、手套、手电筒、听诊器、护理记录单等;该患者所需的特殊用物准备:备用状态的呼吸机、颅内压监测仪、约束带等。

2. 接待 护士两人合作患者过床后,在患者右侧的护士负责接心电监护、无创血压、血氧饱和度测定;另一人负责接静脉输液和微量注射泵用药,并调节速度,检查皮肤。

3. 入院即刻快速评估(遵循 A-B-C-D-E 顺序) A——气道评估;B——呼吸评估;C1——循环和脑灌注评估;C2——主诉;D——药物和诊断性检查;E——仪器和监测管道。评估该患者未建立人工气道,R 22 次/分,SpO_2 99%,4L/min 吸氧,心电监护 HR 86 次/分,BP 124/68mmHg,GCS 11 分,双侧瞳孔等大等圆,直径约 3mm,对光反应灵敏,胡言乱语。与急诊科护士交接了解该患者目前已经行头颅 CT 检查,使用过甘露醇及制酸药,已完成血常规、血电解质、PT 的监测。

4. 交接 了解患者本次发病来的基本病情,头颅 CT 检查结果、检验结果及处置情况,做好转运交接及转运单签名。

5. 整体评估(评估内容及方法参见任务一) 该患者评估情况为:既往身体健康,公务员,无酗酒及暴饮暴食史,已婚,家庭关系和睦,父母健在,社会支持系统完善。T 36.7℃,P 86 次/分,R 22 次/分,BP 124/68mmHg,SpO_2 99%。GCS 11 分(3-3-5),双侧瞳孔等大等圆,直径约 3mm,对光反应灵敏;阵发性咳嗽,痰不易咳出,听诊两肺呼吸音粗、对称,两肺底可闻及湿啰音;腹软,留置导尿,阵发性肢体躁动,肌张力正常,皮肤完整。未使用镇静剂,应用 CPOT 评分为 3~4 分,压疮 Braden 评分 15 分,跌倒坠床评分 4 分。

6. **处置**　遵医嘱患者暂禁食禁饮,密切观察神志、瞳孔、肢体活动变化,合理安排脱水降颅压药物的输注。

7. **宣教**　介绍 ICU 病室环境、无陪管理制度、主管医生、护士等,心理护理消除患者紧张情绪。

问题 2　患者目前存在的主要护理问题有哪些? 应采取哪些护理措施?

1. **颅内适应能力下降**　与脑挫伤、颅内血肿有关。本案例患者表现为 GCS 11 分,瞳孔对光反应灵敏。

[护理措施]

(1)严密观察患者神志、瞳孔、肢体活动、生命体征变化。

(2)血压平稳后病情许可取头高足低位,头、躯干取轴位,以利于头部静脉血回流,减轻脑水肿,降低颅内压。

(3)保持病房安静、整洁,限制探视人员。

(4)遵医嘱及时、有效、足量使用脱水剂,其余液体 24 小时均匀输入,注意输液速度,保持水、电解质平衡,观察尿量变化,注意保护静脉。

(5)保持排便通畅,3 天大便未解时遵医嘱予开塞露或酚酞片通便治疗,禁止大量不保留灌肠。

(6)防止可导致颅内压增高的因素:如剧烈咳嗽、用力排便、癫痫发作等。

(7)吸氧。

2. **清理呼吸道低效**　与患者神志不清有关。本案例患者表现为咳嗽,痰不易咳出,两肺闻及痰鸣音。

[护理措施]

(1)严密观察患者咳嗽反射,痰液的性质、量、颜色,血氧饱和度,两肺呼吸音变化。

(2)保持病室温湿度适宜,室温维持在 18~22℃,湿度 50%~60%。

(3)持续氧驱动雾化,氧流量 4~6L/min。

(4)保持气道通畅,按需吸痰。

(5)每 2 小时翻身拍背,叩背原则:从下至上、从外至内,背部自第十肋间隙开始向上叩击至肩部。

(6)保持口腔清洁,及时清除口鼻腔分泌物,每日口腔护理 2~3 次。

(7)遵医嘱及时留取痰培养标本送检。

3. **有受伤的危险**　与患者烦躁不安有关。本案例患者表现为神志不清,GCS 11 分,烦躁不安。

[护理措施]

(1)观察患者神志、情绪、生命体征、肢体活动变化。

(2)卧床休息,床脚轮固定,床栏拉起。

(3)向家属宣教使用约束具的目的和必要性,取得家属签字同意后,对患者肢体使用约束具,并做好记录。约束期间责任护士至少每小时评估患者,包括检查约束部位的皮肤完整性及血液循环情况并记录。

(4)记录约束具使用情况:包括器具类型、部位、开始及终止时间。

(5)无约束指征后,及时取下约束具并记录。

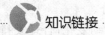 知识链接

不同部位颅内出血的特征性表现

名　称	硬脑膜外血肿	硬脑膜下血肿	脑内血肿
血肿部位	颅骨与硬脑膜之间	硬脑膜与蛛网膜之间	脑实质内
出血来源	硬脑膜中动脉或静脉窦	挫裂的脑实质血管	脑挫裂伤灶
临床表现	有典型的中间清醒期	中间清醒期不明显	进行性加重的意识障碍
头颅 CT 图像表现（图像见图 2-2、图 2-3、图 2-4）	双凸镜形或弓形密度增高影	新月形或半月形的高密度、等密度或混合密度影	圆形或不规则高密度影

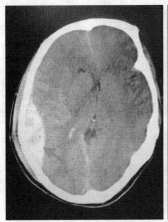 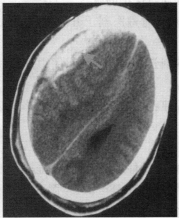 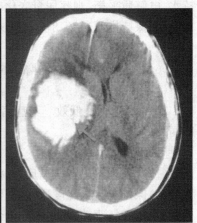

图 2-2　硬脑膜外血肿　　　　图 2-3　硬脑膜下血肿　　　　图 2-4　脑内血肿

情境 2　颅内压（ICP）监护

　　患者入住监护室 2 小时后呕吐频繁,为胃内容物,GCS 评分进行性下降,由入院时的 11 分下降到 8 分,瞳孔等大等圆,直径约 3mm,对光反应迟钝,肢体活动减少,肌张力增高。急诊头颅 CT 检查:左颞硬膜外血肿增大,急诊在全麻下行开颅硬膜外血肿清除＋去骨瓣减压＋颅内压探头植入术。术后医嘱:颅内压监护。

　　问题 3　你作为责任护士,如何做好该患者的术前准备?

　　1. 禁食、禁饮水,通知家属来院。

　　2. 通知理发师急诊理发,更换手术衣裤,检查患者识别带确认身份。

　　3. 检查确认无活动性假牙,无过敏史。

　　4. 送急诊血常规、凝血时间、生化及备血标本并查阅结果。

　　5. 严密观察神志、瞳孔、生命体征等变化,做好病情记录。

　　6. 与医生共同核查确认患者身份及手术部位。

7. 填写好手术交接单。

8. 准备好术前、术中用药,头颅 CT 片,携带氧气、呼吸皮囊、转运监护仪、抢救药物,医生、护士陪同将患者送到手术室,并与手术室护士做好交接工作。

问题4 患者术后颅内压监护显示:ICP 35mmHg,请判断该患者的颅内压是否正常? 如何控制该患者的颅内高压?

1. ICP 35mmHg,该患者属中度颅内压增高。

2. 护理上执行神经外科重症患者颅内压增高的控制策略。

(1)头位抬高 30°,保持头、颈部置于身体轴位,通过增加静脉回流来降低颅内压。

(2)避免低血压和低血容量,收缩压>90mmHg,CVP 8~12mmHg(11~16cmH_2O)。

(3)控制高血压,收缩压<160mmHg。

(4)避免低氧血症,保证 PaO_2>80mmHg,SpO_2>95%,$PaCO_2$ 维持在 30~35mmHg 为佳,避免过度通气后的脑血管痉挛和二氧化碳蓄积后的脑血管过度扩张及脑血流过度灌注而增加颅内压。

(5)控制体温于正常水平或轻度低于正常体温,以降低脑代谢率,必要时进行亚低温治疗。

(6)必要的镇静措施,保持患者 Ramsay 镇静评分处于 3~4 分为佳。

(7)防止高和低血糖,血糖维持在 4.5~6.1mmol/L。

(8)渗透性治疗,根据 ICP 变化遵医嘱使用脱水剂。

(9)行脑室型 ICP 探头监测者,可以通过脑室外引流来辅助控制颅内压。

(10)如果采取上述措施后,患者颅内压持续增高应及时复查头颅 CT 以排除颅内血肿或脑挫裂伤,必要时手术干预。

该患者采取上述措施后,ICP 维持在 30~35mmHg。

问题5 如果你是责任护士,颅内压监测期间如何护理?

1. 观察有无出现颅内压监护的并发症

(1)颅内感染:较多见于脑室内和硬膜下监护,表现为发热,脑脊液内细胞增多,细菌培养阳性等症状,应终止监护。

(2)硬脑膜外或脑内血肿:极少见,应拆除 ICP 监护装置,清除血肿,再重新监护。

(3)脑脊液漏:多由于颅内压过高及监护时间过长引起,应封闭漏口,并查明原因。

2. 颅内压监护期间的护理

(1)颅内压监护期间严格无菌操作,监护时间一般为 3~5 天,不超过 14 天。

(2)监护前要调整好记录仪与传感器的零点,确保监测装置处于完好状态。

(3)患者保持平卧或抬高床头 20°~30°,保持呼吸道通畅。

(4)各项护理操作动作轻柔,尽量减少对患者的刺激,以确保颅内压监测的准确性。

(5)保持患者安静,必要时镇静治疗,如有高热要及时降温处理。

(6)观察患者神志、瞳孔、肢体活动及生命体征变化。

情境3 脑疝的急救

术后第 5 天夜间患者出现头痛进行性加重,呕吐频繁,烦躁,进行性意识障碍,GCS 由术后第 2 天 14 分下降到 6 分,双侧瞳孔 3mm,光反应消失,肢体肌张力高,P 48 次/分,R 8 次/分,BP 162/94mmHg,ICP 59mmHg。

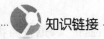 知识链接

颅内压监测

颅内压(intracranial pressure,ICP)是指颅腔内容物对颅腔壁所产生的压力。颅腔内容物包括脑组织、脑脊液和血液。正常颅内压为 5～15mmHg(0.7～2.0kPa);轻度颅内压增高:压力为 16～20mmHg (2.1～2.7kPa);中度颅内压增高:压力为 21～40mmHg (2.8～5.3 kPa);重度颅内压增高:压力大于 40mmHg(5.4kPa);一般将颅内压力＞20mmHg 作为需要紧急采取降颅压处理的临界点。颅内压监护是采用传感器和监护仪连续测量颅内压以观察颅内压动态变化的方法。目前临床上常用的 ICP 监测法:脑室内压法、硬脑膜外压法、脑组织内压法。脑室内压测定法是最精确和最可靠的颅内压监护方法,为颅内压监护的金标准。

ICP 监测术的优越性:早期、动态了解颅内压的情况;脑室外引流起到良好的颅内压控制;指导渗透性脱水;敏感性优于 GCS、瞳孔的变化;利于手术时机掌握。

问题 6 上述临床表现提示该患者可能发生了什么问题? 该如何处理?

根据上述临床表现该患者可能发生了脑中心疝,急救措施如下:

1. 紧急处理 抬高床头 15°～30°;保持呼吸道通畅:吸氧、吸痰、请麻醉科紧急气管插管。

2. 确认有效医嘱并执行 建立静脉通路,遵医嘱快速应用甘露醇;医护人员陪同携带抢救用物外出头颅 CT 检查,提示:弥漫性脑肿胀,环池消失,中线无移位。做好再次手术准备。

3. 监测 严密监测患者生命体征、意识、瞳孔、肢体活动、尿量变化,注意伴随症状。

 知识链接

脑中心疝

脑中心疝是指颅内幕上的占位性病变压迫脑的中线结构,包括丘脑、基底核、第三脑室、丘脑下部、上部脑干等并使之向下移位,造成以上组织损害,在临床上表现为一系列生命体征的变化及丘脑、中脑、脑桥,最后出现延髓损害的症状。患者会出现不同程度的意识障碍,并伴有呼吸、瞳孔、眼球运动及躯体运动体征的改变。

脑中心疝分为间脑期、中脑-脑桥上部期、脑桥-延髓上部期、延髓期。间脑期是治疗效果好坏的分水岭。

问题 7 医嘱:20％甘露醇 250ml,静脉滴注,每 12 小时 1 次;0.9％NaCl 100ml＋10％NaCl 30ml,静脉滴注,每 6 小时 1 次。如果你是责任护士如何使用这两种药物?

1. 甘露醇遇冷易结晶,故应用前应仔细检查溶液质量,使用前如发现有结晶,可置热水中待结晶完全溶解后再使用;注意输液速度,20％甘露醇 250ml 应在 20～30 分钟内输完;保护穿刺部位血管,如发现穿刺部位红肿热痛,应及时更换穿刺部位;监测尿量、血电解质、肾功能变化。

2. 快速输入高渗盐水会造成血浆渗透压和血清钠的迅速变化导致患者昏迷、脑桥中央髓鞘溶解,因此输入速度要慢,0.9％NaCl 100ml＋10％NaCl 30ml 输液速度在 30～60ml/h。

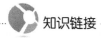 **知识链接**

神经外科常用的脱水剂

神经外科常用的脱水剂有:甘露醇、甘油果糖、呋塞米、高浓度氯化钠。

1. **甘露醇**　属渗透性利尿药,能有效降低颅脑损伤患者的颅内压。

2. **甘油果糖**　属渗透性利尿药,降颅内压作用起效慢,不会引起肾脏损害。250ml需静脉滴注1~1.5小时。

3. **呋塞米**　属非渗透性利尿药,借细胞膜离子传递于肾脏产生快速强力利尿作用,系抑制肾小管对钠的再吸收而利尿。患者使用期间要观察尿量、电解质的变化。

4. **高浓度氯化钠**　不易透过血脑屏障,无利尿作用。

情境4　强直-阵挛发作的急救

患者经脱水等综合治疗后神志转清,GCS 14 分,双侧瞳孔等大等圆,直径约 3mm,对光反应灵敏,小便自解,肢体肌力、肌张力正常。术后第 9 天,患者突然意识丧失,呼之不应,呼吸暂停,牙关紧闭、口吐白沫、双眼上翻、瞳孔散大、四肢抽搐,小便失禁。

问题8　请判断该患者可能出现了什么问题,该如何急救?

初步判断该患者可能出现了强直-阵挛发作,又称为癫痫大发作,护士应立即通知医生并做如下处理。

1. **紧急处理**　松解衣领、裤带,保持呼吸道通畅;给氧;使用压舌板或张口器,防止舌咬伤;患者取侧卧位或平卧位,头偏向一侧;床边备吸引器及吸痰用物。

2. **确认有效医嘱并执行**　迅速建立静脉通路,遵医嘱使用地西泮 10mg,缓慢静脉注射,注意患者呼吸次数、节律变化;丙戊酸钠注射剂 0.4g ＋0.9％NaCl 40ml 微量泵持续静脉注射;静脉补液,维持水、电解质平衡;必要时气管插管,呼吸机辅助通气;床边使用护栏,做好关节、骨突处保护;修剪指甲,24 小时专人陪护。

3. **监测**　意识、瞳孔、生命体征;抽搐程度、部位、发作的频率、持续时间及伴随症状;营养状况;记录液体出入量;抗癫痫药物的作用和副作用。

该患者经地西泮 10mg,缓慢静脉注射,丙戊酸钠注射剂 0.4g＋0.9％NaCl 40ml 微量泵持续给药后抽搐缓解,无肢体外伤发生。

 知识链接

外伤性癫痫

颅脑损伤的不同时期可能出现癫痫称为外伤性癫痫,是颅脑损伤后常见并发症之一。按伤后发作时间不同,分为早期发作(伤后 1 周内)、延期发作(伤后 1 周至 3 个月)和晚期发作(伤后 3 个月以后)。主要有大发作、小发作和局灶性发作三种类型。

情境5　出院指导

患者经综合治疗护理 13 天后病情好转,神志清楚,颅骨缺损区张力不高,肢体肌力、肌张力正常,无大小便失禁,偶有失神小发作,服药依从性差,需由护士或家属提醒服药,予出院休养。出院带药:丙戊酸钠 30 片,每日 2 次,每次 1 片。

问题 9　请问如何对该患者及家属进行出院指导?

颅脑损伤行开颅去骨瓣减压术后并发癫痫发作的患者,重点应进行安全教育及依从性教育,具体如下。

1. 注意保护颅骨缺损区,尽量少去公共场所,避免烈日下曝晒;卧床休息时尽量取健侧卧位,避免脑组织受压。

2. 患者外出活动要有家人陪同并携带疾病信息卡,禁止游泳、驾驶、攀高等危险活动;遵医嘱按时按量服用抗癫痫药物,不得擅自增减药物剂量或停药,定期门诊复查丙戊酸钠血药浓度及血常规、肝肾功能变化。教会家属癫痫发作时的紧急初步处理。

3. 门诊定期复诊,如出现头痛、头昏、呕吐、癫痫发作,手术伤口渗液、发红、疼痛或原有症状加重,应立即就诊。出院后 3～6 个月回院行颅骨缺损修补术。

(吴一燕)

【思考与练习】

一、选择题

(1～2 题共用题干)

陈某,女,28 岁。骑电动车不慎摔倒,当时昏迷约 10 分钟后苏醒,醒后感头痛,恶心、呕吐一次,由家人护送医院就诊途中再次昏迷,尿失禁。

1. 根据临床表现,此患者最可能的临床诊断是(　　)
   A. 帽状腱膜下血肿　　　　B. 硬膜外血肿　　　　C. 脑内血肿
   D. 硬膜下血肿　　　　　　E. 脑震荡

2. 该患者颅内血肿按血肿发生的时间分类属于(　　)
   A. 急性　　　　　　　　　B. 亚急性　　　　　　C. 慢性
   D. 迁延性　　　　　　　　E. 迟发性

(3～4 题共用题干)

王某,男,48 岁。摔伤头部后送入医院。检查:痛刺激能睁眼、肢体能定位,回答问题错误。

3. 此患者的 Glasgow 昏迷评分为(　　)
   A. 15 分　　　　　　　　B. 12 分　　　　　　　C. 11 分
   D. 8 分　　　　　　　　　E. 7 分

4. 下列护理措施**不妥**的是(　　)
   A. 吸氧　　　　　　　　　B. 卧床休息　　　　　C. 心电监护
   D. 头低足高位　　　　　　E. 观察病情变化

(5～8 题共用题干)

李某,男,36 岁。车祸伤后昏迷 30 分钟入院。

5. 对诊断最有价值的辅助检查是(　　)
   A. 头颅 CT　　　　　　　B. 头颅平片　　　　　C. 脑血管造影
   D. 腰椎穿刺　　　　　　　E. 脑电图检查

6. 检查显示:颅内血肿呈弓形密度增高影,提示该患者为(　　)

A. 脑内血肿   B. 脑室出血   C. 硬膜外血肿

D. 硬膜下血肿   E. 基底核出血

7. 此类颅内血肿是指出血集聚于(　　)

    A. 脑室内   B. 颅骨与硬脑膜之间

    C. 硬脑膜与蛛网膜之间   D. 脑干内

    E. 蛛网膜与软脑膜之间

8. 此类血肿的出血来源于(　　)

    A. 硬脑膜中动脉或静脉窦   B. 脑挫裂伤灶

    C. 挫裂的脑实质血管   D. 脑室内

    E. 大脑中动脉

(9～12题共用题干)

徐某,跌倒后 10 小时送入医院。查体:T 36.2℃,P 56 次/分,R 10 次/分,BP 142/84mmHg,GCS 13 分,瞳孔左＝右＝3mm,对光反应灵敏,头痛,阵发性咳嗽、咳痰,呕吐数次,肢体活动对称。医生诊断为颅内压增高。

9. 颅内压增高的主要临床表现是(　　)

    A. 咳嗽,头痛,呕吐   B. 头晕,头痛,呕吐

    C. 精神障碍,呕吐,咳嗽   D. 头痛,呕吐,视盘水肿

    E. 呕吐,心悸,发热

10. 患者颅内压增高时,会伴有典型的生命体征改变,即 Cushing 综合征,是指(　　)

    A. 高热,脉搏加快,血压下降

    B. 脉搏缓慢而有力,呼吸慢而深,血压升高

    C. 高热,呼吸慢而深,血压升高

    D. 脉搏缓慢而有力,呼吸快而深,血压下降

    E. 体温不升,血压升高,脉搏加快

11. 经检查,患者颅内压为 25mmHg,该患者为(　　)

    A. 正常颅内压   B. 轻度颅内压增高   C. 中度颅内压增高

    D. 重度颅内压增高   E. 恶性颅内压增高

12. 患者入院后出现便秘,下列措施**不妥**的是(　　)

    A. 高压灌肠   B. 应用缓泻剂

    C. 开塞露塞肛   D. 鼓励患者多进食蔬菜、水果

    E. 戴手套掏出干硬粪块

(13～16题共用题干)

李某,因外伤致头痛入院,头颅 CT 检查提示:左颞脑内血肿,因患者 GCS 13～14 分,瞳孔正常,收住入院后家属要求先行保守治疗。

13. 作为责任护士,为该患者测量生命体征时,应注意(　　)

    A. 先测脉搏,再测呼吸,最后测血压

    B. 先测呼吸,再测脉搏,最后测血压

    C. 先测脉搏,再测血压,最后测呼吸

D. 先测血压,再测脉搏,最后测呼吸

E. 先测呼吸,再测血压,最后测脉搏

14. 入院第 2 天,患者出现头痛症状加剧,频繁呕吐,继而 GCS 进行性下降至 10 分,瞳孔左：右＝4mm：2mm,左瞳孔对光反应消失,右侧肢体偏瘫。急诊头颅 CT 复查:脑内血肿增大,脑水肿明显,中线移位。医生开医嘱;20％甘露醇 250ml,静脉滴注。静脉使用甘露醇降颅压时的正确方法是( )

    A. 输液速度控制在 40～60 滴/分,防止急性肺水肿

    B. 1～2 小时输注 250ml,防止静脉炎

    C. 15～30 分钟输注 250ml

    D. 直接静脉注射

    E. 微量泵缓慢静脉注射

15. 此时对患者降低颅内压最有效的措施是( )

    A. 卧床休息

    B. 继续头颅 CT 复查

    C. 急诊开颅血肿清除＋去骨板减压术

    D. 腰椎穿刺放脑脊液

    E. 心电监护

16. 在脑疝的抢救中,下列措施**错误**的是( )

    A. 尽快去除病因

    B. 有脑室引流管者,降低引流管高度,加快引流

    C. 甘露醇快速静脉滴注

    D. 腰椎穿刺放脑脊液

    E. 吸氧,保持呼吸道通畅

(17～20 题共用题干)

李某,因脑挫裂伤收住入院,入院时 GCS 15 分,入院第 3 天,患者突然神志不清,两眼上翻,口吐白沫,牙关紧闭,肢体痉挛性抽搐。

17. 根据病情,首先应考虑( )

    A. 脑疝   B. 高热惊厥   C. 外伤性癫痫

    D. 低血糖   E. 低血压

18. 患者应采取的体位为( )

    A. 去枕仰卧位   B. 头高足低位   C. 半卧位

    D. 头低足高位   E. 端坐位

19. 急救时下列措施**不妥**的是( )

    A. 保持呼吸道通畅,吸氧

    B. 迅速建立静脉通路,遵医嘱使用抗癫痫药物

    C. 抽搐发作时要用力按压肢体

    D. 严密观察神志、瞳孔、抽搐发作类型、持续时间及间隔时间等变化

    E. 专人护理

20. 患者经治疗后,病情稳定,神志清楚,肢体活动自如,偶有失神小发作,出院休养。

丙戊酸钠片 30 片,每日 2 次,每次 1 片。护士予以出院宣教,下列措施**不妥**的是(　　)

  A. 患者可以根据症状自行减量服药或停药

  B. 禁止从事游泳、驾驶、登高等危险活动

  C. 外出活动要携带疾病信息卡并有家人陪同

  D. 门诊定期复查丙戊酸钠血药浓度及肝肾功能

  E. 教会家属癫痫发作时的紧急初步处理

二、问答题

1. 颅内压增高有哪些临床表现?

2. 小脑幕切迹疝的临床表现有哪些?

项目四

消化系统疾病护理

任务　重症急性胰腺炎患者的护理

李某,女,69岁,小学文化,农民,已婚。"腹痛、腹胀2天,气急1天"入院,患者1天前无明显诱因出现上腹部及双侧腰肋区疼痛,疼痛为持续性、不剧烈、无进行性加重,伴腹胀、恶心呕吐数次,吐出物为胃内容物,无咖啡样,呕吐后腹痛腹胀未缓解。当地医院考虑急性胰腺炎,予禁食、抑制胰酶等治疗,症状未缓解。今出现气急,为进一步治疗来院。患者既往有高血压病史10余年,口服降压药,血压控制在130～140/90～100mmHg。查体:T 39.3℃,HR 140次/分,BP 95/61mmHg,R 38次/分,5L/min吸氧下SpO$_2$ 90％,双肺听诊呼吸音较粗,体型肥胖,腹部压痛明显,腹肌紧张,全腹胀,听诊肠鸣音弱,两侧腰部皮肤呈暗灰蓝色。血淀粉酶提示:1336 U/L,B超示:胆囊结石、胰腺回声欠均。急诊经禁食,抑制胰腺分泌及制酸等对症治疗后,拟"重症急性胰腺炎"收住ICU。

情境1　入科处置

问题1　该患者胰腺炎诊断明确,但为何要收住ICU?

该患者腹痛腹胀、恶心呕吐症状典型及伴有血淀粉酶增高,同时具备呼吸、循环衰竭的表现(血压低,血氧饱和度低),CT虽未检查但患者两侧腰部皮肤呈暗灰蓝色,为胰酶或坏死组织液沿腹膜后间隙渗到腹壁下所致,为重症胰腺炎的临床表现,疾病进展较快且严重,故需收住ICU监护。

 知识链接

重症急性胰腺炎的诊断标准

具备急性胰腺炎的临床表现和生化改变,且具下列之一者:局部并发症(胰腺坏死,假性囊肿,胰腺脓肿);器官衰竭;Ranson≥3;APACHE-Ⅱ评分≥8;CT分级为D、E。

CT扫描作为诊断急性胰腺炎的标准影像学方法,根据炎症的严重程度分级为A～E级。

A级:正常胰腺。

B级:胰腺实质改变,包括局部或弥漫的腺体增大。

C级:胰腺实质及周围炎症改变,胰周轻度渗出。

D级:除C级外,胰周渗出显著,胰腺实质内或胰周单个液体积聚。

E级:广泛的胰腺内、外积液,包括胰腺和脂肪坏死,胰腺脓肿。

问题 2　如果你是责任护士,应如何接待该患者?

1. 准备　ICU 标准床单位:多功能监护床、多参数监护仪、电极片、简易呼吸皮囊、吸痰吸氧用物、微量注射泵、肠内营养输注泵、静脉注射用物、标本采集用物、手套、手电筒、听诊器、护理记录单等;该患者所需的特殊用物准备:输液泵等。

2. 接待　协助患者取半坐卧位,5L/min 吸氧。

3. 入院即刻快速评估(遵循 A-B-C-D-E 顺序)　A——气道评估;B——呼吸评估;C1——循环和脑灌注评估;C2——主诉;D——药物和诊断性检查;E——仪器和监测管道。

该患者评估情况为:无人工气道,气急明显,R 38 次/分,SpO_2 90%,立即予高流量 8L/min 吸氧,心电监护监测 HR 140 次/分,BP 95/61mmHg,神志清楚,主诉腹痛、腹胀、气急。

4. 交接　与急诊科护士交接,了解患者本次发病来的基本病情,了解该患者目前已经使用过抑制胰腺分泌及制酸药,已完成血、尿淀粉酶的监测,做好转运交接及转运单签名。

5. 整体评估(评估内容及方法参见任务一)　该患者评估情况为:该患者有胆囊结石病史,农民,无酗酒及暴饮暴食史,育有 2 子 2 女,均身体健康,社会支持系统完善。意识清楚,T 39.3℃,HR 140 次/分,BP 95/61mmHg,无血管活性药物使用情况,R 38 次/分,5L/min 吸氧下 SpO_2 90%,双肺听诊呼吸音较粗,无明显咳嗽咳痰,小便自解,尿色正常,无尿路刺激征。体型肥胖,测量腹围 125cm,腹部触诊腹肌紧张,有压痛,无反跳痛,肛门无排便、排气,全身皮肤无黄染,两侧腰部皮肤呈暗灰蓝色。无谵妄,未使用镇静剂,中上腹持续性疼痛,伴有腹胀、恶心、呕吐,无阵发性加剧,应用数字评分法(NRS)评分为 3~4 分,Braden 评分 15分、跌倒评分 4 分。

6. 处置　采集血标本检测血气分析、血电解质、血糖、血常规等;遵医嘱患者予禁食,微量注射泵持续使用抑制胰液分泌药物。

7. 宣教　ICU 病室环境、无陪管理制度、介绍主管医生、护士等,心理护理消除患者紧张情绪。

问题 3　患者目前存在的主要护理问题有哪些? 应采取哪些护理措施?

1. 组织灌注量改变　与重症胰腺炎引起全身炎症反应综合征所致毛细血管通透性改变,导致机体有效循环血容量减少有关。本案例患者表现为心率快、血压低。

[护理措施]

(1)病情评估:该患者心率快、血压低,入院后留置锁骨下深静脉监测 CVP 为 6mmHg,颈静脉无明显怒张,每小时尿量维持在 30ml 左右,皮肤无凹陷性水肿,弹性正常。

(2)准确记录 24 小时进出量,观察记录每小时的尿量、呕吐物的量及性质、胃肠减压引流量及性质。

(3)该患者禁食,每天的液体入量约 3000ml 左右,由中心静脉输入,根据每小时出量控制输液速度。

(4)遵医嘱监测血气分析、血电解质变化。

(5)如患者循环衰竭持续存在,按医嘱给予升压药。

(6)心理护理:指导患者保持情绪稳定,病室保持安静、舒适,利于患者休息。

2. 气体交换受损　与肺外炎症反应及腹内压增高,导致肺泡表面活性物质减少、肺通气血流比例失调有关,本案例患者表现为气急、吸氧下 SpO_2 90%

[护理措施]

(1)病情评估:该患者意识清楚,口唇、甲床无明显发绀,浅快呼吸 35~40 次/分、SpO_2

90％,呼吸节律正常,两肺呼吸音粗,无明显咳嗽、咳痰。

(2)体位:安置患者取半卧位,使膈肌下降,改善肺通气,卧床休息,减少氧耗量。

(3)给氧:遵医嘱高流量面罩湿化吸氧(8～10L/min),雾化吸入每日4次,稀释痰液。

(4)每2小时翻身、拍背,并指导患者有效咳嗽、排痰的方法。

(5)遵医嘱动脉血气分析测定。

(6)备好抢救物品,做好气管插管准备。

(7)心理护理:保持情绪稳定。

(8)病情观察记录:每小时记录生命体征,并评估上述治疗护理措施的效果,该患者目前呼吸急促有所改善,SpO_2维持在92％～97％,心率减慢。

3. 疼痛 与胰腺及其周围组织炎症、水肿或出血坏死有关。本案例患者主诉腹痛明显。

[护理措施]

(1)病情评估:该患者腹痛的原因为胰腺炎所致,以中上腹持续性疼痛为主,伴有腹胀、恶心、呕吐,无阵发性加剧,应用NRS评分为3～4分。

(2)给予半卧位,使腹肌放松,缓解疼痛。

(3)心理安慰,转移注意力。

(4)禁食,胃肠减压,使用抑制胰腺分泌的药物。

(5)必要时遵医嘱使用镇痛药,禁用吗啡,以防引起Oddi括约肌痉挛,加重病情。

4. 体温过高 与胰腺炎所致的全身性炎症反应有关。本案例患者T 39.3℃。

[护理措施]

(1)病情评估:该患者T 39.3℃,无畏寒、寒战,主诉口干明显。

(2)休息与环境:卧床休息,病室保持安静并维持温度在20～25℃、湿度50％左右。

(3)口腔护理:口腔护理每日2次,指导患者经常用冷开水漱口,但不可咽下。

(4)记录每小时出入量,保持平衡,每6小时监测体温变化,降温后半小时复测体温。

(5)退热措施:该患者T 39.3℃,常规的温水擦浴、冰袋、冰帽等物理降温措施一般无效,遵医嘱使用双氯芬酸钠半粒塞肛,指导患者该药物的常见副作用为大汗,应及时擦拭和更换衣服,避免受凉。

 知识拓展

全身性炎症反应综合征(SIRS)

是因感染或非感染病因作用于机体而引起的机体失控的自我持续放大和自我破坏的全身性炎症反应。它是机体为修复和生存而出现过度应激反应的一种临床过程。患者表现为高代谢、高动力循环、消耗极大的状态。

确诊须具备以下四点中的至少两点:

1. 体温>38℃或<36℃。

2. 心率>90次/分。

3. 呼吸>20次/分或过度通气,$PaCO_2$<32mmHg。

4. 血白细胞计数>$12×10^9$/L或<$4×10^9$/L (>12 000/μl或<4000/μl或未成熟粒细胞>10％)。

情境 2　腹内压监测及护理

患者经高流量吸氧、补液后，SpO_2 维持 95%～99%，BP 维持 110～120/60～70mmHg 左右，经禁食、抗炎、抑酶处理后腹痛有所缓解，但腹胀仍明显，肛门无排气、排便。医嘱：胃肠减压、监测腹内压，全胃肠外营养支持。

问题 4　该患者胃肠减压目的是什么？

1. 引流胃液，减少胃酸对胰腺的刺激，进而减少胰液的分泌，减轻患者腹痛、腹胀症状。

2. 将胃液、气体引流到体外，以减轻患者腹胀。

问题 5　该患者采用间歇监测膀胱内压的方法监测腹内压（IAP），其护理要点有哪些？

1. 做好评估，如小膀胱、神经源性膀胱、腹腔粘连者，不适宜做膀胱内压监测，该患者无上述膀胱内压监测的禁忌证。

2. 测压时指导患者完全平卧、腹肌无收缩，以腋中线水平为零点在患者呼气末读取压力值（图 2-5）。

3. 测量方法，膀胱内注入 25ml 生理盐水，专人动态监测，以减少人为误差，每日至少定时测量 2 次，每次连测 3 次，取平均值，做好记录，观察其发展趋势。

4. 严格无菌操作，防止感染。每次操作前应洗手、戴无菌手套，更换无菌输液器、注射器、三通，严格消毒连接处，测压完毕及时去除连接装置。

5. 该患者所测的膀胱内压在 20～25mmHg。

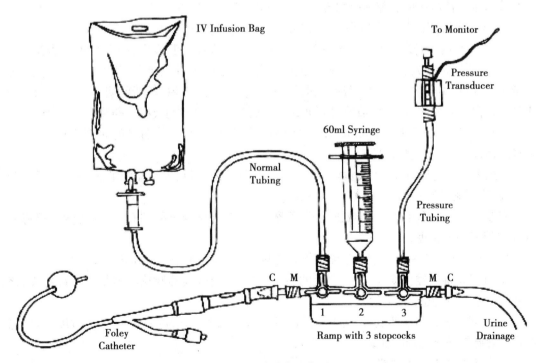

图 2-5　膀胱内压监测

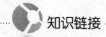
知识链接

腹内压增高

腹内压(IAP)增高常继发于腹部创伤、腹部手术、肠梗阻、大面积烧伤、重症急性胰腺炎及短期内大量液体复苏的患者。

腹内压增高对心血管、呼吸、肾脏及机体代谢等功能产生不良影响,最终导致腹腔间室综合征(abdominal compartment syndrome,ACS)的发生。

根据腹内压力不同,腹内高压(IAH)可分为四级:

	(Surge)12~15mmHg	(黎介寿)10~14mmHg
Ⅰ级		
Ⅱ级	16~20mmHg	15~24mmHg
Ⅲ级	21~25mmHg	25~35mmHg
Ⅳ级	>25mmHg	>35mmHg

间歇监测膀胱内压(膀胱内压既可客观地反映 IAP,又可评估 IAP 上升时对循环、呼吸和肾功能的影响程度),具有技术操作简便、创伤小等优点,因而最常用,是世界腹腔间室综合征学会(World Society of Abdominal Compartment Syndrome,WSACS)建议监测 IAP 的标准方法。其参考测量标准是在膀胱最大灌注 25ml 生理盐水时测得的膀胱压。正常成年人的 IAP 为 5~7mmHg,大于 12mmHg 为腹内高压。

问题 6 该患者所测的膀胱内压在 20~25mmHg,请判断该患者腹内压增高的程度为几级? 腹内压增高所致的腹腔间隙综合征该如何处理?

1. 该患者所测的膀胱内压在 20~25mmHg,为Ⅲ级腹内压增高。

2. 目前腹内压增高所致的腹腔间隙综合征处理方法有非手术及手术治疗两种方法。

(1)非手术治疗方法有:腹腔穿刺抽液(减压);气道开放、正压通气;胃肠减压;结直肠灌肠减压;胃肠动力药物使用(如西沙必利、甲氧氯普胺、多潘立酮、新斯的明等);呋塞米单独或与白蛋白结合使用,连续血液滤过超滤;持续腹部负压;镇静剂及肌松药物。

(2)腹内压大于等于 25mmHg 时,出现呼吸困难,尿量减少等明显的病理生理改变,如果对症治疗无效,行剖腹减压。

该患者采用胃肠减压、生大黄灌肠、甲氧氯普胺肌内注射、连续血液滤过综合非手术治疗后,腹胀缓解,监测膀胱内压 15~18mmHg。

问题 7 该患者禁食、胃肠减压期间,医嘱:全胃肠外营养支持(TPN),如何做好该患者 TPN 支持期间的护理?

1. TPN 配置的过程中应遵守无菌操作原则,在静脉配置中心的净化台内配置。

2. 选择正确的输注途径,因营养液的渗透压较高,经外周静脉输注容易发生静脉炎,该患者通过中心静脉输入。

3. 掌握正确的输注速度,24 小时的摄入量应匀速输注,输注时间在 16 小时以上,该患者采用静脉输液泵匀速输注。

4. 并发症的观察及处理

(1)中心静脉置管相关并发症:气胸、血胸、血管损伤,如穿刺部位有血肿、皮下气肿,立即回抽深静脉,如无回血,应予拔除,该患者无上述并发症。

(2)导管相关血源性感染,穿刺部位皮肤有无红肿、脓性分泌物,伴体温升高。该患者

TPN治疗5天后出现体温升高达38～39℃,观察右锁骨下深静脉置管处皮肤红肿,医生考虑导管相关血源性感染,拔除导管并送培养。

(3)代谢性并发症:糖代谢异常表现为高血糖、低血糖;蛋白质代谢异常表现为高血氨、高氯性代谢性酸中毒;脂肪代谢异常表现为必需脂肪酸缺乏、高脂血症;电解质和微量元素失衡。该患者无上述并发症。

(4)肝脏、胆道并发症:肝功能障碍、胆石症。

5. 营养相关指标监测,体重测量每周1～2次;肝功能、血脂、血常规监测每周2次;定期监测血糖、血气分析。该患者目前体重较入院时下降2kg,肝功能、血脂、血常规、血糖、血气分析监测结果正常范围。

情境3　肠内营养护理

患者经上述治疗后,生命体征平稳,主诉腹痛缓解,腹胀有所减轻,肠鸣音3～5次/分,膀胱内压监测维持在10～12mmHg。在内镜下放置空肠营养管,准备行肠内营养支持。

问题8　该患者为什么要放置空肠营养管行肠内营养支持?

胰腺炎患者早期应用肠内营养的主要顾虑是食物对胰腺外分泌的刺激作用,但食物对胰腺外分泌的刺激作用主要取决于摄食部位,经胃或十二指肠的营养支持可刺激胰腺外分泌反应,而经空肠喂养对胰腺外分泌的刺激并不明显,但要求空肠营养管顶端位置达到屈氏韧带以下30～60cm,该患者放置的空肠营养管深度为125cm。

问题9　该患者空肠营养支持期间护理要点有哪些?

1. 按高危导管管理要求,每班测量导管留置的长度,并做好记录。

2. 妥善固定,防止意外拔管,做好宣教,如患者不配合适当约束,管道不完全滑脱时,不可盲目回插,及时报告医生处理,以免造成不良后果。该患者对治疗护理配合,未出现意外拔管。

3. 保持通畅防止堵塞,每4小时用30～50ml温开水冲洗管道一次,空肠管一般不用于灌注口服药,必须用时需让药物充分溶解,灌药后用50ml温开水冲洗管道。该患者目前用生大黄鼻饲必须经双层纱布过滤后再灌入。

4. 掌握营养液输入的浓度、速度和温度,即"三度",输注时应根据浓度从低到高,量由少到多,速度由慢到快逐渐增加的原则,该患者营养液的输入由30ml/h逐渐增加到50ml/h。

5. 每4小时评估胃肠道的情况,注意患者有无恶心、呕吐,腹胀,腹泻的情况,监测血糖变化,如有异常作相应的处理。

6. 防止反流误吸,床头抬高30°,每4小时评估胃内潴留情况,如胃内潴留量大于200ml,暂停喂养。

7. 口腔护理2次/日,留置营养管一侧的鼻孔每天用清水清洗,防止鼻黏膜损伤。

(潘利飞)

【思考与练习】

一、选择题

(1～2题共用题干)

某患者,"上腹部疼痛6小时",查血淀粉酶为650U/L,既往有胆道结石病史。

1. 根据病史和临床表现,此患者最可能的诊断为(　　　)

A. 胃溃疡　　　　　　　B. 十二指肠溃疡　　　　　C. 急性胰腺炎

D. 肝癌　　　　　　　　E. 急性胃炎

2. 导致该疾病最常见的病因是(　　　)

A. 暴饮暴食　　　　　　B. 酗酒　　　　　　　　　C. 胰管梗阻

D. 胆道疾病　　　　　　E. 感染

(3～4 题共用题干)

某患者昨晚与朋友饮酒后突感上腹部持续而剧烈的疼痛,向腰背部呈带状放射,已持续 6 小时,怀疑急性胰腺炎。

3. 为明确诊断,应首选下列实验室检查中的(　　　)

A. 白细胞计数　　　　　B. 血清淀粉酶测定　　　　C. 尿液淀粉酶测定

D. 血清脂肪酶测定　　　E. 血清谷丙转氨酶

4. 医嘱送检血淀粉酶测定,护士给该患者采血宜在发病后(　　　)

A. 3～6 小时　　　　　　B. 6～12 小时　　　　　　C. 12～14 小时

D. 14～18 小时　　　　　E. 18～24 小时

(5～8 题共用题干)

患者男性,32 岁,昨日暴饮暴食后,突感上腹部剧烈而持续的疼痛,疼痛向腰背部呈带状放射。入院后查血淀粉酶为 750U/L。

5. 该患者最重要的护理诊断为(　　　)

A. 焦虑　　　　　　　　B. 知识缺乏　　　　　　　C. 疼痛

D. 恐惧　　　　　　　　E. 体温异常(体温升高)

6. 以下护理措施对于该患者**错误**的是(　　　)

A. 绝对卧床休息　　　　　　　　　B. 禁食

C. 胃肠减压　　　　　　　　　　　D. 维持水电解质平衡

E. 经禁食 1～3 天,腹痛基本缓解后,可给患者恢复正常饮食

7. 患者腹痛呕吐消失后给予流质饮食,但**不宜**食用(　　　)

A. 果汁　　　B. 牛奶　　　C. 胡萝卜　　　D. 米汤　　　E. 蜂蜜

8. 经过两周的治疗,患者病情好转出院,护士给予的出院指导**错误**的是(　　　)

A. 强调禁食在治疗疾病过程中的重要性　　B. 避免暴饮暴食和饱食

C. 可少量饮酒　　　　　　　　　　　　　D. 忌食刺激性食物

E. 出院初期避免劳累

(9～12 题共用题干)

患者男,40 岁。于饱食、饮酒后突然发生中上腹持久而剧烈的疼痛,伴有反复恶心,呕吐出胆汁。护理体检:上腹部压痛,腹壁轻度紧张,测血淀粉酶明显增高,诊断为急性胰腺炎。

9. 对患者的首选处理措施(　　　)

A. 禁食、胃肠减压　　　B. 适当补钾补钙　　　　　C. 外科手术准备

D. 屈膝侧卧位　　　　　E. 应用抗生素

10. 急性胰腺炎行胃肠减压治疗的目的是（　　　）

    A. 解除胃痉挛　　　　　　　　　　　　　　B. 解除胰管痉挛

    C. 以免胃酸进入十二指肠刺激胰液分泌　　D. 解除肠梗阻症状

    E. 减轻弥漫性腹膜炎的症状

11. 经治疗后，患者腹痛呕吐基本缓解。医嘱予鼻饲流汁，营养液的配方宜（　　　）

    A. 高脂、高糖　　　　　B. 高脂、低糖　　　　　C. 低脂、高糖

    D. 低脂、低蛋白　　　　E. 低脂、低糖

12. 营养液的温度应控制在（　　　）

    A. 32℃　　　　　B. 36℃　　　　　C. 38℃　　　　　D. 40℃　　　　　E. 42℃

（13～16 题共用题干）

患者男，32 岁。昨天大量饮酒后上腹部剧烈疼痛，并向腰部放射伴阵发性加剧，测量 T 38℃、P 110 次/分、R 20 次/分、BP 70/50mmHg。

13. 如疑是急性胰腺炎，应首选下列检验中的（　　　）

    A. 血清转氨酶　　　　　　B. 血肌酐　　　　　　　C. 血淀粉酶

    D. 血磷酸肌酸激酶　　　　E. 血沉

14. 患者胰腺炎诊断明确，目前生命体征为 T 38℃，P 110 次/分，R 20 次/分，BP 70/50mmHg。应考虑（　　　）

    A. 合并感染　　　　　　B. 食管静脉破裂　　　　C. 伴胃溃疡

    D. 出血坏死性胰腺炎　　E. 上感

15. 下列化验结果中，最能提示急性出血坏死性胰腺炎的是（　　　）

    A. 低血磷　　　　　　　　B. 低血糖　　　　　　　C. 低血钙

    D. 血淀粉酶显著增高　　　E. 白细胞计数明显增高

16. 要确诊急性出血坏死性胰腺炎，需行下列检查中的（　　　）

    A. 血清转氨酶　　　　　　B. 血肌酐　　　　　　　C. 血淀粉酶

    D. 血磷酸肌酸激酶　　　　E. 上腹部增强 CT

（17～20 题共用题干）

某患者因"上腹部疼痛 10 小时"入院，查血淀粉酶为 2650U/L，诊断为急性胰腺炎。入院后腹胀进行性加重伴胸闷气促，医生考虑腹腔间室综合征，嘱监测腹内压（IAP）。

17. 世界腹腔间室综合征学会（World Society of Abdominal Compartment Syndrome, WSACS）建议监测 IAP 的标准方法是（　　　）

    A. 直接 IAP 监测：穿刺针直接穿入腹腔测得的压力

    B. 间接间歇 IAP 监测：通过测量膀胱内的压力获得

    C. 间接连续 IAP 监测：通过置于胃内气囊导管或通过膀胱灌洗连续监测

    D. 间接 IAP 监测：通过股静脉插管入下腔静脉测量下腔静脉压

    E. 间接 IAP 监测：直肠测压

18. 医嘱监测膀胱内压，下列方法正确的是（　　　）

    A. 测压时患者平卧位，膀胱内注入 25ml 生理盐水，以腋中线水平为零点在患者呼气末读取压力值，专人动态监测，每次连测 3 次，取平均值

    B. 测压时患者半卧位,膀胱内注入 25ml 生理盐水,以腋中线水平为零点在患者吸气末读取压力值,专人动态监测,每次连测 3 次,取平均值

    C. 测压时患者平卧位,膀胱内注入 50ml 生理盐水,以腋中线水平为零点在患者呼气末读取压力值,专人动态监测,每次连测 3 次,取平均值

    D. 测压时患者平卧位,膀胱内注入 50ml 生理盐水,以腋中线水平为零点在患者吸气末读取压力值,专人动态监测,每次连测 3 次,取平均值

    E. 测压时患者平卧位,膀胱内注入 25ml 生理盐水,以腋中线水平为零点在患者吸气末读取压力值,专人动态监测,每次连测 3 次,取平均值

19. 膀胱内压监测结果为 20mmHg,该患者腹内压为(　　　)

    A. 正常　　　　　　　　B. 升高达Ⅰ级　　　　　　C. 升高达Ⅱ级

    D. 升高达Ⅲ级　　　　　E. 升高达Ⅳ级

20. 下列护理措施对于该患者错误的是(　　　)

    A. 卧床休息,予半卧位　　B. 胃肠减压　　　　　　C. 生大黄灌肠

    D. 心理护理　　　　　　E. 出现高度腹胀或肠麻痹,宜选用阿托品肌注

二、问答题

1. 腹内压增高的临床表现有哪些?

2. 如何预防重症胰腺炎?

项目五

泌尿系统疾病护理

任务　急性肾衰竭患者的护理

张某,男,68岁,高中文化,工人,已婚。因"少尿2天,胸闷气急1天"入院,患者2天前行腹部增强CT后出现尿量进行性减少,昨24小时尿量300ml,伴全身乏力,双下肢水肿,1天前出现咳嗽、咳痰,胸闷气急。患者既往有高血压病史10年,规律服用氨氯地平片降压治疗,血压控制好;有支气管哮喘和缺血性肠病病史4年。查体:T 37.5℃,P 105次/分,R 28次/分,BP 143/85mmHg,SpO₂ 95%,神志清,精神软,双肺呼吸音粗,可闻及广泛哮鸣音、肺底湿啰音,心律齐,各瓣膜听诊区未闻及病理性杂音,腹软,肝脾肋下未及,无压痛及反跳痛,双下肢水肿,血生化提示肌酐357.0μmol/L,尿素氮14.58mmol/L。急诊经吸氧、利尿等对症处理后,拟"急性肾功能不全"收住ICU。

情境1　入科处置

问题1　如果你是责任护士,应如何接待该患者?

1. 准备　备ICU标准床单位:多功能监护床、多参数监护仪、电极片、简易呼吸皮囊、吸痰吸氧用物、微量注射泵、肠内营养输注泵、静脉注射用物、标本采集用物、手套、手电筒、听诊器、护理记录单等;该患者所需的特殊用物准备:备带称体重功能的监护床、无创通气面罩等。

2. 接待　协助患者取半坐卧位,5L/min吸氧。

3. 入院即刻快速评估(遵循A-B-C-D-E顺序)　A——气道评估;B——呼吸评估;C1——循环和脑灌注评估;C2——主诉;D——药物和诊断性检查;E——仪器和监测管道。

该患者评估后情况为无人工气道,胸闷、气急明显,R 28次/分,SpO₂ 95%,立即予面罩5L/min吸氧,心电监护监测HR 105次/分,BP 143/85mmHg,神志清楚,主诉胸闷、气急、少尿。

4. 交接　与急诊科护士交接,了解患者本次发病来的基本病情,了解该患者已完成血肌酐、尿素氮的监测,做好转运交接及转运单的记录。

5. 整体评估(评估内容及方法参见重症监护项目一任务一)　该患者评估情况为:有高血压病、支气管哮喘、缺血性肠病病史,退休工人,育有2女,均身体健康,社会支持系统完善。意识清楚,T 37.5℃,P 105次/分,BP 143/85mmHg,无血管活性药物使用情况,R 28次/分,5L/min吸氧下SpO₂ 95%,双肺呼吸音粗,可闻及广泛哮鸣音、肺底湿啰音,心律齐,各瓣膜听诊区未闻及病理性杂音,腹软,肝脾肋下未及,无压痛及反跳痛,双下肢水肿。无谵妄,未使用镇静剂,Braden 评分 15 分,跌倒评分 4 分。

6. 处置　采集血标本检测血气分析、血电解质、血糖、血常规等。

7. 宣教　ICU 病室环境、无陪管理制度,介绍主管医生、护士等,心理护理消除患者紧张情绪。

问题 2　患者目前存在的主要护理问题有哪些? 应采取哪些护理措施?

1. **体液过多**　与肾小球滤过功能下降致水钠潴留有关。本案例患者表现为双下肢水肿、肺底湿啰音明显。

[护理措施]

(1)病情评估:评估患者生命体征,前 24 小时进出量,双下肢水肿情况,全身皮肤完整。

(2)休息:卧床休息,增加肾血流和尿量;抬高床头大于 30°,使膈肌下降,缓解患者胸闷气急症状;抬高双下肢,以增加静脉回流,减轻水肿。

(3)使用气垫床,每 2 小时改变体位,防止皮肤压疮。

(4)吸氧:根据血气分析结果调整吸氧流量。

(5)饮食护理

1)低盐饮食:该患者有高血压病史,常规饮食可加重高血压及肾衰竭,因无法排出水分、盐分,容易引起水肿,因此患者每天食盐的摄入量以 2～3g 为宜,禁食含钠高的食物如腌制食品、罐头食品、啤酒、汽水、味精、面包等。

2)优质蛋白:为了预防慢性肾衰的发生,血肌酐在 159.1μmol/L 时(该患者血肌酐 357.0μmol/L),应该限制蛋白质的摄入量。尤其植物性蛋白质如豆制品,在体内的利用率低,代谢后产生较多含氮废物,加重肾脏负担。患者每天蛋白质的摄入量为 0.6～0.8g/(kg·d),以动物蛋白如牛奶、鸡蛋、鱼肉等优质蛋白为主。

3)低钾饮食:患者少尿,应停止含钾的药物摄入;禁食富含钾的食物,如紫菜、菠菜、苋菜、薯类、山药、坚果、香菇、榨菜、香蕉、橘子等;指导患者食物在烹饪前经沸水煮沸,可以去除大部分的钾。

(6)记录 24 小时出入量,每天测量体重。

(7)遵医嘱及时正确监测血气分析、电解质变化。

2. **潜在并发症**　水、电解质、酸碱平衡失调

[护理措施]

(1)病情评估:评估患者有无体液过多的表现:①双下肢水肿有无加重;②每天监测体重,若体重每天增加 0.5kg 以上,为体液过多;③血清钠浓度有无偏低;④CVP 有无增高;⑤胸闷气急有无加重。

(2)监测血清钾、钠、钙等电解质变化,密切观察患者心率、心律变化。

(3)监测呼吸频率、节律及血气分析变化。

(4)绝对卧床休息以减轻肾脏负担,抬高下肢促进血液回流。

(5)记录 24 小时进出量,监测尿量变化。每天的液体入量为前一天 24 小时尿量加不显性失水量。

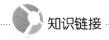知识链接

24 小时进出量

24 小时进出量是指将患者 24 小时内的液体摄入量与排出量详细、精确地计算，入量包括饮水量、食物含水量、输液量，出量包括大小便、呕吐量、咯血量、痰液、隐性失水量、引流液、伤口渗出、汗液等。适用于某些疾病如心脏病、肾脏病、肝硬化患者的评估。

情境 2　高钾血症处理

患者收住入院后监测血气分析提示：K^+ 6.0mmol/L，pH 7.25，PaO_2 85mmHg，$PaCO_2$ 35mmHg，HCO_3^- 14mmol/L，BE$-$9mmol/L，12 导联心电图表现如图 2-6。

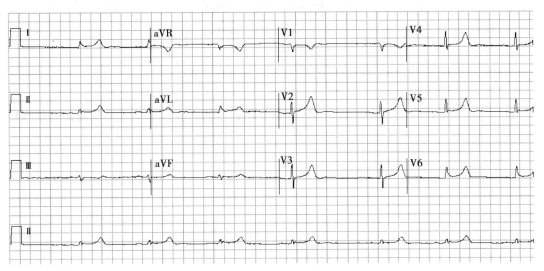

图 2-6　高血钾心电图表现

问题 3　分析图 2-6 心电图波形有何异常？

1. T 波高尖。

2. P 波下降。

该心电图提示患者有高钾血症的可能。

问题 4　患者 K^+ 6.0mmol/L，结合心电图表现，应该如何处理？

1. 监测患者生命体征变化，特别注意高钾血症对心肌抑制作用，其特征性的心电图改变是：早期 T 波高而尖，Q-T 间期延长，随后出现 QRS 波群增宽，PP 间期延长，严重时心室颤动，心脏停搏。该患者心电图表现为：心律缓慢，T 波高尖。

2. 该患者 K^+ 6.0mmol/L 为危急值，紧急处理：

(1)遵医嘱给予 10％葡萄糖酸钙 10～20ml 稀释后缓慢静脉注射(不少于 5 分钟)以拮抗钾离子对心肌毒性作用。

(2)5％碳酸氢钠 125ml 静脉滴注，以纠正酸中毒并促使钾离子向细胞内转移。

(3)50％葡萄糖液 50ml 加普通胰岛素 10 单位缓慢静脉注射，以促进糖原合成，使钾离子向细胞内转移。

问题5 请分析该患者血气分析结果,如何处理?

1. 该患者血气分析报告 pH 7.25, PaO_2 85mmHg, $PaCO_2$ 35mmHg, HCO_3^- 14mmol/L, BE-9mmol/L, 提示为代谢性酸中毒。

2. 代谢性酸中毒的处理

(1)该患者的 HCO_3^- 为14mmol/L, 遵医嘱予5%碳酸氢钠125ml静脉滴注。

(2)碳酸氢钠输注后1小时复查血气分析,如不能纠正酸中毒,应立即行 CRRT 治疗。

情境3 连续性肾脏替代治疗(CRRT)护理

经上述处理1小时后复查血气分析: K^+ 6.5mmol/L, pH 7.35, PaO_2 70mmHg, $PaCO_2$ 35mmHg, HCO_3^- 22 mmol/L, BE-3mmol/L, 患者主诉胸闷、气闭较前加重, 10L/min 吸氧下 SpO_2 90%, 双肺听诊湿啰音明显, 医嘱:床边连续性肾脏替代治疗(CRRT)。

问题6 如果你是责任护士,如何做好 CRRT 治疗的准备?

1. 物品准备

(1)准备穿刺用物,配合医生留置单针双腔血液透析导管。

(2)根据医嘱准备 CRRT 的用物,配置预冲液、置换液。

(3)机器开机自检,正确安装体外管路,遵医嘱设置治疗参数,调至自循环模式准备连接患者。

2. 患者准备

(1)签署 CRRT 治疗知情同意书。

(2) CRRT 治疗相关宣教:向患者简单介绍 CRRT 治疗的原理及优势,以消除其紧张、焦虑情绪,血液透析导管留置后予妥善固定,并指导患者穿刺侧肢体勿做过度的屈伸活动,以防局部的出血。

(3)采集血常规、血生化、凝血功能送检。

 知识拓展

连续性肾脏替代治疗(continuous renal replacement therapy)

连续性肾脏替代治疗又称连续性血液净化,是一种每天连续24小时或接近24小时进行溶质、水分的缓慢、连续清除的治疗方法,以替代受损的肾脏功能。

CRRT 的适应证:急性肾衰少尿期,或急性肾衰竭伴多脏器功能障碍综合征;慢性肾衰伴尿毒症脑病、心力衰竭、血流动力学不稳定;严重体液潴留,容量负荷的心力衰竭和急性肺水肿;严重电解质紊乱,酸碱平衡失调;全身炎症反应综合征、多脏器功能障碍综合征等。

问题7 CRRT 上机治疗之前,需要对患者做哪些评估?

1. 评估患者凝血功能 PT、APTT、血小板计数等。该患者凝血功能、血小板计数正常,无高危出血风险(近期无出血、手术、无服用抗凝药物)。医嘱予肝素抗凝的 CRRT 治疗。

2. 评估患者的循环功能 心功能分级,如收缩压<90mmHg,应先补液或应用血管活性药物。该患者目前血压、心率在正常范围,无须使用血管活性药物。

3. 评估患者全身的水肿情况,合理设置脱水量 该患者双下肢水肿明显,伴胸闷、气闭、双肺湿啰音明显,目前脱水量目标设置每小时负平衡 200ml。

4. 评估患者电解质是否平衡 根据化验结果调整置换液配方中电解质的浓度。该患者目前 K^+ 6.5mmol/L,置换液为无钾配方。

5. 评估血液透析导管的通畅度 该患者血液透析导管通畅(在 6 秒内能顺利采集 20ml 血液),立即接 CRRT 体外循环管路,启动治疗。

问题 8 该患者行 CRRT 期间,护理上应注意哪些问题?

1. 导管护理

(1)妥善固定,防止脱管:做好宣教,治疗过程中注意保护导管,防止意外牵拉,如患者躁动或不配合,适当约束或镇静。该患者目前对治疗配合。

(2)严格无菌操作:导管各连接处消毒后用无菌治疗巾包裹,保持局部清洁干燥,有污染及时更换敷料。

(3)防止堵管:治疗结束后用肝素封管,如导管内血栓形成可用尿激酶溶栓,无效则予拔管。

2. 凝血功能监测 根据医嘱每 2～4 小时监测凝血功能,注意观察患者皮肤黏膜、穿刺针眼处有无渗血。

3. 预防控制感染

(1)严格无菌操作,包括换药、配制置换液、安装管路各个环节。

(2)治疗过程中的感染管理:保护管路中的各种接头,严格落实手卫生。

(3)预冲管路及治疗结束回血按照密闭式回血的方法。

4. 容量的管理 记录每小时进出量,随时调整超滤量。

5. 并发症的观察与护理

(1)低体温:CRRT 治疗过程中因体外管路的散热,常发生低体温,注意保持室温在 24～26℃,置换液预热温度在 37℃以上,加强保暖,经常询问患者主观感受。该患者在治疗 15 分钟主诉"怕冷",予置换液预热温度调高至 39℃,半小时后症状缓解。

(2)低血压:CRRT 治疗开始时部分血液进入血滤器及管路,引起血容量相对不足,导致血压下降,其预防措施有:①治疗开始时血流速度设置在 100ml/min;②减慢超滤量;③在血管通路输注生理盐水;④必要时使用升压药。该患者在治疗开始时血流速度设置在 100ml/min,未发生低血压。

(3)其他并发症:电解质紊乱、心律失常、栓塞(空气栓塞、血栓栓塞)、溶血等。

6. 饮食指导 CRRT 治疗期间由于体外循环管路的散热及部分营养物质经血滤器过滤清除,特别是水溶性的小分子物质如水溶性维生素、微量元素等严重丢失,因此营养素的摄入量应大于非透析期间。

(1)热量:该患者卧床休息能量供给 35kCal/(kg·d),其中碳水化合物占 60%～65%,以多糖为主,脂肪占 35%～40%。

(2)蛋白质:摄入量为 1.2g/(kg·d),其中 50%以上为优质蛋白质。

(3)液体摄入量,不必严格限制水、钠的摄入量。

(4)维生素、微量元素:需补充维生素 C、B 族维生素,叶酸等,钙的摄入量 2000mg/d,磷的摄入量 800～1000mg/d。

情境4 多尿期护理

患者经过 CRRT 治疗,胸闷气闭缓解,水肿消退,尿量增多,每天 2500ml 左右,停 CRRT 治疗 1 周后,患者主诉乏力,血生化提示血钾 3.0mmol/L,12 导联心电图表现如图 2-7。

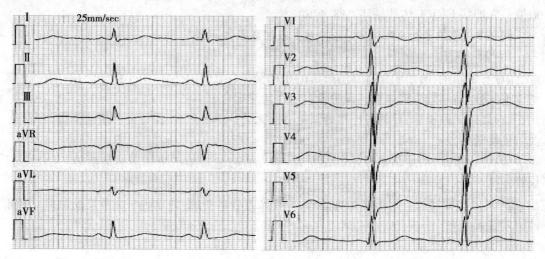

图 2-7 低血钾心电图表现

问题9 分析图 2-7 心电图波形有何异常表现?

1. T 波宽而低。

2. Q-T 间期延长。

心电图提示该患者有低钾血症可能。

问题10 医嘱:10%KCl 10ml 加 5%GS 500ml 静脉滴注。补钾时应注意哪些问题?

1. 见尿补钾,该患者每小时尿量在 100ml 左右,尿量在 30ml/h 以上方可补钾,对无尿的患者,即使血钾在一个比较低的水平,补钾也要慎重。

2. 首选口服补钾,不能口服或缺钾严重的患者采用静脉补钾。该患者目前血钾 3.0mmol/L,伴乏力明显,症状较重,所以选择静脉补钾。

3. 补钾速度 20~40mmol/L 为宜,不能超过 50~60mmol/L,以免血清钾浓度突然增高可导致心搏骤停。

4. 钾浓度小于 0.3%,即 1000ml 溶液中加 10%氯化钾不能超过 30ml,每克钾均匀滴注 30~40 分钟以上,不可静脉推注。

5. 需要严格限制液体摄入的患者,需微量注射泵高浓度给药时,从中心静脉输注,每小时补钾不能超过 1 克。该患者目前为多尿期,无须限制液体摄入,故选择经外周静脉输注。

6. 缺钾伴有低钙时,应注意补钙,因为低血钙症状往往被低钾所掩盖,低血钾纠正后,可出现低血钙性抽搐。监测血气分析,防止因纠正酸中毒使钾离子向细胞内转移,引起低钾血症。

(潘利飞)

【思考与练习】

一、选择题

(1~2 题共用题干)

某患者因急性双下肢动脉闭塞收入院,入院后 24 小时的尿量为 50ml。

1. 对该患者的叙述,下列选项最准确的是(   )
   A. 急性肾衰无尿期　　　B. 急性肾衰少尿期　　　C. 水钠潴留
   D. 高钾血症　　　　　　E. MODS

2. 治疗 2 周后患者尿量逐渐增多,表明患者由少尿期进入多尿期的标志是(   )
   A. 血钾浓度下降　　　　B. 血镁浓度下降　　　　C. 肌酐、尿素氮均下降
   D. 尿量增加至 400ml/d　E. 尿量增加至 3000ml/d

(3~4 题共用题干)

某患者原有慢性肾小球肾炎 8 年,伴高血压 3 年,近 1 个月来食欲下降,疲乏,1 天前发现大便颜色黑亮,似柏油样,肾功能监测显示血肌酐 760μmmol/L,尿素氮 8.8mmol/L。

3. 此患者最可能的诊断为(   )
   A. 肾功能不全失代偿期　B. 肾功能不全代偿期　　C. 肾衰竭期
   D. 肾功能不全尿毒症期　E. 氮质血症期

4. 对该患者大便颜色改变,解释正确的是(   )
   A. 进食了某些食物如动物血所致　　B. 血小板容易被破坏而导致消化道出血
   C. 红细胞寿命缩短　　　　　　　　D. 铁、叶酸缺乏
   E. 某些代谢产物抑制骨髓造血功能

(5~8 题共用题干)

某患者 2 天前行腹部增强 CT 后出现尿量进行性减少,昨 24 小时尿量 300ml,肾功能监测显示血肌酐 360μmmol/L,该患者既往身体健康。

5. 此患者最可能的诊断为(   )
   A. 急性肾衰竭　　　　　B. 慢性肾衰竭　　　　　C. 肾功能不全代偿期
   D. 肾功能不全失代偿期　E. 尿毒症期

6. 患者的排尿状况属于(   )
   A. 正常　　　B. 无尿　　　C. 少尿　　　D. 尿潴留　　　E. 尿量偏少

7. 急性肾衰竭少尿期最主要和危险的并发症是(   )
   A. 高钾血症　　　　　　B. 水中毒　　　　　　　C. 代谢性酸中毒
   D. 尿毒症　　　　　　　E. 出血倾向

8. 该患者的饮食护理中正确的是(   )
   A. 高热量、高蛋白、高钾　　　　　B. 高热量、高蛋白、低钾
   C. 高热量、优质蛋白、低钾　　　　D. 高热量、高糖、高维生素
   E. 高热量、高蛋白、高维生素

(9~12 题共用题干)

某患者,因全身水肿,乏力入院,既往有慢性肾衰竭 15 年。入院检查提示:血压 190/110mmHg,血肌酐 960μmol/L,尿素氮 27.8μmol/L,血钾 7.8mmol/L,排尿少于 100ml/d。

9. 入院后,医嘱:腹膜透析治疗。该措施的作用**不包括**(   )
   A. 排除体内代谢废物　　B. 排除过多水分　　　　C. 维持酸碱平衡

D. 恢复血清电解质平衡　　E. 调节血压

10. 腹膜透析期间,提示并发腹膜炎的表现是(　　)

    A. 插管部位皮肤发红　　　　B. 透出液呈红色　　　　　C. 透出液浑浊

    D. 透出液量减少　　　　　　E. 出现恶心、呕吐

11. 护士应指导该患者**避免**喝的饮料是(　　)

    A. 橘子汁　　　　　　　　　B. 苹果汁　　　　　　　　C. 葡萄汁

    D. 菠萝汁　　　　　　　　　E. 胡萝卜汁

12. 患者经腹膜透析治疗后水肿消退,血肌酐、尿素氮、血钾恢复正常,但患者主诉全身瘙痒明显,这种不适的原因是(　　)

    A. 心理反应　　　　　　　　B. 组织钙沉着　　　　　　C. 血中磷酸盐水平升高

    D. 血氨升高　　　　　　　　E. 血尿酸升高

(13～16 题共用题干)

某患者,因全身水肿,乏力入院,既往有慢性肾衰竭 15 年,入院检查提示:血压 190/110mmHg,血肌酐 960μmol/L,尿素氮 27.8mmol/L,血钾 7.8mmol/L,心电监护提示:T 波高而尖,Q-T 间期延长,排尿少于 100ml/d。

13. 该患者最重要的护理诊断为(　　)

    A. 焦虑　　　　　　　　　　B. 知识缺乏　　　　　　　C. 体液过多

    D. 恐惧　　　　　　　　　　E. 电解质紊乱-高钾血症

14. 下列紧急降血钾措施中,**不妥**的是(　　)

    A. 10%葡萄糖酸钙 10～20ml 稀释后缓慢静注(不少于 5 分钟)以拮抗钾离子对心肌毒性作用

    B. 5%碳酸氢钠 100～200ml 静滴,以纠正酸中毒并促使钾离子向细胞内转移

    C. 50%葡萄糖液 50ml 加普通胰岛素 10 单位缓慢静注,以促进糖原合成,使钾离子向细胞内转移

    D. 离子交换树脂 15～30g 口服

    E. 血液透析

15. 医嘱行血液透析治疗。该患者在透析早期容易发生的并发症是(　　)

    A. 出血　　　　　　　　　　B. 透析器反应　　　　　　C. 感染

    D. 失衡综合征　　　　　　　E. 肌肉痉挛

16. 血液透析相对**禁忌证**是(　　)

    A. 急性肾衰竭伴高钾血症　　B. 慢性肾衰竭　　　　　　C. 急性药物中毒

    D. 急性毒物中毒　　　　　　E. 严重高血压

(17～20 题共用题干)

某患者因急性肾衰竭入院,经治疗后尿量逐渐增多,昨 24 小时尿量 3000ml,患者主诉乏力明显,心电监护提示:T 波宽而低。

17. 该患者最可能出现的情况是(　　)

    A. 高钠血症　　　　　　　　B. 低钠血症　　　　　　　C. 高钾血症

    D. 低钾血症　　　　　　　　E. 贫血

18. 入院后监测血气分析提示：pH 7.48,PaO_2 85mmHg,$PaCO_2$ 35mmHg,HCO_3 34mmol/L,BE 7mmol/L,血钾 2.9mmol/L,该患者的血气监测结果是(　　)

    A. 正常　　　　　　　　B. 代谢性酸中毒　　　　　C. 代谢性碱中毒

    D. 呼吸性酸中毒　　　　E. 呼吸性碱中毒

19. 给该患者补钾,每日总量一般为(　　)

    A. 2～3g　　　　　　　B. 4～5g　　　　　　　　C. 6～8g

    D. 9～10g　　　　　　E. 11g

20. 为该患者进行补钾治疗时严禁直接静脉推注,主要原因是(　　)

    A. 浓度过高会刺激静脉,引起静脉炎

    B. 浓度过高会抑制心肌,导致心脏骤停

    C. 推注过高过快会加快心脏收缩,导致心律失常

    D. 推注过高过快会导致呼吸困难

    E. 推注过高过快会引起抽搐

二、问答题

1. 急性肾衰竭少尿期的并发症有哪些?

2. 连续性肾脏替代治疗的并发症有哪些?

肌肉骨骼系统疾病护理

任务一　高位脊髓损伤患者的护理

　　赵某,男,40岁,小学文化,建筑工人,已婚。因"高处坠落致颈部疼痛、活动受限、四肢不能活动5小时"入院。患者5小时前在工作中不慎从3米高处坠落,背部着地,无昏迷,被工友送入急诊。患者既往身体健康。查体:T 36.9℃,P 78次/分,R 20次/分,BP 100/68mmHg。SpO_2 95%。神志清楚,双侧瞳孔等大等圆,直径2mm,对光反射灵敏,双肩胛后背部以下、前胸第二肋以下、双上臂肩关节10cm以下感觉完全消失,四肢肌力0级,颜面部、双小腿及足部多处挫裂伤。血气分析提示:pH 7.43,$PaCO_2$ 35.1mmHg,PaO_2 79.0mmHg,HCT 35%,Hb 117g/L,LAC 1.3mmol/L,BE 1.3mmol/L,Na^+ 140.5mmol/L,K^+ 3.22mmol/L,HCO_3^- 25.3mmol/L。颈椎MRI提示:颈4椎体骨折。骨科会诊,积极术前准备后送入手术室,在全麻下行颈4椎体次全切+内固定术,术后拟"颈椎骨折伴颈髓损伤"收住ICU。

情境1　入科处置

问题1　如果你是责任护士,在患者入科前需做哪些准备?

　　1. ICU标准床单位　多功能监护床、多参数监护仪、电极片、简易呼吸皮囊、吸痰吸氧用物、微量注射泵、肠内营养输注泵、静脉注射用物、标本采集用物、手套、手电筒、听诊器、护理记录单等。

　　2. 该患者所需的特殊用物准备　气管切开包、沙袋、颈托等,必要时准备牵引架。

问题2　该患者到达病房后,如何快速评估与安置?

　　1. 安置　5人合作过床,站在患者头部的护士负责头颈部的固定,保持颈部中立位,颈托固定,颈两旁用沙袋固定,头颈部制动;在患者右侧的护士负责心电监护、无创血压、血氧饱和度测定,另一人负责静脉输液和用药,并调节速度,妥善固定颈部切口下引流管、导尿管,粘贴导管标识。

　　2. 评估遵循(A-B-C-D-E顺序)　A——气道评估;B——呼吸评估;C1——循环和脑灌注评估;C2——主诉;D——药物和诊断性检查;E——仪器和监测管道。

　　快速评估患者未建立人工气道,气道通畅,呼吸23次/分,SpO_2 95%,心电监护显示:HR 73次/分,心律齐,BP 100/64mmHg。神志清楚,双侧瞳孔等大等圆,直径2mm,对光反射灵敏,颈托固定,颈部切口下引流管接负压球,局部敷料干燥。四肢肌力0级。留置导尿管接集尿袋,尿量200ml,尿色清,与手术室护士交接术中情况(出血、用药)。

问题3 为该患者搬运或翻身时有什么特殊要求?

该患者有颈椎骨折伴颈髓损伤,因此在搬运该患者或翻身时,应特别注意受伤部位局部固定,以免加重颈髓损伤,采用平托法和滚动法,翻身时采用轴线翻身:一人固定头部,沿纵轴向上略加牵引,使头、颈随躯干一起缓慢移动,过床后,保持颈部中立位,颈托固定,颈两旁用沙袋固定,头颈部制动,防止头颈部向两侧摆动,尤其在24小时内;侧卧位颈椎保持伸直位,头部不能抬高;同时做好宣教,告知患者头颈部应尽量减少活动次数及幅度,切忌扭转,过伸过屈。

 知识拓展

轴线翻身法

1. 目的　协助颅骨牵引、脊椎损伤、脊椎手术、髋关节术后的患者在床上翻身,预防脊椎再损伤及关节脱位;预防压疮;增加患者舒适感。

2. 操作要点　①核对、解释,取得配合。②移去患者枕头,松开被尾。③患者有颈椎损伤时,一操作者固定患者头部,沿纵轴向上略加牵引,使头、颈随躯干一起缓慢移动,第二操作者将双手分别置于患者肩部、背部,第三操作者将双手分别置于患者腰部、臀部,使患者头、颈、肩、腰、髋保持在同一水平线上,移至近侧。④转向侧卧:翻转至侧卧位,翻转角度不超过60度。⑤将一软枕放于患者背部支持身体,另一软枕放于两膝之间并使双膝呈自然弯曲状。⑥操作中密切观察病情。⑦观察皮肤情况并记录。

问题4:如何判断该患者脊髓损伤的平面?

根据患者MRI检查结果,损伤平面是颈5脊髓损伤。颈4椎体骨折,根据解剖位置特点,颈4椎体对应的脊髓椎节平面是颈5脊髓节段,故其骨折可能造成颈5脊髓损伤。因为颈5脊髓保持正常感觉(皮肤痛觉、触觉)关键点是在肘前窝外侧,保持正常运动功能的关键肌是屈肘肌(肱二头肌、肱肌)。而该患者肩部感觉存在(颈4感觉关键点),肩关节10cm以下皮肤感觉完全消失,四肢肌力0级,即肱二头肌无收缩运动,不能屈肘,感觉、运动水平均提示颈5脊髓节段受损,因此可以做出判断。

 知识链接

脊髓损伤平面的判断

感觉关键点的检查部位	运动检查的部位
C2　枕骨粗隆外侧至少1cm(或耳后3cm)	
C3　锁骨上窝(锁骨后方)且在锁骨中线上	
C4　肩锁关节的顶部	
C5　肘前窝的外侧面	C5　屈肘肌(肱二头肌、肱肌)
C6　拇指近节背侧皮肤	C6　伸腕肌(桡侧伸腕长、短肌)
C7　中指近节背侧皮肤	C7　伸肘肌(肱三头肌)
C8　小指近节背侧皮肤	C8　中指屈指肌(指深屈肌)
T1　肘前窝的内侧面	T1　小指外展肌
T2　腋窝的顶部	
T3　第3肋间	
T4　第4肋间	

情境 2　术后观察与护理

患者颈 4 椎体次全切＋内固定术后第二天，T 40℃，P 90 次/分，R 30 次/分，BP 120/70mmHg，药物降温效果不佳，于 11：00 患者出现嗜睡状态，呼吸浅促且费力，35 次/分，SpO_2 85%，咳嗽反射弱，痰多黏稠。紧急气管切开，接人工呼吸机辅助通气，治疗期间患者情绪异常，有躁动、幻觉，不配合治疗，睡眠-觉醒周期改变，应用重症监护谵妄评估量表（CAM-ICU）评估患者为阳性。

问题 5　患者目前存在的主要护理问题有哪些？应采取哪些护理措施？

1. **低效性呼吸型态**　与颈髓损伤、呼吸肌无力、呼吸道分泌物存留有关。本案例患者表现为呼吸浅促且费力，SpO_2 85%。

［护理措施］

(1)听诊双肺呼吸音，评估患者呼吸频率、节律、深浅度的变化，口唇及四肢末梢有无发绀，以及腹式呼吸的强弱、胸廓起伏的幅度。评估气道是否通畅，有无咽喉部疼痛、吞咽困难等。观察颈部切口有无渗血及血肿、引流液量情况，保持引流管通畅。患者呼吸浅促且费力，35 次/分，SpO_2 85%，咳嗽反射弱，痰多黏稠。

(2)严密观察患者四肢感觉、运动情况，判断有无损伤平面的上升或加重。患者无损伤平面上升和加重。

(3)监测血气分析，调整给氧浓度，指导患者深呼吸，有效咳嗽咳痰，必要时吸痰，保持呼吸道通畅。

(4)通知医生，准备抢救药品和物品。

(5)用简易呼吸器辅助人工通气，监测生命体征的变化。

(6)协助医生进行气管切开。（详见项目三的任务一）

2. **体温过高**　与颈髓损伤、体温调节障碍有关。本案例患者体温 40℃

［护理措施］

(1)严密监测生命体征尤其是体温的变化，评估发热的原因。患者 T 40℃，为中枢性高热。

(2)以物理降温为主，减少衣服或盖被，给予温水擦浴、冰袋、电子变温毯降温（使用时应注意控制降温速度，以防降温过快出现寒战），防止局部冻伤。

(3)保持口腔清洁，做好口腔护理。

(4)患者高热，能量大量消耗，给予营养丰富易消化的流质或半流质饮食，且患者呼吸加快，导致水分大量丧失，应鼓励多饮水，必要时遵医嘱给予静脉输液或鼻饲，以补充水分、电解质和营养物质。

(5)患者退热时如有出汗，应及时擦干汗液，更换被服，保持皮肤清洁干燥，防止压疮的发生。

3. **清理呼吸道无效**　与呼吸肌肌力下降不能有效咳痰、痰多黏稠有关。本案例患者表现为气管切开，咳嗽反射弱，痰多黏稠。

［护理措施］

(1)听诊双肺呼吸音，注意有无痰鸣音。评估痰的量、颜色、黏稠度。患者气管切开，咳嗽反射弱，痰多、色黄，黏稠度Ⅲ度，双肺呼吸音粗，闻及痰鸣音。

(2)按需吸痰,保持呼吸道通畅,吸痰时注意无菌操作。

(3)加强人工气道的湿化,必要时雾化吸入。

(4)定时翻身叩背,注意轴线翻身,固定好呼吸机管路,防止牵拉气管导管引起呛咳和脱管。

(5)严密观察面色、生命体征、血氧饱和度,两肺呼吸音及呼吸机参数(潮气量、气道压力等),定时监测血气分析。

4. 感知异常　与谵妄有关。本案例患者应用CAM-ICU量表判断为阳性。

[护理措施]

(1)评估患者有无疼痛及疼痛程度;有无躁动、焦虑等表现,判断谵妄的程度。

(2)正确评估患者的疼痛程度,采取暗示疗法、音乐疗法等非药物措施减轻或缓解疼痛,必要时遵医嘱合理应用镇痛药物。

(3)加强沟通:多和患者交流,建立相互信任的护患关系,让家属和患者适当地沟通交流,减轻患者的紧张和焦虑,增强患者战胜疾病的信心。

(4)提供舒适安全的治疗环境,减少应激:保持室内合适的温湿度,病情许可,为患者提供舒适的卧位;保持呼吸道通畅,防止低氧血症;及时评估和拔除胃管、导尿管等,以减少刺激;各项治疗操作前做好充分的解释,取得患者的配合,减轻患者的焦虑和恐惧;减少制动,早期活动,尽可能避免身体约束。

(5)保证患者的睡眠,维持正常的睡眠-觉醒周期:减少环境嘈杂,降低声、光刺激,各项操作尽量集中进行,减少夜间刺激,促进睡眠,保护患者睡眠周期。

(6)保证患者的安全:患者情绪激动或躁动时,可适当约束,加用床栏,防止坠床和意外拔管、脱管。

 知识链接

谵　妄

谵妄是多种原因引起的一过性的意识混乱状态。短时间内出现意识障碍和认知功能改变是谵妄的临床特征,意识清晰度下降或觉醒程度降低是诊断的关键。ICU中的患者因骤然的病理生理变化而出现焦虑、意识改变、代谢异常、循环不稳定或神经系统病变等原因,可以出现谵妄症状;长时间置身于陌生而嘈杂的ICU环境会加重谵妄的临床症状;表现为精神状态突然改变或情绪波动,注意力不集中,思维紊乱和意识状态改变,伴有或不伴有躁动状态。

5. 便秘　与颈脊髓神经损伤、长期卧床有关。本案例患者主诉腹胀,肠鸣音减弱,大便干结。

[护理措施]

(1)观察患者有无腹胀,大便的量、色、性质和排便时间。患者腹胀、肠鸣音减弱、大便干结。

(2)鼓励患者经口进食,多吃富含纤维素的饮食、新鲜蔬菜和水果,多摄入水分,防止大便干结,养成定时排便的习惯,帮助患者按摩腹部,以脐部为中心顺时针环形按摩,以促进肠蠕动,训练患者定时排便的习惯,遵医嘱使用胃肠动力药、缓泻剂,必要时予开塞露或灌肠。

6. 潜在并发症　消化道出血、电解质紊乱(低钠血症)、压疮、感染(肺部感染、泌尿系感染)、失用综合征、深静脉血栓等。

问题6　该患者需长时间机械通气治疗,如何做好该患者呼吸机相关性肺炎(VAP)的预防?

该患者颈髓损伤伴高位截瘫引起呼吸肌部分或完全麻痹,出现呼吸乏力,咳痰无力;又因副交感神经功能活跃使支气管壁分泌物增多;此外由于患者长期卧床、机体的抵抗力低下、长时间的机械通气,极易发生肺部感染和肺不张,因此对该患者做好肺部感染的预防和护理尤为重要。

1. 严格无菌操作,做好手卫生。

2. 患者颈 4 椎体次全切＋内固定术后已经 1 周,征求主管医师同意,在颈托保护下,抬高床头 30°,防止胃内容物反流。

3. 每班监测气囊压力,并使气囊压维持在 $25\sim30cmH_2O$,防止误吸。

4. 口腔护理每 6 小时一次,该患者选择氯己定做口腔护理及口腔冲洗,保持口腔清洁。

5. 指导患者正确咳嗽,定时翻身、拍背,有效气道湿化,按需吸痰,严格无菌操作,遵循先气道后口鼻腔原则,清除口鼻腔分泌物及声门下气囊上滞留物,必要时持续声门下吸引,预防口咽部细菌从气管套管周围流入下呼吸道。

6. 使用密闭式吸痰管,避免开放式吸痰操作不慎时的污染,同时减少外源性感染的机会。

7. 每周更换呼吸机管路,污染时及时更换,及时倾倒呼吸机管路冷凝水。

8. 加强营养,提高免疫功能,早期进食可减少肠道细菌上行迁移,该患者使用空肠营养管行肠内营养支持。

9. 定期痰培养,合理选用抗生素。

10. 每天评估撤机指征,尽早拔除气管导管。

 知识链接

呼吸机相关性肺炎

呼吸机相关性肺炎(VAP)是指机械通气(MV)48 小时后发生的院内获得性肺炎。

引起 VAP 的相关危险因素主要有:①年龄大,自身状况差;②有慢性肺疾病者,长期卧床,意识丧失;③有痰不易咳出;④机械通气时间长,上机前已使用抗生素,特别是广谱抗菌素引致菌群失调;⑤消化道细菌易位。其中,机械通气时间长是医院肺炎发生的主要危险因素。

情境3　撤机护理

患者机械通气治疗后,生命体征平稳,动脉血气分析结果基本正常,呼吸功能明显改善,呼吸机参数逐渐下调,患者的各项指标均达到良好状态,经几次撤机均未成功。经适当的心理疏导,间断脱机,呼吸锻炼,患者于入住 ICU 后 45 天成功脱机。

问题7　该患者撤机困难的原因有哪些?

1. **心理恐惧**　患者由于长时间进行机械通气,加之 ICU 的特殊环境,在心理上对呼吸机产生不同程度的依赖,生理上虽然达到撤机的各项指标,但心理上对脱离呼吸机存在恐惧感,在撤机过程中常表现出焦虑、睡眠不佳、担心呼吸停止,而导致呼吸频率加快,增加呼吸肌做功,从而影响撤机。

2. **呼吸肌收缩无力**　由于呼吸肌麻痹或长时间使用机械通气,可造成呼吸肌的失用性收缩无力和萎缩。

3. 营养状态差、电解质紊乱可引发呼吸肌力和功能下降,也是导致对呼吸机依赖的主要原因。

问题8 作为责任护士,当患者发生呼吸机依赖时该如何护理?

1. 全面评估分析患者撤机困难的原因,制订个体化合理的撤机策略。

2. 加强心理疏导和疾病宣教,讲解呼吸机使用的目的及脱机的重要性,提高其对机械通气的正确认识,介绍类似患者撤机成功的经验,消除恐惧心理,使其充分配合。

3. 指导患者进行有效的呼吸锻炼,让患者模仿护理人员练习深呼吸,观察胸廓起伏程度,指导患者进行缩唇深呼吸、腹式呼吸训练等,每天可指导患者做呼吸锻炼 4~6 次,每次 5~10 分钟,以改善呼吸功能,使患者能接近撤机指标。

4. 合理调整呼吸机模式及参数,逐步减少呼吸支持的力度。

5. 采用间断撤机,逐渐延长白天脱机时间,夜间上机休息,循序渐进,提高呼吸肌耐力。

6. 改善营养,纠正水电解质紊乱,提高呼吸肌功能。

7. 停机观察时气管套管气囊放气,开放气道减少气道阻力。

8. 撤机时可请家属陪护,心理疏导,分散注意力,增加患者安全感,有利于撤机。

(郭莉娟)

【思考与练习】

一、选择题

(1~2 题共用题干)

钱某,男,29 岁。不慎从高处坠落,颈部疼痛,四肢活动无力,经 X 线平片检查诊断为颈椎骨折。

1. 为进一步明确颈髓损伤及骨折片向椎管内移位情况,以下检查最有价值的是( )
    A. CT   B. ECT   C. MRI
    D. 神经系统检查   E. 颈髓造影

2. 患者颈椎外伤截瘫。查体:双上肢屈肘位,屈肘动作存在,伸肘功能丧失,损伤部位是在( )
    A. 2~3 颈椎之间   B. 3~4 颈椎之间   C. 4~5 颈椎之间
    D. 5~6 颈椎之间   E. 6~7 颈椎之间

(3~4 题共用题干)

患者男,52 岁。因车祸 1 小时入院。查体:胸部压痛,双下肢瘫痪,呼吸困难,大小便失禁。X 线摄片提示:T_4~T_5 骨折,伴脱位。

3. 该患者瘫痪的类型是( )
    A. 偏瘫   B. 四肢瘫   C. 截瘫
    D. 交叉瘫   E. 单瘫

4. 导致其呼吸困难最主要的原因是( )
    A. 痰液堵塞气道   B. 水肿压迫呼吸中枢   C. 膈肌麻痹
    D. 肋间肌麻痹   E. 胸痛

(5~8 题共用题干)

患者男,30岁。因颈椎骨折伴脱位行前路椎体次全切除钛网植骨、钛板内固定术后,神志清楚,T 39℃,P 85次/分,R 20次/分,颈部置引流管一根。

5. 患者高热,宜最先采用的降温措施是(　　　)
  A. 药物降温　　　　　B. 使用抗生素　　　　　C. 物理降温
  D. 冬眠疗法　　　　　E. 使用糖皮质激素

6. 患者术后第1天感胸闷、憋气,呼吸较弱,SpO_2 88%,以下处理**不妥**的是(　　　)
  A. 报告医生　　　　　B. 仰头抬颏法开放气道,简易呼吸器辅助呼吸
  C. 检查颈部及引流情况　　D. 急诊血气分析
  E. 准备气管切开

7. 患者予呼吸机辅助通气,对于呼吸机提示高压报警的常见原因,以下**不妥**的是(　　　)
  A. 呼吸道分泌物增加或分泌物阻塞人工气道　　B. 气管切开套管移位
  C. 呼吸机管路不畅　　　　　　　　　　　D. 人机对抗
  E. 呼吸急促

8. 以下选项**不属于**该患者常见并发症的是(　　　)
  A. 肺部感染、肺不张　　B. 应激性溃疡　　　　C. 高钠血症
  D. 压疮　　　　　　　　E. 下肢深静脉血栓

(9~12题共用题干)

患者从高处摔下,颈部活动受限,下颈椎压痛明显,四肢活动障碍,躯干感觉平面在胸骨柄以下,不能自行排尿。

9. 该患者的诊断首先考虑(　　　)
  A. 颈部肌肉扭伤　　　　B. 颈部软组织损伤
  C. 颈椎间盘突出症　　　D. 颈椎骨折脱位并臂丛神经与腰骶丛神经损伤
  E. 颈椎骨折脱位并颈髓损伤

10. 为明确诊断应首选的辅助检查是(　　　)
  A. 肌电图　　　　　　　B. X线　　　　　　　C. CT
  D. MRI　　　　　　　　E. B超

11. 搬运该患者方法**错误**的是(　　　)
  A. 平托患者移至木板　　　　　B. 一人抬头,一人抬足放于木板上
  C. 多人用手同时平托搬运　　　D. 两人将其躯干呈一体滚动至木板上
  E. 平托患者移至担架

12. 患者颈椎压缩骨折合并明显脱位的治疗首选(　　　)
  A. 手法复位,石膏固定　　B. 颅骨牵引　　　　C. 颌枕带牵引
  D. 两桌复位法　　　　　　E. 手术切开复位

(13~16题共用题干)

患者男,54岁。骑车时不慎跌入水沟后出现严重呼吸困难,颈部疼痛,四肢不能活动。查体:T 39℃,痰鸣音明显,颈部压痛,四肢瘫痪。X线拍片提示:C_4~C_5骨折伴脱位。

13. 对该患者首先应采取的措施是(　　　)

A. 手术切开复位　　　　　　B. 抗感染　　　　　　　　C. 使用呼吸兴奋剂

D. 气管切开　　　　　　　　E. 手法复位,石膏固定

14. 导致呼吸困难最主要的原因是(　　)

A. 腹胀引起膈肌上移　　　　B. 呼吸肌麻痹　　　　　　C. 水肿压迫呼吸中枢

D. 痰液堵塞气道　　　　　　E. 气管受压

15. 机械通气期间,患者出现躁动不安、呼吸和心率加快、血压升高、脉搏氧饱和度下降、呼吸机高压报警,潮气量忽大忽小等。该患者出现了以下情况中的(　　)

A. 通气过度　　　　　　　　B. 通气不足　　　　　　　C. 呼吸衰竭

D. 人机对抗　　　　　　　　E. 呼吸机管路脱落

16. 对该患者上述情况的处理以下**不妥**的是(　　)

A. 检查呼吸机模式和参数,重新设置　　　B. 吸痰

C. 使用简易呼吸器辅助呼吸　　　　　　　D. 立即更换呼吸机

E. 必要时适当应用镇静剂

(17~20 题共用题干)

张某,男,48 岁。因高处坠落致颈部疼痛、活动受限,四肢活动不能 2 小时,诊断为颈椎 4~5 骨折脱位合并脊髓损伤。

17. 以下表现符合患者的临床诊断的是(　　)

A. 立即窒息死亡

B. 四肢全瘫

C. 上肢屈肘动作存在,伸肘及手的功能丧失,下肢瘫

D. 下肢疼挛性瘫

E. 下肢弛缓性瘫

18. 患者需长时间卧床,为预防便秘,以下措施**不妥**的是(　　)

A. 多吃新鲜蔬菜和水果　　　　　　　　　B. 多食富含纤维素的食物

C. 按摩腹部　　　　　　　　　　　　　　　D. 每日灌肠通便

E. 多饮水

19. 该患者机械通气治疗后准备脱机,以下脱机指征**不妥**的是(　　)

A. 生命体征及病情平稳　　　　　　　　　　B. 营养状况良好,肌力基本恢复

C. 呼吸频率 22 次/分,潮气量 250ml　　　　D. 咳嗽有力,能自主排痰

E. 肺活量 25ml/kg

20. 患者行机械通气治疗,脱机过程的护理**错误**的是(　　)

A. 脱机前做好心理护理

B. 脱机时协助患者取坐位或半卧位

C. 脱机过程中密切监测患者的 R、P、BP、SpO_2、意识状态等

D. 脱机前后指导患者有效咳痰

E. 脱机时间宜选择在晚上

二、问答题

1. 呼吸机使用常见的并发症有哪些?

2. 如何做好机械通气期间意外拔管(气管切开套管意外拔管)的紧急处理?

任务二　多发伤患者的护理

赵某,女,25岁,本科学历,公司职员,未婚。"高处坠落致全身疼痛、气促2小时"。患者2小时前擦窗户时不慎从3楼坠落,当时无昏迷史,被家人急送入院。患者既往身体健康。查体:神志清楚,面色苍白,T 36.5℃,P 115次/分,R 28次/分,BP 86/50mmHg,SPO_2 90%,血常规提示:WBC $11.5×10^9$/L,Hb 80g/L,HCT 32%;血气分析提示:pH 7.31,PaO_2 60mmHg,$PaCO_2$ 33.1mmHg,BE−2.3mmol/L;CT提示:左侧多发肋骨骨折,双侧液气胸,左侧耻骨支骨折;床边B超示:双侧胸腔积液,肝胆胰脾未见明显异常。急诊经补液输血、胸腔闭式引流术后,拟"多发伤,创伤性失血性休克,左侧多发肋骨骨折,双侧血气胸,创伤性湿肺,骨盆骨折"收住ICU。

　知识链接

创伤性湿肺

创伤性湿肺为常见的肺实质损伤,多为迅猛钝性伤所致,主要病理改变为肺泡和毛细血管损伤并有间质及肺泡内血液渗出及间质性肺水肿,使肺实质含气减少而血管外含水量增加,通气和换气功能障碍,肺动脉压和肺循环阻力增高。

情境 1　入 科 处 置

问题1　如果你是责任护士,应如何接待该患者?

1. 准备　备ICU标准床单位:多功能监护床、多参数监护仪、电极片、简易呼吸皮囊、吸痰吸氧用物、微量注射泵、肠内营养输注泵、静脉注射用物、标本采集用物、手套、手电筒、听诊器、护理记录单等;该患者所需的特殊用物准备:备用状态的呼吸机、中心静脉穿刺用物、有创血压监测模块、CVP监测模块,一次性压力传感器,加压输液包等。

2. 接待　患者送入ICU,平托搬运至床,平卧位,尽量减少搬动,防止再损伤;面罩吸氧,4~6L/min。

3. 入院即刻快速评估(遵循A-B-C-D-E顺序)

A——颈椎制动和气道维持(Airway):保持呼吸道通畅,及时清理呼吸道分泌物,颈托固定保护颈椎。

B——检查呼吸和通气(Breathing):给予双鼻导管吸氧3~5L/min,观察呼吸的频率、节律。如患者出现呼吸抑制、呼吸衰竭,及时气管插管,进行机械通气。

C——检查循环、控制出血(Circulation/control):观察患者面色,口唇颜色,皮肤温度,如有局部出血,先压迫止血。

D——神经系统状况-意识水平(Disabling):判断患者意识状况,瞳孔观察。

E——暴露/环境控制(Exposure/Environmental Control):全面体检,剪除衣裤鞋,避免移动患者,充分暴露,并注意保暖。

该患者评估后情况为:无人工气道,R 29次/分,SpO_2 90%,心电监护监测 HR 112次/分,BP 90/50mmHg,神志清楚,双侧瞳孔等大等圆,直径2mm,对光反射灵敏,主诉胸痛、胸闷,左侧胸腔闭式引流管水柱波动明显,引流出鲜红血性液 200ml。

4. 交接　与急诊科护士做好交接,包括病情、急诊检查(CT 和 B 超)结果、已检查的血常规、血型结果、胸腔穿刺引流和用药情况等,做好转运交接及转运单签名。

5. 处置　遵医嘱用药,送检血常规、交叉配血、输血前血清学、凝血功能、血生化、血气分析等化验检查,必要时联系急诊 B 超、X 线检查。

6. 宣教　ICU 病室环境、无陪管理制度、介绍主管医生、护士等,心理护理消除患者紧张情绪。

> **知识链接**
>
>
>
> **中心静脉压与补液的关系**
>
>
>
> | 中心静脉压 | 血压 | 原因 | 处理原则 |
> |---|---|---|---|
> | 低 | 低 | 血容量严重不足 | 充分补液 |
> | 低 | 正常 | 血容量不足 | 适当补液 |
> | 高 | 低 | 心功能不全或血容量
相对过多 | 给强心药、纠正酸中毒、
舒张血管 |
> | 高 | 正常 | 容量血管过度收缩 | 舒张血管 |
> | 正常 | 低 | 心功能不全或血容量不足 | 补液试验 |

问题 2　如果你是责任护士为该患者快速评估后,如何做好进一步的整体评估?

为该患者进行进一步的整体评估,其具体内容有:

1. 生命体征测量。

2. 了解患者病史及受伤的简要情况。包括 AMPLE(A——过敏史、M——现在用药史、P——过去病史/怀孕史、L——最后一次进餐的情况、E——与疾病相关的事件/环境)。

3. 从头到脚、从前到后、从显到隐的整体系统检查

(1)头面部评估:观察并触诊整个头面部有无撕裂伤、挫伤、骨折及热损伤;再次评估瞳孔情况;再次评估意识水平和 GCS 评分情况;评估眼内有无出血、穿透性损伤、视敏度,有无晶状体错位/隐形眼镜和熊猫眼;评估脑神经功能;观察耳鼻有无脑脊液漏、乳突青紫征;观察口腔有无出血和脑脊液的流出、软组织撕裂伤及松动的牙齿。

(2)颈部和颈椎的评估:观察有无钝性或穿透性创伤的征象、气管移位、颈静脉怒张和辅助呼吸肌使用情况;触诊有无气管移位、触痛、皮下气肿、水肿、畸形、脉搏是否对称;听诊颈动脉有无杂音;进行颈椎拍片。

(3)胸部评估:观察前、侧、后胸及腋窝部位有无钝性和穿透性损伤的征象;触诊整个胸壁有无钝性和穿透性损伤的征象;听诊双侧呼吸音有无异常;叩诊有无过清音、鼓音或实音。

(4)腹部评估:观察前、后腹有无钝性和穿透性损伤和内出血的征象;听诊肠鸣音;叩诊腹部,以发现有无反跳痛;触诊腹部有无压痛、肌紧张,进行诊断性腹腔穿刺。

(5)会阴部评估:有无会阴部挫伤和血肿、撕裂伤、尿道出血。

(6)阴道评估:有无出血、撕裂伤。

(7)直肠评估:有无出血、撕裂伤、骨性碎片。

(8)肌肉骨骼系统评估:重点关注有无潜在的血液丢失、遗漏的骨折、软组织或韧带的损

伤或隐性的腔隙综合征(尤其伴有意识改变/低血压者)等情况的存在。

(9)神经系统评估:再次评估瞳孔和意识水平、GCS 评分;评估四肢的运动和感觉功能;观察反射情况和有无偏瘫征象。

(10)背部评估:观察颈部保护措施的使用情况和怀疑骨折肢体的夹板固定情况;保持脊柱呈直线进行翻身,以查看背部、季肋部、臀部及大腿有无明显的出血、伤口或青紫等;触诊脊柱有无压痛、畸形、肿胀。

4. 包扎和固定情况的评估。

5. 继续监护观察。

6. 检查与操作的评估:X 线、超声、腹腔穿刺或腹腔灌洗、CT;胃管和导尿管的置入。

该患者评估后情况为:神志清楚,痛苦貌,双侧瞳孔等大等圆,直径 3mm,对光反应灵敏。T 36.4℃,HR 110 次/分,BP 84/50mmHg,无血管活性药物使用情况,R 28 次/分,5L/min 吸氧下 SpO_2 90%,双肺听诊呼吸音较粗,可闻及湿啰音,呼吸浅促,气管居中,胸廓挤压痛阳性,左侧胸部可触及骨擦感,胸带固定,胸腔闭式引流通畅,左侧胸腔闭式引流瓶内血性液 400ml。腹平软,无肌紧张,无压痛及反跳痛。留置导尿,尿量少,尿色深。左侧髋部肿胀,有皮肤擦伤,骨盆分离挤压试验阳性,左下肢活动受限。中心静脉压 $3cmH_2O$,四肢湿冷。血常规:白细胞计数 $11.5×10^9/L$,血红蛋白 7.5g/L,血细胞比容 30%;血气分析提示:pH 7.30,PaO_2 59mmHg,$PaCO_2$ 30.3mmHg,BE−3.5mmol/L。

情境 2   胸外伤的观察和处理

入院 1 小时,患者左侧胸腔闭式引流管引流出鲜红血性液 800ml,呼吸浅促 30 次/分,心率 125 次/分,血压 69/45mmHg,血氧饱和度 88%。患者神志淡漠,气管居中,左侧胸廓塌陷,两肺呼吸运动不对称,出现反常呼吸,左肺呼吸音低。

问题3   该患者可能发生什么问题? 如何处理?

1. 患者神志淡漠,贫血貌,末梢皮肤湿冷,测中心静脉压 $3cmH_2O$,入科 1 小时无尿、左侧胸腔闭式引流管引流出鲜红血性液 800ml,血常规示:白细胞计数 $11.8×10^9/L$,血红蛋白 6.5g/L,血细胞比容 25%,呈进行性降低趋势,综合以上表现,初步考虑该患者存在进行性胸腔出血可能。

2. 紧急处理

(1)立即通知医生。

(2)休克体位,有利于静脉回流,增加回心血量。

(3)加快补液速度,遵医嘱输血扩容治疗和多巴胺微量注射泵静脉注射维持。

(4)监测血常规、凝血功能,交叉配血、输血。

(5)保持呼吸道通畅,持续面罩吸氧,调氧流量 6~8L/min,以提高动脉血氧分压,改善组织缺氧,准备气管插管。

(6)注意保暖,尤其是四肢和躯干的适当保暖,避免用热水袋等体表加温,以防烫伤及血管扩张,增加局部组织耗氧量而加重组织缺氧,减少重要脏器的供血。

(7)严密观察神志、瞳孔、面色、血压、心率、呼吸、血氧饱和度、胸腔引流情况,保持胸腔引流管通畅。

(8)监测中心静脉压、尿量,准确记录出入量。

(9)完善各项术前准备工作

1)配合医生向患者和家属说明病情,手术的必要性,知情同意并签字。

2)通知手术室、麻醉科。

3)备皮、药物过敏试验、插胃管。

4)留取血标本,配血。

5)遵医嘱给予术前用药。

6)备好病历,做好转运前准备(包括患者、抢救设备及药品、护送人员),充分评估患者病情及转运途中的安全,送患者至手术室,与手术室护士交接。

问题 4　患者左侧胸廓塌陷,两肺呼吸运动不对称,左肺呼吸音低,出现反常呼吸,你该如何护理?

多发性肋骨骨折胸壁塌陷,胸廓失去支撑作用,可以产生纵隔摆动、反常呼吸,及时有效固定胸廓,控制反常呼吸,终止纵隔摆动,从而有效防止呼吸、循环功能衰竭。可采取以下措施。

1. 包扎固定法　用厚棉垫压盖于胸壁软化区,再粘贴胶布固定,或用多头胸带包扎胸部,以减少胸廓运动。

2. 协助医生气管插管,机械通气,维持呼吸功能:对于无法保证通气及氧合的大面积连枷胸,可通过正压机械通气从内部支撑软化的胸壁,又称"气道内固定法"。必要时可用牵引固定法和手术内固定法。

3. 做好呼吸道管理,保持呼吸道通畅,防止感染。

4. 严密观察病情,加强生命体征监测　尤其要注意呼吸、血压、血氧饱和度的变化,严密观察胸廓运动的幅度,防止纵隔摆动等;准确记录 24 小时出入量。

 知识链接

反常呼吸运动

反常呼吸运动是指多根多处肋骨骨折(连枷胸)使局部胸壁失去完整肋骨支撑而软化,吸气时,胸腔负压增加,软化部分胸壁向内凹陷;呼气时,胸腔压力增高,损伤的胸壁浮动凸出,这与其他胸壁的运动相反,称为"反常呼吸运动"。若软化区范围较大,可引起呼吸时双侧胸腔内压力不平衡,使纵隔随呼吸而向左右来回移动,称为"纵隔摆动",影响换气和静脉血回流,导致体内缺氧和二氧化碳滞留,严重者可发生呼吸和循环衰竭。

情境 3　术后护理

患者在全麻下行"剖胸探查止血术",术后送回 ICU。入科时,T 34.9℃,P 116 次/分,BP 98/58mmHg,SPO₂92%,多巴胺微量注射泵维持,经口气管插管简易呼吸器辅助呼吸,双侧胸腔闭式引流通畅,左侧胸引管引出血性液 50ml,有少量气泡,右侧胸引管引出血性液 230ml,胸带固定,两肺呼吸音粗,可闻及湿啰音,入科后予呼吸机辅助呼吸。

问题 5　患者带入经口气管插管,你该如何护理?

1. 评估记录　患者经口气管插管,插管深度 21cm(经口气管插管距门齿距离),插管型号 7.5,气囊压力 26cmH₂O,记录插管时间,班班交接。

2. 妥善固定　严密观察气管导管固定情况,及时发现导管移位。选择合适的牙垫,用胶布和布带双重固定气管导管,如口腔分泌物浸湿胶布、固定带松脱应重新固定,避免导管上下滑动而损伤气道黏膜,防止导管滑出或滑入一侧支气管。更换体位时避免气管导管过度牵拉、扭曲。经常变换头位,头稍后仰,以减轻导管对咽喉部的压迫。

3. 气道湿化 使用呼吸机加温湿化器加热湿化,湿化器内需加入无菌蒸馏水,不能加入生理盐水或其他药液。理想的气道湿化状态是使吸入气体温度达 37℃,相对湿度达 100%。

4. 按需吸痰,保持气道通畅,防止感染 严格遵循无菌技术操作原则,选择合适的吸痰管,吸痰管的外径小于或等于气管导管内径的 1/3,吸痰前后给予 2 分钟纯氧,吸痰时动作轻柔,每次吸痰时间不超过 15 秒,并严密观察生命体征的变化,同时清除口鼻腔分泌物及声门下气囊上分泌物,必要时可持续声门下吸引。

5. 气囊护理 气囊压力不超过 25～30cmH$_2$O。定时检查气囊压力,及时调整。

6. 做好口腔护理 需 2 人配合,一人固定气管导管,一人用棉球或软毛刷擦洗口腔或配合口腔冲洗,冲洗前检查气囊压力,确定气道无漏气,边冲边吸,直到口腔清洁无异味。更换胶布和固定带重新固定。

7. 做好心理护理,适当约束,防止意外拔管。

问题 6 如何做好该患者胸腔闭式引流管的护理?

患者手术后,安置胸腔闭式引流管,以起到引流胸腔内的气体、液体,促进肺膨胀,预防胸腔感染,重建负压作用;同时通过观察引流液的量、性状及水柱波动情况,及时发现病情变化。

该患者术后留置左、右胸腔引流管各一根,管道连接处衔接牢固,水柱波动明显,左侧胸管内血性液 50ml,有少量气泡,右侧胸腔引流管血性液 130ml,局部敷料干燥,无渗血、渗液;妥善安置胸腔引流瓶,引流瓶应低于胸壁引流口平面 60～100cm,依靠重力引流,以防瓶内液体逆流入胸膜腔;患者予半卧位,有利于呼吸和引流。鼓励患者深呼吸、咳嗽,以促使胸膜腔内液体和气体排出。定时挤压引流管,防止血块堵塞,避免引流管扭曲、受压;密切观察引流液的量、性质及颜色,并准确记录。如血性胸液超过 4ml/kg,连续 2 小时,应怀疑有活动性出血,及时报告医生。该患者术后胸腔引流管通畅,引流液无明显增多。严格无菌操作,定期更换胸腔闭式引流瓶。

情境 4 肺不张处理

术后第 1 天患者神志转清,心率 88 次/分,呼吸 22 次/分,血氧饱和度 95%。术后第 2 天患者突感胸闷,烦躁,呼吸急促,33 次/分,心率 125 次/分,血氧饱和度 85%,呼吸机高压报警。胸腔闭式引流通畅,听诊左下肺呼吸音明显降低,吸痰管插入不畅,痰液黏稠,胸片提示:左下肺致密度增强。

问题 7 如果你是责任护士,考虑患者可能发生了什么问题? 应采取哪些措施?

考虑患者发生肺不张可能。

处理措施

1. 吸痰,注意观察患者的面色、心率、呼吸、血氧饱和度及痰液的颜色、量及性质。调整湿化温度和湿化液量,必要时雾化吸入。

2. 指导鼓励患者有效咳嗽咳痰,正确的翻身拍背。

3. 用膨肺吸痰法 按照膨肺→吸痰→膨肺→湿化气道→吸痰的循环过程把痰吸净。

4. 遵医嘱做好纤支镜检查的配合和护理

（1）评估病情：详细了解病史、过敏史、胸片、实验室检查情况。

（2）心理护理，消除其紧张情绪及恐惧感：向患者说明检查目的、配合要点，家属知情同意并签字。

（3）准备：确认吸引通畅，心电监护，备好急救药品，暂禁食，遵医嘱给予镇静药。

（4）气管插管连接三通装置以保证通气，予100％氧浓度，保证纤支镜检查过程中维持足够的通气和氧合。

（5）插入纤支镜，配合经纤支镜滴入麻醉剂，同时配合医生吸痰及肺灌洗，注意观察患者面色、呼吸、心率、心律、血氧饱和度等。如发生意外，应及时停止插管配合抢救。

（6）术后密切观察生命体征变化，有无呼吸道出血、声嘶或咽喉疼痛、胸痛胸闷等症状。鼓励患者咳嗽、咳痰，及时吸出痰液和血液。如一旦出现大咯血，应立即报告医生，及时治疗抢救，并采取有效的护理措施。

5. 做好护理记录。

情境 5　气管插管拔管后护理

第 4 天患者自主呼吸平稳，咳嗽反射好，循环功能稳定，血压正常，血气分析正常，予撤机，拔除气管插管，次日转骨科继续治疗。

问题 8　如何做好该患者拔管后观察及护理？

1. 按流程拔除气管插管后，立即给予面罩吸氧 4～6L/min。

2. 鼓励患者深呼吸及有效咳嗽、咳痰，指导患者咳嗽时用手按压保护伤口，减轻疼痛。排痰困难时用叩背帮助排痰，痰液黏稠可予雾化吸入。

3. 拔管后给予口腔护理，拔管后至少 2 小时内不得进食，防止误吸。

4. 严密观察生命体征，如心率、呼吸、血压、血氧饱和度等，注意有无鼻翼翕动，呼吸急促、费力、三凹征、发绀、烦躁不安等缺氧现象，有无声音嘶哑、喉头水肿等情况，拔管后 30 分钟复查血气分析。

5. 拔管前后应避免使用抑制呼吸和咳嗽反射的药物。

6. 将连接管路的呼吸机和气管插管备在患者床边 24 小时，及时发现不耐受撤机指征并进行相应处理。

（郭莉娟）

【思考与练习】

一、选择题

（1～2 题共用题干）

曹某，男，32 岁。左胸部被汽车撞伤 30 分钟。查体：P 140 次/分，R 38 次/分，BP 80/50mmHg，神志清楚，痛苦貌，呼吸急促，口唇发绀，颈静脉无明显怒张，气管移向右侧，左胸部饱满，呼吸运动较右胸弱，可见反常呼吸。左胸壁有骨擦音，局部压痛明显。颈部、胸部、上腹部均可触及皮下气肿。左胸呼吸音消失，胸穿抽出血液和气体。腹部平软，无压痛反跳痛。

1. 根据病史和临床表现，该患者最可能的诊断是（　　　）

    A. 急性心脏压塞　　　　　　　　B. 左胸多根多处肋骨骨折并张力性血气胸

    C. 皮下气肿　　　　　　　　　　D. 开放性血气胸

    E. 左胸肋骨骨折并闭合性气胸

2. 该患者最简便可靠的诊断依据是(　　)
　　A. 呼吸急促、发绀　　　　　B. 气管移位　　　　　　　C. 皮下气肿
　　D. 胸穿抽出血液和气体　　　E. 胸部B超探查见有液平面

(3～4题共用题干)

患者男,31岁。因车祸致全身多处外伤2小时入院。入院时查体:T 36℃,BP 70/50mmHg,P 135次/分,R 33次/分,SpO₂ 88%,神志淡漠,皮肤湿冷,少尿,左侧呼吸音低,左下肢胫骨开放性骨折,腹部膨隆,腹肌紧张,诊断为"多发伤、ARDS"。

3. 导致该患者急性呼吸窘迫综合征的肺外因素是(　　)
　　A. 失血性休克　　　　　　　B. 重症肺炎　　　　　　　C. 误吸
　　D. 放射性损伤　　　　　　　E. 氧中毒

4. 此病症最基本的病理改变是(　　)
　　A. 肺容积减少　　　　　　　B. 肺毛细血管炎症性损伤及通透性改变
　　C. 肺顺应性降低　　　　　　D. 肺泡通气/血流比例失调
　　E. 肺间质纤维化

(5～8题共用题干)

张某,29岁。胸部外伤致右侧肋骨骨折并发气胸,呼吸极度困难,发绀,出冷汗。检查:神志清楚,血压10.6/8kPa(80/60mmHg),气管向左侧移位,右胸廓饱满,叩诊呈鼓音,呼吸音消失,胸穿抽出血液和气体,颈胸部有广泛皮下气肿等。

5. 该患者急救应立即采取的措施是(　　)
　　A. 吸氧　　　　　　　　　　B. 快速补液、输血　　　　C. 气管插管辅助通气
　　D. 抗休克同时开胸探查　　　E. 胸腔闭式引流排气减压

6. 以下选项不是患者目前存在的护理问题的是(　　)
　　A. 低效型呼吸形态　　　　　B. 清理呼吸道无效　　　　C. 体液不足
　　D. 心排出量减少　　　　　　E. 疼痛

7. 造成患者极度呼吸困难、发绀的主要原因是(　　)
　　A. 健侧肺受压迫　　　　　　B. 纵隔向健侧移位　　　　C. 静脉血液回流受阻
　　D. 伤侧胸腔压力不断升高　　E. 广泛皮下气肿

8. 患者胸腔闭式引流管不慎自胸壁伤口滑脱,首要的处理是(　　)
　　A. 将引流管重新插入胸腔　　　　　　B. 及时呼叫医生
　　C. 立即捏紧引流口皮肤　　　　　　　D. 立即送手术室
　　E. 立即缝合引流口

(9～12题共用题干)

患者女,30岁。因车祸致伤1小时入院。入院时查体:神志清楚,痛苦貌,双侧瞳孔约3mm,对光反射灵敏,左下肢胫骨开放性骨折,腹部膨隆,腹肌紧张,测BP 79/50mmHg,P 130次/分,R 28次/分。

9. 下列诊断不符合该患者的是(　　)
　　A. 肝脾破裂　　　　　　　　B. 腹膜后血肿　　　　　　C. 复合伤

    D. 失血性休克   E. 多发伤

10. 为进一步确诊,应首选下列检查中的(　　)

    A. X线   B. 心电图检查   C. MRI

    D. 腹腔穿刺   E. 血气分析

11. 患者入院后的以下处理**不妥**的是(　　)

    A. 吸氧,保持呼吸道通畅   B. 迅速建立静脉通道,补液扩容

    C. 热水袋保暖   D. 监测每小时尿量

    E. 监测中心静脉压

12. 患者腹腔穿刺抽出不凝血液,测 BP 75/50mmHg,P 135 次/分,此时最主要的措施是(　　)

    A. 大量补液   B. 应用多巴胺等血管活性药

    C. 碳酸氢钠溶液   D. 清创缝合

    E. 补液同时做好术前准备

(13～16题共用题干)

患者女,28 岁。因车祸致全身多处伤入院,入院时呈昏迷状,双侧瞳孔约 3mm,对光反射迟钝,测 BP 79/50mmHg,P 130 次/分,R 28 次/分。CT 示:脑出血、骨盆骨折。

13. 根据病史和临床表现,该患者最可能的诊断是(　　)

    A. 多处伤   B. 联合伤   C. 多发伤

    D. 复合伤   E. 脑外伤

14. 患者骨盆骨折最重要的体征是(　　)

    A. 畸形   B. 反常活动   C. 局部压痛及间接挤压痛

    D. 骨擦音及骨擦感   E. 肿胀及瘀斑

15. 对该患者的以下处理中,首选(　　)

    A. 立即行 X 线、B 超检查   B. 建立静脉通路,补足血容量

    C. 应用血管活性药物   D. 清创

    E. 双下肢予固定器固定

16. 患者行液体复苏后,中心静脉压 16cmH$_2$O,血压 82/50mmHg,应采取的措施是(　　)

    A. 减慢输液速度,加用强心药   B. 加用血管活性药

    C. 加用糖皮质激素   D. 输血

    E. 纠正酸中毒

(17～20题共用题干)

患者女,28 岁。开胸探查术后第 2 天,自觉憋气,痰多黏稠。查体:T 38.8℃,P 120 次/分。白细胞 14×10^9/L,心电图示:窦性心动过速。

17. 根据病情,首先考虑为(　　)

    A. 心肌梗死   B. 肺部感染   C. 胸腔积液

    D. 胆瘘   E. 心力衰竭

18. 为进一步诊断,首先应做的检查是(　　)

A. 腹平片　　　　　　　　B. 胸片　　　　　　　　　C. 痰培养

D. 血气分析　　　　　　　E. B超检查

19. 对该患者的处理,下列措施**不妥**的是(　　　)

A. 镇痛护理　　　　　　　B. 镇咳治疗　　　　　　　C. 雾化吸入

D. 叩背排痰　　　　　　　E. 纤维支气管镜检查

20. 患者发生肺不张可能,行纤维支气管镜检查,以下护理**不妥**的是(　　　)

A. 向患者说明检查目的、配合要点　　　　　B. 检查前 4～6 小时禁食

C. 严格无菌操作　　　　　　　　　　　　　D. 术后即可进食

E. 严密观察病情变化

二、问答题

1. 机械通气患者吸痰时并发症有哪些,如何防范?

2. 胸部术后肺不张的原因有哪些?

项目七

多系统疾病护理

任务一　心肺复苏术后患者的护理

朱某,女,25岁,大专学历,银行职员,未婚。"发热3天,呼吸困难2小时,晕厥1次"。患者3天前劳累后出现发热、食欲不振,体温39.0℃,无咳痰、寒战和关节肌肉痛。当地医院予头孢呋辛抗炎,治疗后体温降至正常,2小时前患者感胸闷、气闭加重,伴窒息感,随后出现晕厥,被家人送入急诊科。患者既往身体健康,否认心肌病、猝死等家族遗传病病史。查体:神志清楚,精神软,面色苍白,T 38.6℃,P 35次/分,R 20次/分,BP 85/63mmHg,SpO$_2$ 94%。口唇轻度发绀,颈静脉无怒张,双下肢无水肿。心电图示:三度房室传导阻滞,心室率45次/分,急诊肌钙蛋白11.05ng/ml,急诊脑钠肽前体12 257pg/ml,WBC 10.1×10^9/L。拟"急性重症病毒性心肌炎,心律失常,三度房室传导阻滞,急性左心衰竭,心功能Ⅳ级(NYHA分级)"收住ICU。

情境1　入科处置

问题1　如果你是责任护士,在患者入科前需做哪些准备?

1. ICU标准床单位准备　多功能监护床、多参数监护仪、简易呼吸皮囊、吸痰吸氧装置、微量注射泵、肠内营养输注泵、电极片、一次性吸氧面罩、静脉注射用物、标本采集用物、手套、手电筒、听诊器、护理记录单等。

2. 根据重症心肌炎循环不稳定的特点,随时准备抢救,另需准备除颤仪及起搏电极,气管插管盘(里面备气管插管用物);备用状态的呼吸机(根据病情设置呼吸机基本参数)、气管插管固定用宽胶布等。

问题2　该患者到达病房后,如何快速评估与处置?

1. 快速评估(遵循A-B-C-D-E顺序)　A——气道评估;B——呼吸评估;C1——循环和脑灌注评估;C2——主诉;D——药物和诊断性检查;E——仪器和监测管道。

评估该患者:未建立人工气道,自主呼吸,气道通畅,呼吸稍促,呼吸频率30次/分。SpO$_2$ 88%,听诊双肺呼吸音粗,可闻及散在湿啰音。患者神志清楚,精神软弱,心电监护显示窦性心率,心率45次/分,心律不齐,BP 82/51mmHg。听诊心音低钝。腹软,四肢湿冷,双下肢轻度水肿。带入导尿管一根,通畅,引出淡黄色尿液。检验报告:肌酸激酶(CK)1141U/L,肌酸激酶同工酶(CK-MB)82U/L,心肌肌钙蛋白(CTnT)2.0ng/L,WBC 7.4×10^9/L,N 69%,PLT 219×10^9/L,血清脑钠肽(BNP)3000pg/dl,D-二聚体(D-Dimer)

145

3300μg/L,C 反应蛋白（CRP）1.48mg/dl,血气分析 pH 7.32,PaCO$_2$ 22mmHg,PaO$_2$ 65mmHg,HCO$_3^-$ 16.3mmol/L。

2. 入科时的处置包括

（1）体位安置：因患者有休克征象,取休克卧位,头偏向一侧,保持气道通畅,做好必要的告知和解释工作,消除患者紧张恐惧心理。保持环境安静,尽量减少患者的氧消耗。

（2）吸氧：采用 6～8L/min 高流量吸氧,必要时使用储氧面罩高流量吸氧,迅速纠正患者的缺氧症状,使血氧饱和度达到 95% 以上,尽量改善患者的氧供。如使用储氧面罩不能改善患者的缺氧症状,尽早使用无创呼吸机支持通气。

（3）心电监护：观察患者的心率及心律的变化,发现频发的室性期前收缩,多源性的、成对的、呈 RonT 现象的室性期前收缩或严重的房室传导阻滞时,立即通知医生,遵医嘱使用利多卡因等药物,警惕室颤或心脏停搏的发生。

（4）标本采集：严密监测电解质及酸碱平衡情况,因电解质紊乱或酸碱平衡失调时更易发生心律失常。

（5）尿量观察：记录每小时尿量,保持尿量在 0.5～1ml/(kg·h) 以上。观察尿液的颜色,尿比重,及时发现急性肾衰竭。

（6）保暖：监测体温的变化,观察患者皮肤色泽和温度,口唇、甲床、毛细血管和静脉充盈情况。

情境 2　心搏骤停处理

问题 3 该患者入科后,责任护士与急诊科护士交接完成,准备进行系统评估时,突然听到心电监护仪报警声,查看心电监护提示：一直线。如果你是责任护士,该如何处理?

1. 评估心电监护的导联线有无脱落,评估患者有无大动脉搏动,确认无误后立即进行胸外心脏按压并同时呼救。

2. 听到呼救的医务人员带上抢救车、除颤仪。

3. 胸外心脏按压,开放气道,紧急气管插管,予呼吸机支持通气,A/C 模式,氧浓度100%。

4. 遵医嘱肾上腺素 1mg 静脉推注间隔 3 分钟重复一次,有室颤及时除颤,有恶性心律失常及时使用抗心律失常药物。

5. 根据血化验结果,遵医嘱使用药物,补充电解质,维持内环境稳定。

6. 积极治疗原发疾病,容量不足及时补液或使用血管活性药物。

7. 医护人员分工明确,责任护士负责病情观察及记录,主管医生负责人工气道管理,辅助医生负责胸外心脏按压及除颤。辅助护士负责采血,建立静脉通道,遵医嘱用药,通知家属等需要外联的工作,具体抢救定位见图 2-8。

问题 4　请分析该患者心搏骤停的原因?

重症心肌炎的典型病变是心肌间质增生、水肿及充血,内有多量炎性细胞浸润,当累及传导系统可引起房室传导阻滞等严重心律失常,易引起心源性休克和猝死。该患者在发病后就处于三度房室传导阻滞,并影响血流动力学的改变,处于休克的早期表现,很容易引起心源性的心脏骤停。

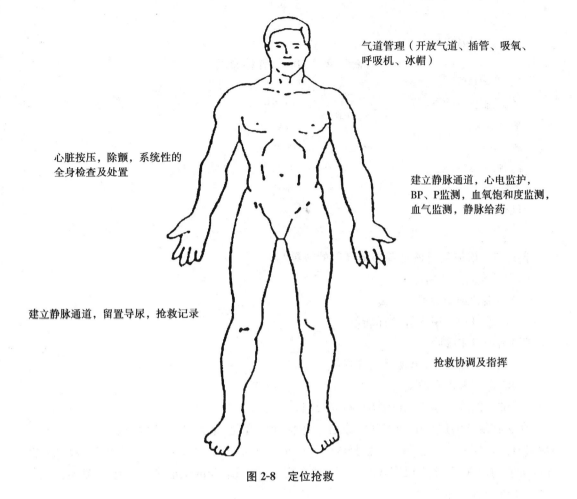

气道管理（开放气道、插管、吸氧、呼吸机、冰帽）

心脏按压，除颤，系统性的全身检查及处置

建立静脉通道，心电监护，BP、P监测，血氧饱和度监测，血气监测，静脉给药

建立静脉通道，留置导尿，抢救记录

抢救协调及指挥

图 2-8　定位抢救

 知识链接

心肺复苏程序

复苏的程序包括三阶段即基础生命支持、高级生命支持和停搏后处理。

基础生命支持：指心搏骤停发生后就地进行抢救，其基本的目的是在尽可能短的时间内进行有效的人工循环和呼吸，为心脑提供最低限度的血流灌注和氧供，即所谓的徒手心肺复苏。

高级生命支持：指由专业医务人员在心跳呼吸骤停现场进行抢救，借助一些仪器设备和药物实施更有效的抢救，包括电击除颤，建立人工气道，实施人工通气，开放静脉通道和应用复苏药物。

停搏后处理：指自主循环恢复后，在ICU等场所实施的进一步综合治疗措施，主要以脑复苏或脑保护为中心的全身支持疗法，也包括进一步维持循环和呼吸功能。

心搏骤停的类型：

1. 心室颤动　在临床一般死亡中占30%，在猝死中占90%。

2. 心脏电-机械分离　常是心脏处于"极度泵衰竭"状态，心脏已无收缩能力。

3. 心室停搏(伴或不伴心房静止)　心肌完全失去电活动能力，心电图上表现为一条直线。

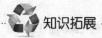 **知识拓展**

临床常见的心跳骤停原因

6个"H"	5个"T"
低血容量	中毒
低氧血症	心脏压塞
酸中毒	张力性气胸
高钾/低钾血症	冠状动脉或肺动脉栓塞
低血糖	创伤
低体温	

问题 5　如何判断该患者心肺复苏的效果?

CPR 有效指征包括:

(1)心跳和颈动脉搏动恢复。

(2)面色、口唇、甲床等色泽转红。

(3)出现自主呼吸。

(4)意识逐渐恢复,出现反射或挣扎。

(5)心电图波形有改变。

(6)散大的瞳孔缩小,开始恢复对光反射。

在心肺复苏的过程中严密观察患者上述指标的变化,来判断复苏效果。该患者经心肺复苏处理后,恢复自主心率 45 次/分,窦缓,BP 110/60mmHg、SpO_2 96%,自主呼吸微弱,需呼吸机辅助通气,呼之无反应,GCS 4 分,双侧瞳孔 R=L=3mm,光反应迟钝,基础生命支持有效,需进一步生命支持。

情境 3　复苏后的综合治疗

患者经心肺复苏处理后,恢复自主心率 45 次/分,窦缓,BP 110/60mmHg、SpO_2 96%,自主呼吸微弱,需呼吸机辅助通气,呼之无反应,GCS 4 分,双侧瞳孔 R=L=3mm,光反应迟钝。

问题 6　医嘱:亚低温治疗。如果你是责任护士,该如何为患者提供亚低温治疗?

1.亚低温治疗前评估患者的意识状况,有无抽搐。

2.遵医嘱使用镇静镇痛药物,必要时使用肌松剂。

3.检查亚低温治疗仪的性能,检查水箱内水量是否充足,正确连接各管路并检查管路有无扭曲,松动。毯面上覆盖中单,将冰毯置于患者背部,肛温探头置于肛门内约 10cm。使用冰帽时,两侧耳郭戴耳罩保护,冰帽与患者头部的间隙可用毛巾等物封闭。

4.接通电源,启动工作键,观察机器工作状态,记录患者体温的变化。

5.注意使患者体温逐渐下降,每小时下降不超过 1℃,使体温维持在 33～35℃,并观察患者有无寒战等表现。

6.亚低温治疗时应注意

(1)持续心电监护,发现心律失常,及时汇报医生。

（2）维持平均动脉压 75～95mmHg，CVP 大于等于 8mmhg，目标 PaO$_2$>90mmHg，pH 7.35～7.45。

（3）每小时记录患者体温变化，若体温不能达到目标值，及时通知医生。

（4）每小时记录寒战程度。

（5）每 2 小时记录皮肤冻伤情况。

（6）每 6 小时采取血样本，维持内环境稳定。

 知识链接

亚低温治疗

国外学者一般按体温将治疗分为 4 类：①超深低温：4～16℃。②深低温：17～28℃。③中低温：29～33℃。④轻低温：34～36℃。国内外学者又将后二者称为亚低温。

临床研究发现 32～35℃亚低温能显著降低重型颅脑损伤患者的病死率。当体温小于 32℃，低温所致的危害大大增加。当患者达到亚低温治疗的目标时，应遵医嘱终止亚低温，当患者出现以下情况时应立即终止亚低温。

1. 心律失常（心率小于 40 次/分或大于 120 次/分）。

2. 虽已积极补液或给予血管活性药物，但患者血流动力学仍不稳定（收缩压<90mmHg 或平均动脉压<60mmHg）。

3. 出现严重酸中毒或其他器官功能恶化或衰竭。

4. 瞳孔对光反射消失。

5. 严重的凝血功能障碍或有临床出血证据。

6. 温度低于 32℃。

问题 7　该患者出现了轻微的血压下降，并可见四肢有寒战，请问该患者可能出现了什么情况，该如何处理？

该患者亚低温治疗期间可能出现寒战、心血管的并发症。亚低温治疗期间的并发症主要包括：感染、寒战、心血管的并发症，诱发高血糖，凝血功能障碍，电解质紊乱等。在亚低温治疗期间，应严密观察患者的病情，做好各脏器功能的支持与监护，具体如下

1. 神经系统监测　严密观察患者瞳孔、意识的改变，特别是 GCS 评分的变化。如患者出现寒战可用镇静剂和麻醉药对抗，对手足等末梢采取保温措施，可以改善寒战反应。

2. 维持良好的呼吸功能，保证机体的氧供与气体交换。气管插管处呼吸机辅助通气，定时清除呼吸道分泌物，加强气道湿化，保持呼吸道通畅。根据血气分析结果调整呼吸机的模式与参数。

3. 持续心电监护，及时处理和发现心律失常，防止再次发生心脏骤停，并准备好抢救药物及器械以备急用。

4. 确保循环功能稳定　严密监测患者的循环功能，适当扩充有效循环血量，适时应用正性肌力药物以保证足够的心排量，使用血管活性药物提高组织灌注压以改善组织血液灌注，维持血压在正常或稍高正常水平，减轻缺血-再灌注对心肌的危害，防治心律失常。

5. 防止急性肾功能损伤　心脏停搏以及整个心肺复苏过程中，由于低血压导致肾灌注减少，呼吸停止与呼吸功能衰竭造成的血液含氧量不足，均将导致肾脏缺血缺氧，从而诱发肾衰竭。因此复苏成功后应注意纠正低血压或休克，解除肾血管痉挛，严密监测患者每小时

尿量,维持尿量＞0.5ml/(kg·h),并计 24 小时进出量,监测血尿素氮和肌酐的变化。尽量避免使用肾血管收缩和损害肾功能的药物。

6. 维持水、电解质及酸碱平衡,维持内环境稳定　心肺复苏后一般存在不同程度的水钠潴留,适当限制水分的摄入,以减轻脑水肿。低温可显著降低胰岛素敏感性,并可使细胞外的钾离子转向细胞内,出现低血钾,严密监测患者电解质及血糖的变化,使患者的血糖维持在 8～10mmol/L。

7. 控制抽搐　抽搐发生时强烈的肌肉收缩、阵挛与强直会极大地增加机体的氧耗和氧需,加重脑缺氧。有惊厥或抽搐者,按医嘱使用镇静及止痉药。

8. 利尿,脱水　防止和控制脑水肿是中断脑缺氧恶性循环的有效措施,是心肺复苏特别是脑复苏的重要环节。遵医嘱使用甘露醇脱水降颅压治疗,必要时加用呋塞米,观察药物的作用及不良反应。

9. 遵守无菌操作规则,注意手卫生,防止院内交叉感染,预防 VAP 的发生。

问题 8　患者维持亚低温目标温度 24 小时后,意识开始恢复,医嘱:复温。作为责任护士如何执行并做好复温期间的护理?

复温的方法最常用的为自然复温和控制复温 2 种,控制复温因复温的速度和温度是可控的,对机体不利因素更少,在临床上应用更广,具体做法是:

1. 调节亚低温治疗仪的温度,复温的速度为 0.25℃/h,使患者体温每 4 小时复温 1℃,快速复温可导致亚低温的保护性效应部分、甚至全部丧失,还能恶化损伤机制。

2. 逐渐减少静脉镇静、镇痛药物剂量,严密监测患者复温阶段体温(每 15～30 分钟观察记录,最长不超过 1 小时),如出现复温过快应及时调整冰毯温度。

3. 由于亚低温治疗后脑血管反应性受损,故复温后应维持正常体温,将体温恢复到 36～37℃。

问题 9　该患者心肺脑复苏成功后,心率一直维持在 40～50 次/分之间,需要异丙肾上腺素维持心率,安装了临时心脏起搏器,请问在使用临时心脏起搏器时,护理上要注意什么?

1. 安装起搏器前常规准备好抢救药品与器材,如多巴胺、利多卡因、异丙肾上腺素、阿托品及除颤仪等,以备起搏失灵时发生心力衰竭的抢救。使用前准备好起搏导线,检查导线有无断裂及接触不良,功能有无障碍,电极是否移位;并检查起搏器功能状态,打开电源开关,感知和起搏指示灯亮,证明电池能源充足;同时预调起搏频率、起搏阈值:电流 3～5mA,电压 3～6V,备好同一型号新电池。

2. 设定起搏器起搏阈值及工作参数选择　起搏方式为心室同步、R 波抑制型(VVI 方式);起搏频率(Rate,起搏器连续发放脉冲的频率)一般成人起搏频率为 60～80 次/分,儿童 100～120 次/分;调节起搏器灵敏度(Sensitivity,起搏器感知 P 波或 R 波的能力)为 3～7mV、输出电流(Output,引起心脏有效收缩的最低电脉冲强度)为 5mA。

3. 严密监测心率、心律变化,根据起搏频率,正确设置监护仪器的报警界限,设置监护导联为Ⅱ导联,利于 R 波的识别和心率的计数准确。起搏器工作正常时,当患者自主心律低于设置的起搏频率时,心电监护仪会出现起搏脉冲信号即"起搏钉",它有别于正常 R 波,其后紧接宽大畸形 QRS 波,T 波方向与主波方向相反。及时发现有无电极导线移位或起搏器起搏、感知障碍。观察有无腹壁肌肉抽动、心脏穿孔等表现。

4. 妥善固定起搏器,检查起搏导线是否固定在电极插头内,极性是否正确,临时起搏器电极的插头应避免接触任何液体或金属。患者绝对卧床休息,术侧肢体避免屈曲或过度活动。避免在使用起搏器的周围使用无线电通信器、电剃刀等,以防电磁波引起起搏失灵。

5. **停用起搏器时护理** 随着心肌水肿、缺氧、电解质紊乱等恢复及药物综合治疗,患者可出现自主心律与起搏心律交替现象,当自主心律大于起搏心律时可以逐渐减少起搏频率直至关闭起搏器。当患者血流动力学稳定,12 导联心电图正常 1~2 天后,可考虑撤除起搏器。

(叶向红 郑茹娜)

【思考与练习】

一、选择题

(1~2 题共用题干)

患者女,45 岁。因被家人发现神志不清,送急诊室抢救,恢复神志,拟"阿斯综合征"收住入院,入院后再次突发神志不清。

1. 诊断患者心搏骤停迅速可靠的指标是( )
   A. 大动脉搏动消失　　　　B. 呼吸停止　　　　　C. 瞳孔散大
   D. 血压测不到　　　　　　E. 脉搏不清

2. 心搏骤停紧急处理原则中,下列选项**错误**的是( )
   A. 迅速开始人工呼吸　　　　　B. 开始胸外按压前需待心电图确诊
   C. 立即开放静脉输液通道　　　D. 立即开始胸外按压
   E. 准备好电击除颤

(3~4 题共用题干)

患者女,58 岁。拟"阿斯综合征"收住入院,护士巡视病房,发现患者心电监护呈一直线,并伴随意识丧失。

3. 在紧急的处理措施中,第一步要做的是( )
   A. 立即开始胸外按压　　　B. 迅速开始人工呼吸　　　C. 准备好电击除颤
   D. 确认患者有无大动脉搏动　　E. 立即开放静脉输液通道

4. 医嘱:胸外电击除颤。电极板安放的位置应在( )
   A. 心尖区,后胸壁
   B. 左第 2 肋间前胸壁,心尖区
   C. 左第 2 肋间前胸壁,心尖区后胸壁
   D. 右第 2 肋间前胸壁,心尖区或心尖区后胸壁
   E. 以上都可以

(5~8 题共用题干)

患者女,65 岁。因心跳、呼吸骤停,送急诊室心肺复苏抢救后,自主呼吸和心跳恢复,但意识仍不清,为进一步监护入 ICU。

5. 在为该患者准备床单位的过程中,下列选项**不妥**的是( )
   A. 准备单人房间　　　　B. ICU 标准床单位准备　　　C. 除颤仪
   D. 备用状态的呼吸机的准备　　E. 吸引吸氧装置

6. 在对该患者进行护理体检的过程中，**不妥**的是(　　)
    A. 对患者进行 GCS 评分　　　　　　　　B. 评估患者神志和瞳孔的变化
    C. 听诊双肺呼吸音是否对称　　　　　　D. 评估患者的肌力
    E. 检查患者的相关化验检查结果

7. 心肺复苏后，最容易出现的继发性病理改变是(　　)
    A. 心肌缺血性损害　　　　B. 肺水肿　　　　　　C. 脑缺氧性损害
    D. 肝小叶中心坏死　　　　E. 肾小管坏死

8. 脑复苏处理中最重要的是(　　)
    A. 维持呼吸和循环功能　　　B. 脱水和低温疗法　　　　C. 应用能量合剂
    D. 高压氧治疗　　　　　　　E. 补液治疗

(9~12 题共用题干)

患者女，69 岁。因阿斯综合征入住 ICU，心电监护提示心率 41 次/分，患者主诉无明显的胸闷不适症状。

9. 医生医嘱维持患者心率在 55 次/分以上，下列药物最常用的是(　　)
    A. 肾上腺素　　　　　　B. 多巴酚丁胺　　　　C. 异丙肾上腺素
    D. 阿托品　　　　　　　E. 山莨菪碱

10. 患者使用血管活性药物维持心率，以下护理措施**不妥**的是(　　)
    A. 血管活性药物单独一路　　　　　B. 使用微量注射泵，使剂量更加准确
    C. 熟悉药物的作用与副作用　　　　D. 严格按医嘱用药，不更改药物的剂量
    E. 严密监测药物的作用与副作用

11. 医嘱给患者安装临时心脏起搏器，以下护理措施**不妥**的是(　　)
    A. 安装起搏器前常规准备好抢救药品　　B. 设定起搏器起搏阈值及工作参数
    C. 严密监测心率、心律变化　　　　　　D. 妥善固定起搏器
    E. 导联心电图正常即可撤除起搏器

12. 临时起搏器的应用范围**不妥**的是(　　)
    A. 阿斯综合征发作　　　　　　B. 高度房室传导阻滞
    C. 心脏介入术后 AVB　　　　　D. 冠脉搭桥术后 AVB
    E. 心脏电生理检查

(13~16 题共用题干)

当你救助游泳溺水的 10 岁男童时，你发现他没有反应，没有呼吸，周围没人可以帮你。

13. 你打 120 求救的正确时间是(　　)
    A. 你给小孩做 2 分钟心肺复苏后
    B. 你给小孩救上岸后
    C. 你做了几分钟心肺复苏后小孩仍没有反应
    D. 做了两次吹气，准备做胸外心脏按压前
    E. 在清除患者口鼻腔分泌物后

14. 给该患儿开放气道，排除颈椎损伤的前提应首选的方法是(　　)
    A. 仰头举颏法　　　　　　B. 双手托下颌法

C. 将舌头往前拉　　　　　　　D. 将手指放在口腔内,向前推下颌

E. 给患者倒立

15. 该患者送医院后,心跳、呼吸恢复,但仍没有意识,医嘱予亚低温治疗。以下护理措施**不妥**的是(　　　)

A. 注意使患者体温逐渐下降,每小时下降不超过 1℃

B. 每小时记录患者体温变化

C. 持续心电监护,发现心律失常,及时汇报医生

D. 亚低温治疗前评估患者的意识状况,有无抽搐

E. 使体温维持在 35～36℃

16. 患者在第 2 天神志恢复,医嘱开始复温,在复温的过程中,护理**不妥**的是(　　　)

A. 复温的速度为 0.25℃/h

B. 使患者体温每 4 小时复温 1℃

C. 严密监测患者复温阶段体温

D. 复温开始时,为了观察患者的反应,先停用镇痛镇静药物

E. 将体温恢复到 36～37℃

(17～20 题共用题干)

患者被发现意识不清,口吐白沫,大小便失禁送入急诊室,患者原有慢性肾功能不全病史,行血液透析治疗。入院检查,血肌酐 450μmol/L,尿素氮 85mmol/L,血钾 6.8mmol/L,血钠 155mmol/L,血红蛋白 8.5g/L。

17. 该患者呼吸心搏骤停的原因是(　　　)

A. 低血容量　　　　　　B. 低氧血症　　　　　　C. 酸中毒

D. 高钾血症　　　　　　E. 中毒

18. 在对患者进行心肺复苏的过程中**不妥**的是(　　　)

A. 胸外心脏按压的同时,开放气道

B. 肾上腺素 1mg 静脉推注间隔 3 分钟重复一次

C. 有室颤及时除颤

D. 有恶性心律失常及时使用抗心律失常药物

E. 快速补液,纠正休克

19. 以下选项**不属于**心肺复苏有效指征的是(　　　)

A. 心跳和颈动脉搏动恢复　　　　　　　　B. 面色、口唇、甲床等色泽转红

C. 出现自主呼吸　　　　　　　　　　　　D. 瞳孔逐渐散大

E. 意识逐渐恢复,出现反射或挣扎

20. 心肺复苏后,下列处理**不妥**的是(　　　)

A. 吸氧　　　　　　　　B. 纠正酸中毒　　　　　　C. 维持电解质平衡

D. 防治肾衰竭　　　　　　E. 少动,不要翻身

二、问答题

1. 心肺复苏术后的患者进一步生命支持包括哪些内容?

2. 如何做好临时心脏起搏器的护理?

任务二　多脏器功能障碍综合征患者的护理

张某，女，75岁，文盲，农民，已婚。因"发热伴咳嗽、咳痰2天，四肢湿冷1天"入院。患者2天前无明显诱因出现发热，最高体温39.5℃，伴咳黄痰，无胸闷气闭，无盗汗，无胸痛，自服"美林"后热退。1天前出现全身乏力，四肢湿冷，送当地医院就诊，测血压58/36mmHg，予补液升压等治疗后效果欠佳，来我院就诊。患者既往有高血压病史3年，平素不规则服降压药物，血压控制情况不详。查体：T 39.0℃，P 129次/分，R 35次/分，BP 86/53mmHg，SpO_2 82%，神志不清，面色发绀，呼吸浅促，双侧瞳孔等大等圆，直径2.5mm，对光反射灵敏，颈静脉无怒张，两肺呼吸音对称，可闻及湿啰音，心律齐，四肢湿冷，双侧巴氏征未引出。血气分析：pH 7.22，$PaCO_2$ 56.8mmHg，PaO_2 60.2mmHg，SaO_2 88.6%，ABE－8.3mmol/L，Lac 5.9mmol/L；血常规：WBC $12.4×10^9$/L，N 94.2%；血生化：肌酐312μmol/L，尿素氮13.88mmol/L；凝血：部分凝血活酶时间（APTT）61.4秒，凝血酶原时间（PT）18.5秒，国际标准比（INR）1.41。胸部CT：重症肺炎，左肺明显，左侧胸腔积液。急诊经气管插管，呼吸机机械通气，设置SIMV模式，R 15次/分，吸气压（PI）25cmH_2O，PEEP 8cmH_2O，压力支持（PS）12cmH_2O，FiO_2 100%，SpO_2上升至90%，丙泊酚镇静等处理。拟"重症肺炎、呼吸衰竭、感染性休克、急性肾损伤2期、高血压"收住ICU。

情境1　入科处置

问题1　如果你是责任护士，应如何接待该患者？

1. **准备**　备ICU标准床单位：多功能监护床、多参数监护仪、电极片、简易呼吸皮囊、吸痰吸氧用物、微量注射泵、肠内营养输注泵、静脉注射用物、标本采集用物、手套、手电筒、听诊器、护理记录单等；该患者所需的特殊用物准备：备用状态呼吸机、模拟肺、湿化液、血管活性药物等。

2. **接待**　主动接待患者、用转运板搬运患者至监护床上，取平卧位或休克卧位，接呼吸机机械通气；连接多参数心电监护仪，快速监测患者生命体征。

3. **入院即刻快速评估（遵循 A-B-C-D-E 顺序）**　A——气道评估；B——呼吸评估；C1——循环和脑灌注评估；C2——主诉；D——药物和诊断性检查；E——仪器和监测管道。

评估后该患者情况为：经口气管插管，呼吸机机械通气，神志不清，双侧瞳孔等大等圆，直径2.5mm，对光反射灵敏，P 145次/分，BP 74/43mmHg（去甲肾上腺素 1μg/（kg·min）维持）。

4. **交接**　与急诊科护士床边交接班，了解患者病情、急诊检查和处置情况，做好转运交接并签名。

5. **整体评估（评估内容及方法参见任务一）**　该患者评估情况为：患者既往有高血压病史3年，平素不规则服降压药物，血压控制情况不详。已婚，配偶已故，育有2子2女，均身体健康，社会支持系统完善。患者持续丙泊酚镇静，躁动镇静评分（RASS）-2，呼吸机机械通气，气管插管距门齿22cm，人工气道通畅，吸出较多黄白色黏液痰，自主呼吸16次/分，SpO_2 92%。T 39.2℃，P 145次/分，BP 74/43mmHg[去甲肾上腺素 1μg/（kg·min）维持]，四肢末梢湿冷，动脉搏动减弱，无尿，给予留置导尿管记录每小时尿量，置入右锁骨下中心静脉导管，监测中心静脉压（CVP）4mmHg。CPOT疼痛评分0分，Branden评分13分，跌倒评分4

分。医嘱：快速补液，留置动脉导管监测有创血压。

6. 处置　采集血标本检测血气分析、血电解质、血糖、血常规等；留取痰标本送检痰培养＋药敏。

7. 宣教　ICU 病室环境、无陪管理制度，介绍主管医生、护士等，心理护理消除患者家属紧张情绪。

问题 2　患者目前存在的主要护理问题有哪些？应采取哪些护理措施？

1. 组织灌注量改变　与休克有关。本案例患者表现为中心静脉压低，血压低，脉搏浅快，四肢末梢湿冷，无尿。

［护理措施］

(1)严密观察患者生命体征、CVP、尿量、皮肤颜色、温度、毛细血管充盈度和静脉充盈情况，准确记录每小时尿量和进出量。

(2)安置休克卧位：将患者头和躯干抬高 20～30 度，下肢抬高 15～20 度，肢端棉被保暖。

(3)从中心静脉快速补液，先输入晶体液，后输胶体液，根据患者生命体征、CVP、ABP、尿量等变化随时调整补液速度和量。

(4)严格遵守无菌操作，遵医嘱正确使用血管活性药物，改善微循环。

(5)正确使用抗生素，尽早留取痰培养和血培养标本。

(6)加床栏保护，适当约束，防止患者坠床和意外拔管发生。

(7)使用镇静剂期间，注意观察患者血压、呼吸的变化。

2. 体温过高　与重症肺炎感染有关。本案例患者表现 T 39.2℃，脉搏快，皮肤温度高。

［护理措施］

(1)严密观察患者神志、瞳孔、生命体征及水电解质变化，维持内环境稳定，及时抽取血培养、痰培养标本送检。

(2)动态观察患者体温变化，注意热型及有无畏寒、寒战发生，体温过高时及时给予补液及降温处理。

(3)根据痰培养、血培养结果遵医嘱正确使用抗生素，注意观察药物疗效及副作用。

(4)急性期卧床休息，保持床单位整洁，每天做好皮肤护理，口腔护理每 6 小时一次。

(5)留置胃管，遵医嘱给予开水鼻饲。

(6)做好手卫生及消毒隔离措施的落实，预防呼吸机相关性肺炎的发生。

3. 不能维持自主呼吸　与重症肺炎呼吸衰竭有关。本案例患者表现呼吸困难，血氧饱和度低，需要呼吸机支持。

［护理措施］

(1)严密观察患者神志、瞳孔、生命体征、血氧饱和度变化，定时监测血气分析，有异常及时报告医生处理。

(2)动态评估患者气道是否通畅，观察呼吸音、咳嗽反射，有无人机对抗，注意呼吸频率、节律、深浅度变化。

(3)适时吸痰，注意无菌操作，每次吸痰时间＜15 秒，吸引压力＜100mmHg，观察痰液量、性状改变。

(4)床头抬高 15°～30°，每 2 小时一次翻身、拍背，及时清除呼吸机冷凝水，减少反流误吸和预防呼吸机相关性肺炎的发生。

(5)定时床边胸片,根据痰培养结果正确使用抗生素及抑制胃酸的药物。

(6)口腔护理每 6 小时一次,双人操作,采用棉球擦拭或口腔冲洗法,注意观察患者口腔黏膜有无溃烂、出血。

(7)留置胃管鼻饲,注意手卫生,观察有无胃潴留及消化道并发症发生。

(8)机械通气期间做好患者心理护理、基础护理和各项生活护理,减轻患者不良刺激。

问题3　患者入院后留置桡动脉导管监测有创血压,如何做好护理?

1. 正确连接测压管路,妥善固定,防止管道连接脱落。

2. 保持测压管道通畅密闭,每 6 小时一次校对零点,对零时换能器高度应与心脏同一水平。

3. 防止管道折叠、扭曲,确保管道内无血液及气泡,防止压力波衰减及气栓、血栓发生。

4. 严格执行无菌操作,敷贴保持密闭、干燥,每周更换 2 次,有松动、渗血时及时更换。

5. 密切观察置管侧肢体肢端颜色、温度变化,分析压力波形,发现异常及时处理。

6. 定时用肝素盐水或生理盐水冲管,冲洗压力保持在 300mmHg 以上,防止血栓形成,96 小时更换测压系统。

 知识链接

> **有创血压监测**
>
> 有创血压监测是指在动脉内留置导管进行连续动脉血压监测的一种方法。适用于严重休克、心脏手术患者以及大手术中、术后患者监护,其他重症疾病以及周围血管收缩症患者的监测。有创血压一般高于无创血压 5~20mmHg。

问题4　如何判断该患者液体复苏的有效性?

1. 休克患者液体复苏目标　6 小时内达到:①中心静脉压 8~12mmHg,平均动脉压≥65mmHg;②尿量≥0.5ml/(kg·h);③中心静脉或混合静脉血氧饱和度≥70%。

2. 该患者入院后 6 小时测 CVP 7mmHg,平均动脉压 68mmHg,尿量 10~15ml/h,中心静脉血氧饱和度 65%。未达到液体复苏目标,需继续液体复苏。

情境2　诊疗给药护理

患者入院第 2 天,出现畏寒、寒战,T 39.8℃,P 158 次/分,R 34 次/分,BP 104/63mmHg[去甲肾上腺素 0.5μg/(kg·h)维持],医嘱:留取血培养标本送检。

问题5　你是责任护士,如何正确留取血培养标本?

1. 物品准备　血培养标本瓶 4 个,2 个厌氧瓶,2 个需氧瓶,20ml 注射器 1 副,2%碘酊、75%酒精、消毒棉签、止血带。

2. 采血方法

(1)采血原则:血培养标本应在抗生素使用之前或患者出现畏寒、寒战、体温上升期采集。

(2)采血部位:选择中心静脉导管血和外周静脉血。

（3）血培养标本应同时采集 2～3 套，1 套标本包括 1 个需氧瓶和 1 个厌氧瓶，每套标本采集间隔时间小于 5 分钟。

（4）每套血培养标本采血量不少于 10ml（每瓶不少于 5ml）。

（5）采血时严格执行无菌操作，用 75% 酒精消毒血培养瓶塞待干；穿刺处皮肤消毒步骤：2% 碘酊-75% 酒精或 5% 碘附-75% 酒精，从穿刺点由内到外消毒，直径 5cm 以上。

（6）标本接种后轻轻上下颠倒混匀，防止血液凝固。

（7）血标本采集后立即送检或放室温下保存不超过 2 小时。

问题 6 该患者入院后持续使用去甲肾上腺素，请问使用该药物时应注意哪些问题？

去甲肾上腺素是感染性休克常用的血管活性药物，属于 α 受体激动剂，使用时应注意：

（1）使用去甲肾上腺素前应遵医嘱充分补充血容量。

（2）使用中严密观察患者心率、血压、CVP、尿量的变化，根据监测结果随时调整给药速度和剂量，使用过程中避免推注。

（3）患者血压目标值至少维持在可以保证组织灌注水平，而不一定达到正常血压水平。

（4）该药物经外周静脉使用可出现严重的血管壁炎性反应，一旦药液外渗可致局部皮肤组织坏死，应立即给予扩血管药物局部封闭，抬高患肢，必要时报告医生处理。

（5）为确保该药物使用的准确性和安全性，应选择中心静脉微量注射泵注射给药。

（6）该药物因半衰期短，在微量注射泵出现"注射完毕"报警之前必须准备好药物，防止因药物中断而影响患者的血压。

（7）使用过程中应全面评估患者全身情况，尽早减量并撤除药物，避免长时间使用造成药物依赖。

患者入院后去甲肾上腺素持续锁骨下静脉微量泵注射，根据病情每日逐渐下调剂量，入院第 3 天撤除药物，无药物外渗发生。

 知识链接

药物渗出与外渗

药物渗出与外渗是由于输液管理疏忽造成药物或溶液未进入正常的血管通路，两者的区分在于渗出是指非腐蚀性药物或溶液进入周围组织，外渗是指腐蚀性药物或溶液进入周围组织。

情境 3 弥散性血管内凝血（DIC）护理

患者入院第 4 天，胃管内持续引流出咖啡样胃内容物，查胃液 OB＋＋＋，静脉采血针眼处渗血难止，背部及四肢皮肤出现瘀点瘀斑，无尿。

问题 7 该患者可能出现了什么情况？需要哪些检查明确诊断？

1. 该患者出现了弥散性血管内凝血（DIC）。

2. 需做以下实验室检查 血小板计数，出血时间（BT），激活的部分凝血活酶时间（APTT），凝血酶原时间（PT），血浆纤维蛋白原含量，纤维蛋白原降解产物（FDP），D-二聚体（D-dimmer），血浆鱼精蛋白副凝试验（3P）等。

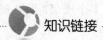知识链接

弥散性血管内凝血（DIC）

　　DIC是许多疾病发展过程中出现的一种复杂的病理过程，是一种继发性、以广泛微血栓形成、出血及脏器功能不全为特征的临床病理综合征。临床表现为出血、栓塞、微循环障碍及溶血，如不及时治疗，可危及生命。

　　问题8　该患者目前的首优护理问题是什么？如何护理？

患者目前的首优护理问题是：PC；出血。

[护理措施]

（1）严密观察患者全身皮肤瘀点瘀斑、黏膜伤口、注射部位、消化道、泌尿道及颅内出血等情况，有异常及时报告医生处理。

（2）卧床休息，护理患者时动作轻柔，避免损伤皮肤及各种碰伤，减轻活动造成出血加剧。

（3）尽量减少创伤性检查和治疗，采血后用干棉球压迫至少10分钟，如有渗血应加压包扎。

（4）翻身后禁止拍背，避免因患者躁动、约束等意外导致出血加重。

（5）减少不必要吸痰，避免因气道反复吸痰造成气道黏膜损伤出血。

（6）尽量留置动脉导管监测有创血压及抽血用，避免因袖带测压及反复抽血导致皮下出血。

（7）遵医嘱正确输入血制品，注意观察输血不良反应及血容量，严密监测凝血功能的变化。

情境4　多脏器功能不全（MODS）护理

　　患者入院第6天，T 38.2℃，P 124次/分，R 24次/分，BP 123/70mmHg，持续丙泊酚镇静，经口气管插管呼吸机机械通气，能全力鼻饲，24小时尿量130ml，血糖最高17.9mmol/L（胰岛素使用），血肌酐362μmol/L，尿素氮16.48mmol/L；APTT 81.4秒，TT 28.0秒，PT 18.5秒，WBC 13.6×10^9/L，N 94.8%，Hb 85g/L，RBC 2.63×10^{12}/L，PLT 59.5×10^9/L。痰培养与血培养报告为多重耐药鲍曼不动杆菌生长。医嘱：移单间病房隔离。

　　问题9　针对该患者，责任护士如何落实多重耐药菌隔离措施？

　　1. 单间隔离是将多重耐药菌感染患者安置在单间隔离病房进行治疗，专人管理，门上贴上接触隔离标识，防止无关人员进入。如无单间隔离病房，可将同种同源多重耐药菌患者集中在一起管理，也可以行床边隔离，在床边醒目地方做好隔离标识。

　　2. 严格落实手卫生，医务人员实施诊疗护理操作中做好标准预防，戴好口罩、帽子、接触患者时应当使用手套，穿隔离衣，完成患者的诊疗护理操作后，必须及时脱去手套、隔离衣并洗手。

　　3. 行床边隔离患者，应在患者一览表、床边醒目位置、住院病历上贴上接触隔离标识，提醒医务人员以及家属做好隔离措施。实施床边隔离时，应先诊疗护理其他患者，再护理隔离患者。

4. 隔离患者如离开隔离室进行诊断、治疗，应先电话通知相关科室做好准备，做好隔离措施，防止感染的扩散。

5. 多重耐药菌患者使用后的物品应用双层医疗垃圾袋扎紧，做好隔离标记，集中进行处理。

6. 做好隔离病房的空气消毒，紫外线照射每日 2 次，每次 30 分钟，物品、仪器、地面用含氯消毒剂消毒处理。

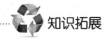知识拓展

多重耐药菌

多重耐药菌是指对临床使用的三类或三类以上抗菌药物同时呈现耐药的细菌。包括耐甲氧西林金黄色葡萄球菌（MRSA）、耐万古霉素肠球菌（VRE），产超广谱 β-内酰胺酶（ESBLs）细菌、耐碳青霉烯类抗菌药物鲍曼不动杆菌，多重耐药/泛耐药铜绿假单胞菌和多重耐药结核分枝杆菌等。

问题 10　入院后该患者持续丙泊酚镇静，如何做好护理？

该患者镇静期间的护理措施包括：

1. 实施镇静前应全面评估患者的全身状态，选择合适的镇静治疗方案。

2. 尽可能采用各种非药物手段去除或减轻一切可能影响患者躁动的因素。

3. 动态评估镇静效果，密切观察患者的呼吸、血压、心率、肝功能等变化，一旦出现呼吸、血压、心率下降，应暂停镇静药物的使用。

4. 丙泊酚外周静脉注射速度过快可出现局部疼痛，应采用持续缓慢静脉输注方式。配制和输注时应注意无菌操作，防止乳化脂肪被污染，长期大量使用应监测有无高三酰甘油血症发生。

5. 为避免药物蓄积和药效延长，镇静过程中应实施每日唤醒计划，即每日中断镇静药物输注（宜在白天进行），以评估者的精神与神经功能状态。但患者清醒期需严密监测和护理，防止意外拔管等发生。

6. 为防止患者出现药物戒断，停药时应有计划，并逐渐减量，不可快速中断药物使用。

7. 镇静期间应做好各项基础护理和生活护理，加强翻身、拍背，促进呼吸道分泌物排出，预防肺部并发症发生。

该患者入科后持续丙泊酚镇静，RASS 评分 -1～-2 分，呼吸、血压无明显改变，每日实行唤醒计划，患者意识清醒，能简单点头示意，但不耐受气管插管，继续镇静治疗。

问题 11　该患者出现呼吸、肾脏、内分泌、免疫、凝血 5 个脏器功能不全，针对该患者监护重点是什么？

该患者的监护重点如下：

1. 严密监测患者神志、瞳孔、生命体征、血流动力学及各脏器功能的变化，必要时行心电图、B 超、CT 检查，扩大监测范围，尽早采取干预措施，阻断病理通路，预防脏器功能进一步损害。

2. 动态监测血气分析、肝肾功能、凝血功能等特异性变化，协助医生明确诊断。

3. 对临床上被高度怀疑感染引起的 MODS 患者，要不懈寻找感染源，反复做血培养，做好各种导管的护理，防止感染的发生。

4. 充分改善和维持组织供氧,做好营养支持和代谢调理,预防其他脏器的损害。

5. 加强护患沟通,让患者和家属充分参与到患者的治疗护理之中,树立战胜疾病的信心。

6. 做好患者的各项基础护理、生活护理、出血护理,减轻或预防并发症的发生。

(汤秋芳)

【思考与练习】

一、选择题

(1~2题共用题干)

张某,女,75岁。发热伴咳嗽、咳痰2天,神志模糊,四肢湿冷1天。体温39.5℃,P 129次/分,SpO_2 82%,血压 58/36mmHg;血气分析:pH 7.22,$PaCO_2$ 69.8mmHg,PaO_2 56.2mmHg,Abe−8.3mmol/L;WBC $12.4×10^9$/L,N 94.2%;胸部CT提示重症肺炎,左侧胸腔积液。

1. 上述血气分析结果提示酸碱失衡的类型是( )

    A. 失代偿性呼吸性酸中毒   B. 失代偿性代谢性酸中毒

    C. 代偿性呼吸性酸中毒   D. 呼吸性酸中毒合并代谢性酸中毒

    E. 呼吸性酸中毒合并代谢性碱中毒

2. 目前最关键的处理措施是( )

    A. 大量抗生素使用   B. 使用呼吸兴奋剂   C. 超声雾化

    D. 快速补液   E. 气管插管加辅助呼吸

(3~4题共用题干)

张某,女,75岁。发热伴咳嗽、咳痰2天,四肢湿冷1天。神志模糊,体温39.5℃,P 129次/分,四肢湿冷,血压 58/36mmHg,无尿,给予留置导尿。

3. 该患者休克类型属于( )

    A. 低血容量性休克   B. 分布性休克   C. 脓毒性休克

    D. 梗阻性休克   E. 心源性休克

4. 患者留置导尿的目的**不包括**( )

    A. 保持会阴清洁、干燥   B. 防止尿路感染   C. 减轻护理工作量

    D. 观察每小时尿量   E. 降低医疗费用

(5~8题共用题干)

张某,女,75岁。发热伴咳嗽、咳痰2天,四肢湿冷1天。查体:嗜睡,面色发绀,呼吸浅促,SpO_2 82%,两肺可闻及湿啰音,左侧呼吸音低。体温39.5℃,P 129次/分,四肢湿冷,血压 58/36mmHg。

5. 为尽快明确诊断,应首选下列检查中的( )

    A. 胸部X射线摄片   B. 痰细菌学检查   C. 心电图检查

    D. 颅脑CT检查   E. 动脉血气检查

6. 血气报告:pH 7.22,$PaCO_2$ 66.8mmHg,PaO_2 56.2mmHg,Abe−8.3mmol/L,Lac 5.9mmol/L。根据血气结果,患者最可能出现下列并发症中的( )

    A. 肾衰竭   B. 急性脑出血   C. 急性心力衰竭

D. 呼吸衰竭 　　　　　　E. 感染性休克

7. 对该患者的处理,**不妥**的是( )

　A. 畅通气道 　　　　　B. 抗感染治疗 　　　　　C. 机械通气

　D. 使用血管活性药 　　　E. 应用呼吸兴奋剂

8. 机械通气 12 小时后,患者突发烦躁不安、呼吸急促,呼吸机持续高气道压报警,SpO_2 76%,最大可能是( )

　A. 精神紧张 　　　　　B. 左心衰竭 　　　　　C. 气胸

　D. 胸腔积液 　　　　　E. 严重感染

(9～12题共用题干)

张某,女,75 岁。发热伴咳嗽、咳痰,入院第 2 天,患者输液时出现畏寒、寒战,T 38.8℃, P 158 次/分,R 34 次/分,BP 104/63mmHg[去甲肾上腺素 0.5μg/(kg·h)维持]。

9. 对该患者的处理,**不妥**的是( )

　A. 停止输液,更换药物观察 　B. 抗感染治疗 　　　C. 加盖被保暖

　D. 使用血管活性药 　　　　E. 四肢大血管处冰块冷敷

10. 为明确诊断,最重要的检查是( )

　A. 胸片 　　　　　　B. 心脏超声 　　　　　C. 血培养

　D. MRI 　　　　　　E. 血常规

11. 以下选项**不符合**血培养标本采取原则的是( )

　A. 血标本应在抗生素使用之前留取

　B. 采血部位应选择中心静脉导管血和外周静脉血

　C. 每套血培养标本采血量不少于 10ml

　D. 血培养标本应同时采集 2～3 套

　E. 血标本采集后放室温下保存不超过 24 小时

12. 患者输注去甲肾上腺素中出现液体外渗,下列措施**不妥**的是( )

　A. 立即停止输液 　　　　　　　B. 地塞米松加利多卡因局部封闭

　C. 局部硫酸镁热敷 　　　　　　D. 抬高肢体

　E. 严密观察,做好交接班

(13～16题共用题干)

张某,女,75 岁。发热伴咳嗽、咳痰入院第 4 天,胃管内持续引流出咖啡样胃内容物,查胃液 OB+++,静脉采血针眼处渗血难止,背部及四肢皮肤出现瘀点瘀斑,24 小时尿量 150ml。

13. 以下选项**不属于**弥散性血管内凝血(DIC)实验室检查内容的是( )

　A. 血小板计数 　　　　　　　　B. 激活的部分凝血活酶时间(APTT)

　C. D-二聚体(D-dimmer) 　　　　D. 血浆鱼精蛋白副凝试验(3P)

　E. 活化凝血时间(ACT)

14. 对该患者的处理,以下护理措施**不妥**的是( )

　A. 观察全身出血情况 　　　　　B. 减少创伤性检查和治疗

　C. 避免不必要的吸痰 　　　　　D. 加强翻身拍背

E. 采血后干棉球压迫至少 10 分钟

15. 该患者需要输红细胞悬液 2U,下列选项**错误**的是(　　)
    A. 血液离开血库后应在 30 分钟内输注
    B. 输血时应双人在患者床边核对
    C. 输血过程中严密观察有无输血反应
    D. 输血开始、15 分钟、结束后 15 分钟均要记录生命体征
    E. 输血结束后血袋按医疗垃圾立即处理

16. 以下选项**不属于**患者可能出现的输血反应的是(　　)
    A. 发热反应　　　　　　B. 过敏反应　　　　　　C. 溶血反应
    D. 低血钾　　　　　　　E. 枸橼酸中毒

(17～20 题共用题干)

张某,女,75 岁。发热伴咳嗽、咳痰第 5 天,经口气管插管呼吸机机械通气,持续丙泊酚镇静,RASS 评分－2 分,留置导尿,前 24 小时尿量 130ml,持续 CRRT 治疗,痰培养与血培养报告为多重耐药鲍曼不动杆菌生长。

17. 对于该患者目前存在的护理诊断,以下选项**不妥**的是(　　)
    A. 清理呼吸道无效　　　　　B. 意识障碍　　　　　C. 排尿方式改变
    D. 潜在并发症:急性肾衰竭　　E. 不能维持自主呼吸

18. 该患者为多重耐药菌感染,以下隔离措施**不妥**的是(　　)
    A. 单间或床边隔离,做好隔离标识　　　B. 严格落实手卫生
    C. 接触患者体液、分泌物戴手套　　　　D. 先护理隔离患者,再护理其他患者
    E. 做好病房物品、环境消毒

19. 以下选项**不属于** CRRT 治疗并发症的是(　　)
    A. 出血　　　　　　　　B. 低血压　　　　　　　C. 体温过高
    D. 空气栓塞　　　　　　E. 凝血

20. 患者镇静治疗,下列护理措施**不妥**的是(　　)
    A. 镇静前全面评估患者　　　　B. 采用非药物手段去除躁动因素
    C. 动态评估镇静效果　　　　　D. 镇静中不需要实施每日唤醒
    E. 做好基础护理和生活护理

二、问答题

1. 如何正确使用血管活性药物?
2. 哪些患者适用于有创动脉血压监测?

思考与练习参考答案

第一篇 急诊护理

项目一 急症症状患者的急救护理

任务一 腹痛患者的急救护理

一、选择题

1. E 2. D 3. D 4. D 5. B 6. C

二、问答题

1. 答:(1)腹痛患者未明确诊断前禁用止痛剂的目的是因为使用止痛剂后,患者疼痛症状减轻,会掩盖病情,延误诊断和治疗。

(2)造成腹痛的原因有很多种,可能是炎症、缺血、穿孔、肠道肌肉痉挛等等,在诊断未明确前不能热敷,是因为热敷可以造成炎症的扩散、组织缺血缺氧加剧,不仅不能缓解症状还会加重病情。

(3)腹痛诊断未明确前不能灌肠,若患者是因为肠道穿孔等原因引起的腹痛,灌肠会导致病情加重,炎症扩散等后果。

2. 答:(1)向患者及家属说明胃肠减压的目的,取得合作。胃肠减压是利用负压吸引原理,将胃肠道内积聚的内容物吸出,以降低胃肠道内压力的方法。

(2)正确置入胃肠减压管,检查是否通畅、有无漏气,妥善固定。

(3)保持胃肠减压持续通畅。

(4)胃肠减压期间,患者禁食、禁饮并停止口服药物,如医嘱从胃管内注入药物,在注药后应夹住胃管,暂停减压1小时。

(5)观察和记录引流液的量和性质。

(6)加强口腔护理,预防口腔感染和呼吸道感染。

(7)拔管指征:病情好转,腹胀消失,肠蠕动恢复,肛门排气。拔管方法:先将胃管与负压吸引器分离,反折并捏紧胃管管口,嘱患者吸气末屏气,迅速拔出,以减少刺激,防止误吸。擦净鼻孔及面部胶布痕迹,整理用物,妥善处理胃肠减压装置。

任务二 呼吸困难患者的急救护理

一、选择题

1. C 2. A 3. A 4. C 5. B 6. E

二、问答题

1. 答:气道异物造成的呼吸困难可以采取以下急救措施尽快排出异物:

(1)成人患者神志清楚,咳嗽反射强的可以鼓励和刺激患者咳嗽,用力拍背等方法排出异物。上述方法无效时可以根据患者的具体情况采用立位或坐位的腹部冲击法或胸部冲击法(海氏手法)。患者若因气道异物造成神志昏迷时可以采用卧位的腹部冲击法或胸部冲击法(海氏手法)排出异物。

(2)婴儿的气道异物采用背部拍击和胸部冲击法进行急救。

(3)紧急情况下可以通过环甲膜穿刺进行急救。

(4)上述方法无效,到医院后环甲膜穿刺可以通过气管支气管镜等方法取出异物。

2. 答:(1)口鼻咽通气管的使用;

(2)气管插管;

(3)喉罩置入术;

(4)气管切开;

(5)环甲膜穿刺。

任务三　胸痛患者的急救护理

一、选择题

1. D　2. E　3. A　4. C　5. A　6. E

二、问答题

1. 答:常见的高危胸痛分为高危心源性疼痛:急性冠脉综合征(UAP 即不稳定性心绞痛、AMI 即急性心肌梗死);高危非心源性疼痛:主动脉夹层、肺栓塞、张力性气胸。

快速早期识别

(1)通过临床表现识别

1)急性冠脉综合征(ACS):模糊不清的压榨样胸痛放射至颈、臂、下颌。

2)肺栓塞(PE):发作突然,胸痛,呼吸困难,晕厥,休克,心率加快。

3)主动脉夹层瘤(AD):常有高血压病史。撕裂样胸痛放射至背部、腹部。

4)张力性气胸(TP):患者极度呼吸困难,端坐呼吸。

(2)通过辅助检查识别

1)急性冠脉综合征(ACS):心电图检查;肌钙蛋白检查;心肌酶谱检查;动态心电图监测。

2)肺栓塞(PE):血气分析;弥散性血管内凝血(DIC)全套检测;胸片;血管造影;B 超查下肢深静脉血栓(DVT)。

3)主动脉夹层(AD):心脏杂音;双上肢血压不等;胸片(纵隔窗);CT 血管造影(CTA)。

4)张力性气胸(TP):胸片可确诊。

2. 答:急性心肌缺血的导联心电图显示 ST 段呈水平型、下斜型及低垂型下降,ST 段下降 >0.10mV,持续时间在 1 分钟以上,ST 段下降至少出现在两个或两个以上相邻的导联,ST 段下降可以单独出现,也可同时伴有 TU 或 QRS 波群的改变。根据 ST 段下降的导联,可以判断心内膜下心肌损伤的部位,心肌损伤大多发生左室前壁、心尖部及下壁心内膜下心肌,ST 段下降多见于 $V_3 \sim V_6$ 及 Ⅱ、Ⅲ、aVF 导联,与前降支病变发病率高有关。一过性缺血性 ST 段改变,时间大于 1 分钟,是反映急性心肌缺血最可靠的指标之一,ST 段下降幅度 >0.20mV 为心肌缺血的强阳性指标。

任务四　昏迷患者的急救护理

一、选择题

1. B　2. E　3. A　4. B　5. B　6. B

二、问答题

1. 答:昏迷是处于对外界刺激无反应状态,而且不能被唤醒去认识自身或周围环境,是最严重的意识障碍。昏迷既可由中枢神经系统病变引起(占70%),又可以是全身性疾病的后果。全身性疾病是引发昏迷的常见病因,通常包括各种原因所致的代谢性脑病和各种中毒引起的中毒性脑病两大类。

(1)代谢性脑病

1)肝性脑病(急性、慢性);

2)肾性脑病(尿毒症脑病、透析脑病等);

3)肺性脑病;

4)心源性昏迷(严重心律失常、急性大面积心肌梗死、心搏骤停);

5)胰性脑病;

6)糖尿病酮症酸中毒、高渗性非酮症性昏迷;

7)低血糖昏迷;

8)其他内分泌疾患(甲亢危象、肾上腺危象、垂体危象等);

9)休克;

10)电解质紊乱、酸碱失衡;

11)中暑昏迷;

12)营养缺乏性脑病。

(2)中毒性脑病包括感染中毒性脑病和外源性中毒两大类

1)感染中毒性脑病;

2)药物中毒;

3)一氧化碳中毒;

4)农药中毒。

2. 答:糖尿病酮症酸中毒的实质是胰岛素的缺乏,目前国内多采用小剂量胰岛素疗法。一般采用微量注射泵给药 $0.1U/(kg \cdot h)$,具有简便、安全、有效、易于调整的特点。微量注射泵使用小剂量胰岛素,每1~2小时进行微量法末梢血糖监测,及时调整胰岛素用量,当血糖降到 $13.9mmol/L$ 时,改输 5% 葡萄糖加胰岛素(按每 3~4g 葡萄糖加 1U 胰岛素计算)。当血糖下降过快时,增加血糖监测频次,及早发现血糖变化,避免医源性低血糖的发生。在使用胰岛素过程中除严密监测血糖变化的同时要监测血钾的变化。糖尿病酮症酸中毒患者经补液、胰岛素治疗4~6小时后,血钾常明显下降。

项目二　损伤患者的急救护理

任务一　多发伤患者的急救护理

一、选择题

1.D　2.B　3.C　4.C　5.A　6.A

二、问答题

1. 答:多发伤评估方法除了初期 ABCDE 评估外,在紧急处理后,生命体征稳定的情况下,应及时进行全身检查,对伤情做出全面评估,较常用的方法还有:

(1)体格检查时:①CRASHPLAN 方案:C 心脏(cardia),R 呼吸(respiration),A 腹部(abdomen),S 脊柱(spine),H 头部(head),P 骨盆(pelvis),L 四肢(limbs),A 动脉(arteries),N 神经(nerves)。②从头到脚评估法。

(2)伤情严重程度评估方法(CRAMS 评分法):CRAMS 分值范围为 0～10 分,分值愈低,伤情愈重。9～10 分为轻伤;7～8 分为重伤;≤6 分为极重伤。CRAMS>7 分,死亡率为 0.15%;CRAMS<7 分,死亡率为 62%。

(3)现场伤员的分级及标记:一级急救——红色,病情严重,危及生命者;二级急救——黄色,病情严重,无危及生命者;三级急救——绿色,病情较轻;四级急救——黑色,死亡伤员。

2. 答:(1)颅脑外伤为主的多发伤的护理要点

1)保持气道通畅,充分给氧。

2)严密观察生命体征变化。

3)观察意识、瞳孔变化;观察精神状态;观察运动与感觉的改变。

4)观察耳、鼻有无溢血、溢液。

5)准确及时地应用激素、抗生素及降低颅内压,观察用药后反应,防止脑疝的发生。

6)注意防治脑水肿,可用 20% 甘露醇和呋塞米交替使用,也可用胶体液或白蛋白、血浆提高胶体渗透压,限制输液量,但这与抗休克措施相矛盾,应两者兼顾,灵活掌握。

(2)胸部外伤为主的多发伤的护理要点

1)呼吸道阻塞的紧急排除。

2)出血性休克的抢救:迅速建立两路以上静脉通路,或深静脉穿刺进行 CVP 等血流动力学监测,纠正休克。

3)有血气胸情况者,及时行胸腔闭式引流,解除心肺受压。当置管后一次引流出 1000～1500ml 以上血量或引流 3 小时内,引流速度仍在 200ml/h 以上者,应准备开胸探查术。

4)连枷胸反常呼吸严重时,对活动的胸壁进行加压固定包扎,以减少反常呼吸,并采用气管插管、人工机械通气。

(3)腹部外伤为主的多发伤的护理要点

1)进行生命体征监测、心电监护、CVP 监测、血氧饱和度监测,积极纠正休克;

2)采用床边物理检查监测:一看、二摸、三测压。

3)注意腹部体征的变化,积极做好术前准备。

(4)合并脊柱损伤及四肢骨折的多发伤的护理要点

1)全面观察受伤部位,不能脱下的衣裤要剪开。

2)监测生命体征变化,有后腹膜血肿伴休克者予以抗休克治疗。

3)注意有无发生脊髓休克及肢体截瘫情况;脊髓损伤者应减少不必要的搬动,翻身时保持胸腰为一直线,防止扭曲及神经损伤。

4)四肢骨折者及时牵引或固定,并注意上肢的血液循环及肿胀情况,防止骨筋膜室综合征,抬高患肢,保持功能位。

5)夹板固定前要检查记录肢体远侧端的感觉及血液循环。应用夹板固定时,必须超过受伤骨折上、下各一个关节。

6)开放性创口,在夹板固定之前用无菌敷料覆盖。使用夹板时要远离创口,以免压迫创面造成组织坏死。

任务二　蛇咬伤患者的急救护理

一、选择题

1. B　2. A　3. C　4. E　5. D　6. C

二、问答题

1. 答：

区别点	有毒蛇	无毒蛇
牙痕	被咬伤处留有2(或3,4)个大牙痕,牙痕深而呈紫黑色(但海蛇、眼镜蛇等所咬伤口不明显)	被咬伤处留有上颌4列和下颌2列的牙痕,牙痕小,牙痕浅而色淡
疼痛	被咬伤处多感灼热、疼痛,且疼痛范围扩展很快	被咬伤处不很痛,也不扩展疼痛范围
肿胀	被咬伤处不仅发红,而且伤处显著肿胀,且扩展很快	被咬伤处发红,但肿胀现象不显著,也不扩展
全身症状	常有头晕、眼花、抽搐、昏睡、不省人事、休克等多种症状	没有头晕、眼花、抽搐、昏睡、不省人事、休克等症状

2. 答:(1)出血;

(2)弥散性血管内凝血(DIC);

(3)循环功能衰竭;

(4)急性肾衰竭;

(5)呼吸衰竭。

项目三　中毒患者的急救护理

任务一　有机磷农药中毒患者的急救护理

一、选择题

1. A　2. C　3. B　4. E　5. A　6. A

二、问答题

1. 答:有机磷农药在体内与胆碱酯酶形成磷酰化胆碱酯酶,磷酰化胆碱酯酶不能自行水解,从而使胆碱酯酶丧失活性,造成乙酰胆碱在体内过量蓄积,导致胆碱能神经系统紊乱引起一系列中毒症状。

2. 答:

	迟发性神经病	中间综合征	中毒后反跳
常见毒物	急性中、重度有机磷农药中毒(甲胺磷、敌敌畏、乐果、敌百虫中毒等)	急性重度有机磷农药中毒(甲胺磷、敌敌畏、乐果、久效磷等)	有机磷农药中毒(乐果、马拉硫磷等)
发病时间	中毒症状消失后2~3周	中毒后1~4天,介于急性症状缓解后与迟发性多发神经病发生之间	数日至1周后

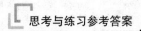

续表

	迟发性神经病	中间综合征	中毒后反跳
临床症状	迟发性神经损害,表现为感觉、运动型多发性神经病变,主要累及肢体末端,烧灼、疼痛、麻木以及下肢无力、瘫痪、四肢肌肉萎缩等	表现为屈颈肌、四肢近端肌肉以及第3～7对和第9～12对脑神经所支配的部分肌肉肌力减退,出现眼睑下垂、眼外展障碍和面瘫。病变累及呼吸肌时,常引起呼吸肌麻痹,并迅速进展为呼吸衰竭,甚至死亡	病情突然急剧恶化,再次出现有机磷农药急性中毒症状,甚至发生昏迷、肺水肿或突然死亡
发生机制	有机磷农药抑制神经靶酯酶,使其老化	胆碱酯酶长期受抑制,影响神经肌接头处突触后功能	残留在皮肤、毛发和胃肠道的有机磷杀虫剂重新吸收或解毒药停用过早所致

任务二　百草枯中毒患者的急救护理

一、选择题

1.A　2.D　3.A　4.E　5.A　6.E

二、问答题

1. 答:(1)越早处理,预后越好;

(2)刺激咽喉部催吐;

(3)口服白陶土悬液或泥浆水 100～200ml;

(4)尽快脱去污染衣物,用肥皂水(或弱碱性液体)清洗并再用流动清水彻底冲洗受污染皮肤不少于 15 分钟,去除沾染的百草枯;

(5)眼部污染时,用流动清水冲洗＞15 分钟。

2. 答:(1)洗胃的禁忌证有

1)吞服强腐蚀性毒物。

2)正在抽搐、大量呕血者。

3)原有食管胃底静脉曲张或有上消化道大出血病史者。

(2)洗胃液的选择

1)胃黏膜保护剂:可用牛奶、蛋清、米汤、植物油等保护胃肠黏膜。

2)溶剂:脂溶性毒物(如汽油、煤油等)可用液状石蜡。

3)吸附剂:药用炭是强力吸附剂,可氧化、中和或沉淀毒物。

4)解毒剂:可通过与体内存留的毒物发生中和、氧化、沉淀等化学反应,改变毒物的理化性质,使毒物失去毒性。

5)中和剂:对吞服强腐蚀性毒物的患者,不宜洗胃,可服用中和剂中和,如吞服强酸时可用弱碱(镁乳、氢氧化铝凝胶);强碱可用弱酸类物质(如食醋、果汁等)中和。

6)沉淀剂:可与毒物作用生成溶解度低、毒性小的物质,如乳酸钙或葡萄糖酸钙与氟化物或草酸盐作用,可生成氟化钙或草酸钙沉淀;生理盐水与硝酸银作用生成氯化银沉淀;2%～5%硫酸钠可与可溶性钡盐生成不溶性硫酸钡沉淀。

任务三　急性一氧化碳中毒患者的急救护理

一、选择题

1. A　2. D　3. C　4. C　5. B　6. A

二、问答题

1. 答:急性一氧化碳中毒主要是引起组织缺氧。CO 吸入人体后,85％与血液中的 Hb 结合成稳定的 COHb,使 Hb 失去携氧能力,引起全身缺氧。COHb 的存在,使血红蛋白解离曲线左移,氧不易释放给组织,造成细胞缺氧。CO 与还原型的细胞色素氧化酶的二价铁结合,抑制细胞色素氧化酶的活性,阻碍了细胞对氧的利用。

2. 答:通过 pH 判断有无酸碱失衡:pH<7.35 说明存在酸中毒;pH>7.45 说明存在碱中毒。pH 在正常范围的可能原因包括没有酸碱失衡、代偿性酸碱失衡、存在酸中毒合并碱中毒。对于严重的酸碱失衡,如 pH<7.2 或更低水平,持续时间较长,则有可能造成脑、心、肾等重要脏器的严重损害,需尽快治疗。

任务四　成批食物中毒患者的急救护理

一、选择题

1. A　2. B　3. D　4. C　5. D　6. A

二、问答题

1. 答:口服中毒者可通过催吐、洗胃、吸附剂、润滑剂、沉淀剂、导泻等方法来清除。

(1)催吐:只能用于清醒的患者。昏迷、惊厥、休克、腐蚀性毒物摄入和无呕吐反射者禁用。

(2)洗胃:及早、彻底、用温水忌用热水,洗胃时左侧卧位,并防止吸入性肺炎、水中毒、脑水肿。禁忌证:昏迷或惊厥、腐蚀性毒物摄入、食管静脉曲张等。

(3)吸附剂:药用炭用温水稀释后,胃管内注入。

(4)润滑剂:用蛋清、牛奶、米汤、面糊等以保护胃黏膜,并减少毒物的刺激及吸收,主要用于腐蚀剂中毒。

(5)沉淀剂:使毒物与之结合,形成溶解度低、难于吸收的沉淀物。如碘中毒使用 7％～8％的淀粉液。

(6)导泻:口服硫酸钠或硫酸镁、甘露醇、山梨醇等,对有中枢抑制作用的毒物禁用硫酸镁。

(7)灌肠:对于来诊较晚、导泻无效者,可用 1％温肥皂水多次灌肠,加快肠道内毒物排出。

2. 答:护理人员除要对患者强调的症状、体征进行分析外,还要通过望、闻、听、问、触、查等方法进行评估。

分诊技巧

(1)SOAP 公式

1) S:主观感受:包括主诉及伴随症状;

2) O:客观现象:包括体征及异常征象;

3) A:估计:将收集到的资料进行综合分析,得出初步诊断;

4) P:计划:根据结果判断,进行专科分诊,按轻重缓急有计划安排就诊。

(2) PQRST 记忆公式:一般用于疼痛患者

1) P:疼痛诱因,什么可以使疼痛缓解或加重;

2）Q:疼痛的性质,患者是否可以描述;

3）R:放射,疼痛位于什么部位,是否向其他部位放射;

4）S:程度,疼痛的程度如何,疼痛评分值;

5）T:时间,疼痛持续的时间。

项目四　理化因素患者的急救护理

任务一　中暑患者的急救护理

一、选择题

1.E　2.C　3.B　4.C　5.E　6.E

二、问答题

1. 答:中暑的高危人群:①肥胖;②缺乏体育锻炼;③过度劳累;④睡眠不足;⑤伴发潜在性疾病,如糖尿病、心血管病、下丘脑病变;⑥服用某些药物,如阿托品、巴比妥类;⑦饱食后立即进行高温环境下作业;⑧老年人,久病卧床者,产妇终日逗留在通风不良、空气潮湿、温度较高的室内,均易发生中暑。

发病机制:①机体产热增加:在高温或强热辐射下从事长时间劳动,机体产热增加,容易发生热蓄积。②机体散热减少:在湿度较高和通风不良的环境下从事重体力劳动也可发生中暑。③机体热适应能力下降热负荷增加时,机体会产生应激反应,通过神经内分泌的各种反射调节来适应环境变化,维持正常的生命活动,当机体这种调节能力下降时,对热的适应能力下降,机体容易发生代谢紊乱而发生中暑。

2. 答:(1)进行防暑教育,提高防暑意识,加强在高温环境下的自我保护意识,合理补充含盐饮料,掌握中暑先兆并及时采取相应措施,以防中暑发生。

(2)加强体育锻炼,提高耐热能力。

(3)改善劳动和居住环境,注意老年人、孕妇及慢性病患者的夏季保健。

(4)做好高温作业工作,就业前体检,并每1～2年定期体检一次。有慢性心血管病、肝肾疾病及年老体弱者不应从事高温作业。

任务二　电击伤患者的急救护理

一、选择题

1.A　2.E　3.E　4.D　5.B　6.C

二、问答题

1. 答:(1)电流类型:交流电能使肌肉持续抽搐,能"牵引住"接触者,使其不易脱离电流,因而危害性较直流电大。

(2)电流强度:通过人体的电流越强,对人体造成的损害越重,危险也越大。

(3)电压高低:电压越高,流经人体的电流量越大,机体受到的损害也越严重。

(4)电阻:在一定电压下,皮肤电阻越低,通过的电流越大,造成的损伤越大。

(5)通电时间:通电时间越长,对机体造成的损害也越重。

(6)通电途径:电流从头顶或上肢流入人体,纵贯身体由下肢流出,可致室颤或心搏骤停,危险性较大。如电流从一侧下肢进入,由另一侧下肢流出,则危险性较小。

2. 答:(1)安全用电教育:如电器按规定安装地线,应有绝缘外壳,遵守操作规程,按时检测、维修,尽量不带电维修,工作需接触电器时,最好戴橡皮手套,穿干燥衣服,穿橡胶鞋或干鞋,教育小孩不触摸电器。

（2）护士必须掌握医用电子仪器相关的基本知识及性能，以便应用各种电器，早期发现故障，以保证安全。

（3）医院用电器，应安装隔离变压器，确保患者安全。

（4）雷雨时不在树下、高层建筑下躲雨。

（5）进行有关电击的急救知识和技巧的培训。

任务三　淹溺患者的急救护理

一、选择题

1. A　2. E　3. A　4. A　5. B　6. E

二、回答题

1. 答：（1）湿性淹溺：喉部肌肉松弛吸入大量水分，充塞呼吸道和肺泡发生窒息，水大量进入呼吸道，数秒钟后意识丧失，发生呼吸停止和心室颤动，约占淹溺者的90%。

（2）干性淹溺：喉痉挛导致窒息，呼吸道和肺泡很少或无水吸入，约占淹溺者的10%～20%。

2. 答：复温措施的选择决定于患者有无灌注心律以及体温下降程度。

（1）按患者中心体温可将体温下降程度分为：①轻度低体温（>34℃）；②中度低体温（30～34℃）；③重度低体温（<30℃）。

（2）复温方式包括：①被动复温：覆盖保暖毯或将患者置于温暖环境；②主动体外复温：通过加热装置包括热辐射、强制性热空气通风和热水袋等进行复温；③主动体内复温：采用加温加湿给氧（42～46℃）、加温静脉输液（43℃）、腹腔灌洗、食管复温导管和体外循环等有创技术复温。

（3）复温方式选择：有灌注心律的轻度低体温患者采用被动复温；有灌注心律的中度低体温患者采用主动体外复温；重度低体温和无灌注心律心脏骤停患者采取主动体内复温。

第二篇　重症监护

项目一　呼吸系统疾病护理

任务一　重症肺炎呼吸衰竭患者的护理

一、选择题

1. B　2. B　3. C　4. C　5. D　6. A　7. C　8. C　9. B　10. D　11. B　12. D　13. D　14. E　15. C　16. D　17. A　18. B　19. C　20. A

二、问答题

1. 答：人工气道湿化方法有

（1）人工鼻：又称温-湿交换过滤器，是根据人体解剖湿化系统的机制所模拟制造的替代性装置，可通过保留呼出气体内的热量、水分，对吸入的气体起到加温和湿化的作用，并且能够过滤细菌和尘粒。具有避免湿化过度或湿化不足、无效死腔量少、减少肺部感染等优点。

（2）蒸汽加温湿化器：呼吸机蒸汽加温湿化器可以加温湿化吸入管道的气体，预防气道水分丢失过多所致的分泌物黏稠。

（3）气道内持续滴注法：传统持续法是以输液管持续滴注，目前临床应用微量注射泵或输液泵持续注入较多见，因为二者具有定时定量持续湿化的作用，能有效防止痰痂的形成。

（4）雾化吸入：有氧气雾化、超声雾化、高频振动雾化等方法；利用超声波、气体射流等原理将湿化液撞击成微细颗粒悬浮于气流中由呼吸道吸入,达到稀释痰液、解除支气管痉挛、治疗呼吸道炎症等目的。

(5)气道内间断推注法:临床常用注射器取湿化液 3～5ml,取下针头后将湿化液直接滴入人工气道,常在吸痰时应用,起到湿化痰液的作用。

人工气道湿化效果评估方法

(1)湿化满意:痰稀,能顺利通过吸引管,导管内没有结痂,患者安静,呼吸道通畅。

(2)湿化不足:痰液黏稠(有结痂或黏液块咯出),吸引困难,可有突然的呼吸困难,发绀加重。

(3)湿化过度:痰液过分稀薄、泡沫样,咳嗽频繁,需要不断吸引,听诊肺部和气管内痰鸣音多,患者烦躁不安,发绀加重。

2. 答:(1)立即将患者与呼吸机分离,应用简易呼吸皮囊人工呼吸,通知医生。

(2)评估患者自主呼吸能力、SpO_2 以及心率、面色情况;根据患者情况予以处理,当患者自主呼吸良好时,可考虑吸氧,密切观察;如患者无自主呼吸或自主呼吸微弱时,则应用简易呼吸皮囊人工呼吸;清醒患者做好心理护理。

(3)呼吸机接模肺调试,重新检测氧源、气源、电源,检查呼吸机参数,成功时重新接患者;如失败(呼吸机故障),则更换呼吸机,如无备用呼吸机,请示总值班协调解决;在调配未到位时,应用简易呼吸皮囊人工呼吸,通知备班加班。

(4)故障呼吸机挂"仪器故障"待修警示牌,通知维修组,做好交接班,维修过程和维修结果要做好登记备案。

(5)报告科主任、护士长。

任务二　慢性阻塞性肺疾病急性发作期(AECOPD)患者的护理

一、选择题

1. B　2. C　3. D　4. C　5. E　6. C　7. D　8. D　9. D　10. A　11. D　12. D　13. A　14. C　15. D　16. B　17. C　18. B　19. B　20. D

二、问答题

1. 胸部物理疗法(CPT)是一类非药物的,以简单的手法或以改变患者体位,训练患者调整呼吸的动作或咳嗽的技巧为基础的治疗手段的总称。胸部物理治疗的目的:打开萎陷的肺泡,促进肺泡复张,保持肺泡换气;清除痰液,利于肺内分泌物的引流;改善通气/血流比例;通过功能锻炼,改善心肺功能;预防及治疗呼吸并发症。

胸部物理疗法技术:包括控制性呼吸技术和气道分泌物廓清技术。控制性呼吸技术有控制性深呼吸,腹式呼吸训练,缩唇呼气;气道分泌物廓清技术有深呼吸、有效咳嗽咳痰法、胸部叩击、震颤、体位引流。

2. 答:(1)鼻、面罩漏气,通气不足:选择合适的鼻、面罩,调整固定头带,将鼻罩更换为面罩,指导使用鼻罩的患者闭口呼吸。

(2)鼻、面部压疮:适时放松固定带,应用皮肤保护贴膜。

(3)胃胀气:指导患者人机协调的配合,适当降低压力。

(4)窒息:做好无创通气治疗前的患者教育和指导;指导患者咳嗽咳痰方法及紧急时迅速摘下面罩的方法;正确设置呼吸机模式参数,报警设置合理;护理人员床旁监护,密切观察。

(5)气压伤-气胸:合理设置呼吸机参数,适当降低压力;发生气胸时,条件允许停止通气,必要时行胸腔闭式引流。

(6)口鼻干燥感:加强湿化,及时添加湿化水;合理补液。

(7)低血压:合理设置呼吸机参数,适当降低压力,必要时遵医嘱使用血管活性药物。

项目二　循环系统疾病护理

任务一　体外循环术后患者的护理

一、选择题

1.D　2.B　3.E　4.D　5.C　6.B　7.D　8.A　9.D　10.B　11.E　12.E　13.B
14.C　15.A　16.D　17.A　18.E　19.D　20.E

二、问答题

1.答:(1)急性心脏压塞;

(2)急性肾功能不全;

(3)脑梗死;

(4)感染;

(5)心律失常;

(6)肺部感染;

(7)低心排综合征。

2.答:(1)临床表现:表现为静脉压升高,心音遥远,心搏微弱,脉压小,动脉压降低的beck 三联征。

(2)紧急处理:通知医生

1)心包穿刺。

2)紧急手术治疗。

3)快速输血、输液扩容,血管活性药物的应用。

(3)预防:最主要是保持心包及纵隔引流管通畅,及时发现,及时处理。

任务二　急性心肌梗死伴心源性休克患者的护理

一、选择题

1.C　2.B　3.D　4.B　5.C　6.C　7.C　8.B　9.A　10.C　11.B　12.A　13.E
14.C　15.B　16.B　17.D　18.D　19.E　20.A

二、问答题

1.答:(1)心脏破裂;

(2)室壁瘤;

(3)栓塞;

(4)乳头肌功能失调或断裂;

(5)心肌梗死后综合征。

2.答:(1)休克早期:由于机体处于应激状态,儿茶酚胺大量分泌入血,交感神经兴奋性增高,患者常表现为烦躁不安、恐惧和精神紧张、神志清醒、面色或皮肤稍苍白或轻度发绀、肢端湿冷,大汗、心率增快。可有恶心、呕吐,血压正常甚至可轻度增高或稍低,但脉压变小,尿量稍减。

(2)休克中期:休克早期若不能及时纠正,则休克症状进一步加重,患者表情淡漠,反应迟钝、意识模糊或欠清,全身软弱无力,脉搏细速无力或未能扪及,心率常超过 120 次/分,收缩压＜80mmHg(10.64kPa)，甚至测不出脉压＜20mmHg(2.67kPa)，面色苍白发绀，皮肤湿冷发绀或出现大理石样改变，尿量更少(＜17ml/h)或无尿。

(3)休克晚期：可出现弥散性血管内凝血(DIC)和多器官功能衰竭的症状。前者可引起皮肤黏膜和内脏广泛出血；后者可表现为急性肾、肝和脑等重要脏器功能障碍或衰竭的相应症状。如急性肾衰竭可表现为少尿或尿闭，血中尿素氮、肌酐进行性增高，产生尿毒症代谢性酸中毒等症状，尿比重固定，可出现蛋白尿和管型等。肺功能衰竭可表现为进行性呼吸困难和发绀，吸氧不能缓解症状，呼吸浅速而规则，双肺底可闻及细啰音和呼吸音降低，产生急性呼吸窘迫综合征的征象。脑功能障碍和衰竭可引起昏迷、抽搐、肢体瘫痪、病理性神经反射、瞳孔大小不等、脑水肿和呼吸抑制等征象。肝功能衰竭可引起黄疸、肝功能损害和出血倾向，甚至昏迷。

项目三　神经系统疾病护理

任务一　重症肌无力危象患者的护理

一、选择题

1.B　2.A　3.C　4.D　5.E　6.D　7.D　8.A　9.C　10.A　11.C　12.B　13.B　14.D　15.B　16.B　17.E　18.B　19.E　20.B

二、问答题

1. 答：大脑高级呼吸中枢的正常调节功能，脊髓初级中枢的正常呼吸调节与反射功能，呼吸肌的正常收缩与舒张功能。

2. 答：重症肌无力患者突触间隙加宽，突触后膜皱褶变浅并且数量减少，免疫电镜可见突触后膜崩解，其上乙酰胆碱受体(AChR)明显减少并且可见 IgG-C3-AChR 结合的免疫复合物。重症肌无力患者存在的乙酰胆碱受体抗体(AChR-Ab)破坏了 AChR，导致肌肉收缩与舒张障碍，引发神经肌肉疾病。

当病变累及呼吸肌时，出现呼吸肌的收缩与舒张障碍，导致一系列的病理生理改变：严重的通气不足或受限；呼气障碍；气道分泌物咳出无力致呼吸道阻塞；通气与血流比例改变；肺泡氧和与弥散功能受限等。

任务二　重度颅脑损伤患者的护理

一、选择题

1.B　2.A　3.C　4.D　5.A　6.C　7.B　8.A　9.D　10.B　11.C　12.A　13.B　14.C　15.C　16.D　17.C　18.A　19.C　20.A

二、问答题

1. 答：头痛、呕吐、视神经盘水肿是颅内压增高的"三主征"；可伴有典型的生命体征变化，出现 Cushing 综合征，即血压升高，尤其是收缩压增高，脉压增大，脉搏缓慢、宏大有力；呼吸深慢。

2. 答：(1)颅内压增高症状：剧烈头痛，进行性加重，伴躁动不安，频繁呕吐。

(2)进行性意识障碍。

(3)瞳孔改变：患侧瞳孔先短暂缩小后逐渐散大，对光反应消失，伴上睑下垂及眼球外斜。

(4)运动障碍：病变对侧肢体肌力减弱或麻痹，病理征阳性。

(5)生命体征变化：血压骤降，脉搏快弱，呼吸浅而不规则，呼吸、心跳相继停止而死亡。

项目四　　消化系统疾病护理

任务　重症急性胰腺炎患者的护理

一、选择题

1. C　2. D　3. B　4. B　5. C　6. E　7. B　8. C　9. A　10. C　11. E　12. C　13. C　14. D　15. C　16. E　17. B　18. A　19. C　20. E

二、问答题

1. 答:(1)高度腹胀,腹部叩诊呈鼓音,肠鸣音消失,后腹膜渗出及积液。

(2)对呼吸的影响:由于横膈上抬、胸腔压力升高、肺顺应性下降,患者可以表现为呼吸频率加快,血氧饱和度下降,以及继发性心率增快。

(3)对肾功能的影响:可出现少尿或无尿。由于肾血流灌注不足,可引起醛固酮和抗利尿激素增高。

2. 答:已知胰腺炎发病主要由于胰液逆流和胰酶损害胰腺,可以针对这些因素进行预防。

(1)积极治疗胆道疾病:避免或消除胆道疾病。例如,预防肠道蛔虫,及时治疗胆道结石以及避免引起胆道疾病急性发作。

(2)戒酒:长期酗酒的人由于慢性酒精中毒和营养不良而导致肝、胰等器官受到损害,抗感染的能力下降。在此基础上,可因一次酗酒而致急性胰腺炎。

(3)避免暴食暴饮:暴饮暴食可导致胃肠功能紊乱,使肠道的正常活动及排空发生障碍,阻碍胆汁和胰液的正常引流,引起胰腺炎。

项目五　　泌尿系统疾病护理

任务　急性肾衰竭患者的护理

一、选择题

1. A　2. E　3. D　4. B　5. A　6. C　7. A　8. C　9. E　10. C　11. A　12. B　13. E　14. D　15. B　16. E　17. D　18. C　19. C　20. B

二、问答题

1. 答:(1)消化系统并发症:为最早出现,表现为厌食、恶心、呕吐、腹胀、腹泻等,严重者可发生消化道出血。

(2)呼吸系统并发症:除肺部感染外,因容量负荷过度,可出现呼吸困难、咳嗽、胸闷等。

(3)循环系统并发症:包括心律失常、心力衰竭、心包炎、高血压等。

(4)神经系统并发症:表现有头痛、嗜睡、肌肉抽搐、昏迷、癫痫等。

(5)血液系统并发症:由于肾功能急剧减退,可使促红细胞生成素减少,从而引起贫血,但多数不严重。少数患者由于凝血因子减少,可有出血倾向。

(6)电解质紊乱、代谢性酸中毒:可出现高钾血症、低钠血症和严重的酸中毒,是急性肾衰竭少尿期较危急的并发症。

(7)其他:感染较常见。

2. 答:(1)临床并发症:出血;低血压,低血容量;血栓;感染和败血症;生物不相容性和过敏反应;失衡综合征;低温;营养丢失;溶血;血液净化不充分。

(2)技术并发症:血液通路不畅;血流下降和体外循环凝血;管路连接不良;气栓;滤器功

能丧失;液体和电解质失衡。

项目六 肌肉骨骼系统疾病护理

任务一 高位脊髓损伤患者的护理

一、选择题

1. C 2. D 3. C 4. D 5. C 6. B 7. E 8. C 9. E 10. D 11. B 12. B 13. D
14. B 15. D 16. D 17. B 18. D 19. C 20. E

二、问答题

1. 答:机械通气并发症

1)通气不足:管道漏气或阻塞均可造成潮气量下降;气道痉挛;使用镇静药和肌松药不当抑制自主呼吸;肺部顺应性下降的患者,如使用潮气量偏小,可造成通气不足;自主呼吸与呼吸机拮抗时,通气量也下降;呼吸机参数设置不当。血气分析结果主要表现为 $PaCO_2$ 增高。应认真查找原因,及时处理,如可增加潮气量和通气频率等。

2)通气过度:潮气量过大、呼吸频率过快可造成通气过度,短期内排出大量二氧化碳,导致 $PaCO_2$ 骤降和呼吸性碱中毒。根据病情及时调整呼吸机参数,如可酌情降低潮气量和通气频率等。

3)循环功能障碍(低血压):机械通气时,因心排出量的下降可发生低血压。对血压明显下降的患者,除适当调节潮气量、吸/呼之比及选用最佳 PEEP 外,还可选用下述措施:①适当补充血容量,使静脉回流量增加,恢复正常的心排出量;②必要时应用多巴胺、多巴酚丁胺等增强心肌收缩药物。

4)气压伤:机械通气时,如气道压力过高或潮气量过大、PEEP 值过大或患者肺部顺应性差,原患肺气肿、肺大疱等,易发生肺部气压伤。包括肺间质水肿、纵隔气肿、气胸等。为预防肺部气压伤,应根据肺的顺应性调节吸气压和 PEEP 值。

5)肺部感染:呼吸机的应用,原有的肺部感染可加重或肺部继发感染。这与气管插管或切开后,上呼吸道失去应有的防卫机制及与吸引导管、呼吸机和湿化器消毒不严有关。护理上应保持呼吸道通畅,及时清除呼吸道分泌物,注意呼吸道湿化及无菌操作等,定期更换呼吸机管路,及时倾倒冷凝水,病情允许,可予 30°~45°卧位。

6)腹胀:①如气囊充气不足,吸入气体可从气囊旁经口鼻逸出,引起吞咽反射亢进,导致胃肠胀气;②通气过度引起的呼吸性碱中毒及低钾血症;③胃肠道淤血。除对因处理外,可酌情胃肠减压和(或)肛管排气,给予胃动力药等。

7)呼吸机肺:主要原因是长期使用高浓度氧,潮气量过大或吸气压力过高等因素,造成肺毛细血管通透性增加,肺间质水肿,表面活性物质活力降低,肺顺应性下降,肺泡进行性不张,纤维组织增生及肺透明膜形成等。处理:选用合适的潮气量和吸气峰压,适当的氧浓度,以防氧中毒,尽早撤机。

2. 答:(1)立即用血管钳撑开气管切开处,同时通知医师,根据患者情况进行处理。

(2)当患者切开时间超过 1 周窦道已形成时,更换套管重新置入连接呼吸机,氧浓度调至 100%,然后根据病情再调整。

(3)如切开时间在 1 周以内,立即进行气管插管,连接呼吸机,通知专业医师重新置管。

(4)其他医护人员应迅速准备抢救药品物品,如患者出现心搏骤停应立即进行心脏按压。

(5)监测血气分析,根据结果调整呼吸机参数。

(6)严密观察神志、瞳孔、生命体征及 SpO_2 的变化,及时报告医师进行处理。

(7)病情稳定后补记抢救记录,安置患者。

(8)填写意外脱管报告单,报告护士长。

任务二　多发伤患者的护理

一、选择题

1. B　2. D　3. A　4. B　5. E　6. B　7. D　8. C　9. C　10. D　11. C　12. E　13. C　14. C　15. B　16. A　17. B　18. B　19. B　20. D

二、问答题

1. 答:(1)低氧血症:由于吸痰时暂停机械通气,吸痰管太粗,负压过大,吸引时间过长、过频,易发生低氧血症。防治:选择适当口径的吸痰管,吸痰前后予纯氧数分钟,吸痰过程一般应少于 15 秒,吸痰时密切观察患者面色、心率、心律和血氧饱和度的变化。

(2)呼吸道黏膜损伤:由于吸痰管不符合要求,负压过大,吸引时间过长、过频,吸痰动作过于粗暴等引起。预防:选择合适的吸痰管,调节最佳吸痰负压,熟练掌握吸痰技术,遵守操作规程,动作轻柔。

(3)感染:无菌技术操作不严格、各种物品消毒不严、呼吸道黏膜损伤均可引起。

(4)心律失常:由于低氧血症引起心肌缺氧、气管内刺激迷走神经均可引起心律失常。防治:应熟练掌握吸痰技术,防止低氧血症的发生,如发生心律失常,立即停止吸引,并给予吸氧或加大吸氧浓度,一旦发生心搏骤停,立即施行有效的胸外心脏按压,进行抢救。

(5)气道痉挛:气道高度敏感、过于频繁的吸痰或冷湿化液的刺激可导致患者支气管痉挛,患者可出现呛咳、呼吸困难和喘鸣。

(6)阻塞性肺不张:吸痰管外径过大,吸痰时间过长、压力过高,痰痂阻塞造成无效吸痰均可引起。预防:选择合适的吸痰管,吸痰管的外径小于或等于气管导管内径的 1/3;每次吸痰持续不超过 15 秒,每次吸痰操作不超过 3 次,定时翻身叩背,及时吸痰,必要时雾化吸入,防止痰痂形成。吸痰前后听诊肺部呼吸音,密切观察呼吸频率、心率、血氧饱和度及血气分析的变化。

2. 答:(1)患者痰液黏稠,湿化不足;

(2)术后因切口疼痛和胸腔引流管的刺激,限制患者深呼吸、咳嗽、变换体位;

(3)胸带包扎过紧限制了胸廓运动;

(4)患者衰弱,咳嗽咳痰无力;

(5)气管插管插入过深,导管插入单侧支气管,而使另一侧支气管不通,肺处于萎陷状态。

项目七　多系统疾病护理

任务一　心肺复苏术后患者的护理

一、选择题

1. A　2. B　3. D　4. D　5. A　6. D　7. C　8. B　9. C　10. D　11. E　12. E　13. A　14. A　15. E　16. D　17. D　18. E　19. D　20. E

二、问答题

1. 答:心肺复苏术后的患者进一步生命支持的内容:指自主循环恢复后,在 ICU 等场所实施的进一步综合治疗措施,主要以脑复苏或脑保护为中心的全身支持疗法,也包括进一步维持循环和呼吸功能。

2.答:(1)严密监测心率、心律变化,根据起搏频率,正确设置监护仪器的报警界限,设置监护导联为Ⅱ导联,利于R波的识别和心率的计数准确。及时发现有无电极导线移位或起搏器起搏、感知障碍。观察有无腹壁肌肉抽动、心脏穿孔等表现。

(2)妥善固定起搏器,检查起搏导线是否固定在电极插头内,极性是否正确,临时起搏器电极的插头应避免接触任何液体或金属。患者绝对卧床休息,术侧肢体避免屈曲或过度活动。

(3)避免在使用起搏器的周围使用无线电通信器、电剃刀等,以防电磁波引起起搏失灵。

任务二　多脏器功能障碍综合征患者的护理

一、选择题

1.D　2.E　3.B　4.E　5.E　6.D　7.E　8.C　9.E　10.C　11.E　12.C　13.E　14.D　15.E　16.D　17.B　18.D　19.D　20.D

二、问答题

1.答:(1)配制时,正确选择稀释液和配置方法。

(2)定期核查输入速度,根据病情随时调节给药浓度和速度,保证给药剂量的准确性。

(3)持续静注给药患者,应选择微量泵和单独中心静脉通路给药。

(4)用药过程中需严密监测心率、心律、血压、尿量的变化,留取血标本时应避开正在输液的肢体。

(5)不可与碳酸氢钠、肝素钠、氨茶碱等碱性药物同一路静脉输注。

(6)药物外漏可引起局部严重的组织坏死,输注时应特别注意防范。

2.答:(1)严重血流动力学障碍,需要连续性血压监测。

(2)需要使用大剂量血管活性药物。

(3)主动脉内囊反搏有必要监测动脉内压力。

(4)手测血压不准确或其他无创测压法无法测量。

(5)需要频繁抽血检查。

附　录

附录 1　创　伤　评　分

创伤评分是将患者的生理指标、解剖指标和诊断名称等作为参数并予量化和权重处理，再经数学计算出分值以显示患者全面伤情严重程度的多种方案的总称。

按数据来源分：生理评分，解剖评分，综合评分。

按使用场合：院前评分，院内评分，ICU 评分。

1. 院前评分

(1)创伤指数(trauma index,TI)：见附表 1-1。

附表 1-1　创伤指数(trauma index,TI)

分值	1	3	5	6
受伤部位	四肢	背部	胸部	头、颈、腹
损伤类型	撕裂伤	挫伤	刺伤	钝器伤、子弹伤
循环状态				
外出血	有			
血压(mmHg)		60～97	<60	测不到
脉搏(次/分)		100～140	>140	<50
呼吸状态	胸痛	呼吸困难	发绀	无呼吸
意识状态	嗜睡	恍惚	浅昏迷	深昏迷

TI 分值范围：5～37 分。分值愈高，伤情愈重。

TI≤9 分：轻度伤；

TI10～16 分：重度伤；

TI≥17 分：严重伤，死亡率 50%；

TI≥21 分：病死率剧增；

TI≥29 分：80%患者于 1 周内死亡。

(2)创伤记分(trauma score,TS)：见附表 1-2。

附表 1-2　创伤记分(trauma score,TS)

分值	0	1	2	3	4	5
A 呼吸次数(次/分)	0	<10	>35	25～35	10～24	
B 呼吸幅度	浅或困难	正常				
C 循环收缩压(mmHg)	0	<50	50～69	70～90	>90	
D 毛细血管充盈	无充盈	充盈迟缓	正常			
E 意识状态(GCS)		3～4	5～7	8～10	11～13	14～15

TS 分值范围:1～16 分。分值愈低,伤情愈重。

1～3 分:生理紊乱大,死亡率高达 96%;

4～13 分:生理紊乱显著,抢救价值大;

14～16 分:生理紊乱小,存活率高达 96%。

(3)修正的创伤记分(revised trauma score,RTS):见附表 1-3。

附表 1-3　修正的创伤记分(revised trauma score,RTS)

分值	4	3	2	1	0
意识状态(GCS)	13～15	9～12	6～8	4～5	3
呼吸(次/分)	10～29	>29	6～9	1～5	0
收缩压(mmHg)	>89	76～89	50～75	1～49	0

RTS 分值范围:0～12 分。分值愈低,伤情愈重。

RTS≤11 分:重伤。

(4)院前指数(pre-hospital index,PHI):见附表 1-4。

附表 1-4　院前指数(pre-hospital index,PHI)

分值	0	1	2	3	5
收缩压(mmHg)	>100	86～100	75～85		0～74
脉搏(次/分)	51～119			≥120	≤50
呼吸(次/分)	正常			浅或费力	<10 或需插管
意识状态	正常			模糊或烦躁	言语不能理解

PHI 分值范围:0～24 分(伴胸腹穿通伤加 4 分)。分值愈高,伤情愈重。

0～3 分:轻伤,死亡率为 0,手术率为 2%。

4～20 分:重伤,死亡率为 16.4%,手术率为 49.1%。

(5) CRAMS 评分:见附表 1-5。

附表 1-5　CRAMS 评分

分值	2	1	0
循环(Circulation)			
毛细血管充盈	正常	迟缓	无充盈
收缩压	≥100mmHg	85～99mmHg	＜85mmHg
呼吸(Respiration)	正常	异常 (浅或费力、>35 次/分)	无自主呼吸
胸腹压痛(Abdomen)	无压痛	胸或腹压痛	连枷胸、板状腹或穿通伤
运动(Motor)	遵嘱动作	只有疼痛反应	无反应
语言(Speech)	回答切题	错乱、无伦次	发音听不懂 或不能发音

CRAMS 分值范围:0～10 分。分值愈低,伤情愈重。

9～10 分:轻伤;

7～8 分:重伤;

≤6 分:极重伤;

CRAMS＞7 分:死亡率为 0.15％;

CRAMS＜7 分:死亡率为 62％。

2. 院内评分

(1)简明创伤评分(abbreviated injury scale,AIS):是单发伤编码定级的方法。

(2)损伤严重度评分(injury severity score,ISS):是多部位、多发伤和复合伤的编码定级方法。

计算 ISS 的一般原则:本法把人体分为 6 个区域,ISS 是身体 3 个最严重损伤区域的最高 AIS 值的平方和。

$$ISS = AIS1^2 + AIS2^2 + AIS3^2$$

ISS 的分区

1)头或颈部:脑、颈髓、颅骨、颈椎骨、耳;

2)面部:口、眼、鼻、颌面骨骼;

3)胸部:内脏、横膈、胸廓、胸椎;

4)腹部或盆腔内脏器、腰椎;

5)四肢或骨盆、肩胛带;

6)体表。

ISS 分值范围为 1～75。

75 分见于以下两种情况:有 3 个 AIS 为 5 的损伤;任何一个损伤为 6 时,ISS 就自动确定为 75 分。

一般将 ISS＝16 分作为重伤的解剖标准;

ISS＜16 分定为轻伤;

ISS≥16 分为重伤。

3. ICU 评分——APACHE　急性生理和慢性健康状态评价系统(acute physiology and

chronic health evaluation，APACHE)是一类评定各类危重病患者尤其是 ICU 患者病情严重程度及预测预后的客观体系，是目前国际上应用最广泛且较权威的一种评分方法。

APACHE Ⅱ 计分＝A＋B＋C

A(APS)：12 项急性生理评分 0～5 分。

B：年龄分 0～6 分。

C(CHS)：慢性健康评分 2～5 分。

APACHE Ⅱ 最高值为 71 分

分值愈高，伤情愈重，但实际上得分 55 分以上者基本没有。

20 分为重症点。

APACHE Ⅱ ＞20 分，院内预测死亡率为 50%。

附录 2　临床常见危急值(象)

附表 2-1　临床常见检验危急值

检验项目	正常值	生命警戒低值	生命警戒高值
K 血清钾	3.5～5.5mmol/L	≤2.8mmol/L	≥6.5mmol/L
Na 血清钠		≤120mmol/L	≥160mmol/L
Cl 血清氯		≤80mmol/L	≥125mmol/L
Ca 血清钙		≤1.5mmol/L	≥3.5mmol/L
Mg 血清镁		≤0.6mmol/L	≥5.0mmol/L
空腹血糖(成人)	3.0mmol/L	≤2.2mmol/L	≥22.2mmol/L
空腹血糖(新生儿)		≤1.7mmol/L	—
Hb 血红蛋白(成人)	男 120～160g/L	≤50g/L	≥200g/L
Hb 血红蛋白(新生儿)	女 110～150g/L	≤70g/L	≥200g/L
WBC 白细胞	(4～10)×10^9/L	≤0.5×10^9/L	＞30×10^9/L
(血液病、放化疗患者)			
其他患者		≤1.5×10^9/L	＞30×10^9/L
血小板	(10～300)×10^9/L	≤10×10^9/L	≥700×10^9/L(除烧伤患者)
(血液病、放化疗患者)			
其他患者		≤30×10^9/L	
PT 凝血时间		—	＞30 秒
INR(口服华法林)		—	＞3.5
APTT		—	≥80 秒
纤维蛋白原		1g/L	8g/L
Cr 血清肌酐		—	≥530μmol/L(除肾病科)
动脉血气：pH	7.35～7.45	≤7.2	≥7.6
PaCO$_2$	35～45mmHg	≤20mmHg	≥80mmHg/70mmHg
PaO$_2$	80～100mmHg	≤45mmHg	(成人/儿科)
			≥120mmHg(新生儿)

附表 2-2　临床常见危急象

	项目
微生物检查部分	血液检出致病菌
	脑脊液墨汁染色阳性
	粪便检查霍乱弧菌
病理检查部分	病理检查结果是临床医生未能估计到的恶性病变
	恶性肿瘤出现切缘阳性
	常规切片诊断与冷冻切片诊断不一致
放射检查部分	腹部空腔脏器破裂
	肠系膜动脉栓塞
	大范围肺动脉栓塞

注：各医院危急值(象)的项目、参考范围会有差异

附录3　格拉斯哥(GCS)昏迷评分标准

睁眼反应(E)	评分	语言反应(V)	评分	运动反应(M)	评分
自动睁眼	4	回答正确	5	正确执行指令	6
呼唤睁眼	3	对答混乱	4	对刺激定位	5
刺痛睁眼	2	答非所问	3	逃避刺激	4
无反应	1	含糊不清的声音	2	刺痛屈曲(去皮层强直)	3
		无反应	1	刺痛伸展(去大脑强直)	2
				无反应	1

GCS=E+V+M,总分为 15 分。

13～14 分为轻度意识障碍；

9～12 分为中度意识障碍；

3～8 分为重度意识障碍。

附录4　昏迷(觉醒)程度分级

程度	疼痛刺激反应	无意识自发动作	腱反射	瞳孔对光反射	生命特征
浅昏迷	有反应	可有	存在	存在	无变化
中度昏迷	重刺激可有	很少	减弱或消失	迟钝	轻度变化
深昏迷	无反应	无	消失	消失	明显变化

附录5 肌力分级标准(6级法)

分级	项目
0级	完全瘫痪
1级	只能见到肌肉收缩,但不足以引起肢体的运动
2级	肢体只能沿床面伸屈水平运动,不能克服重力抬离床面
3级	肢体能抬离床面,但不能抵抗施加的阻力作用
4级	肢体能抵抗阻力,但力量比正常弱
5级	正常

附录6 肌张力评定分级

分级	肌张力	标准
0	软瘫	被活动肢体无反应
1	低张力	被活动肢体反应减弱
2	正常	被活动肢体反应正常
3	轻、中度增高	被活动肢体有阻力反应
4	重度增高	被活动肢体有持续性阻力反应

附录7 血压(BP)与中心静脉压(CVP)的意义

BP	CVP	血容量与心功能	处理
↓	↓	血容量严重不足	快速扩容
↓	↑	心功能不全或血容量相对过多	心血管药、利尿药
↓	正常	心功能不全或血容量相对不足	补液试验后用药
正常	↓	血容量相对不足	适当扩容
正常	↑	容量血管过度收缩	血管药

注:↓表示降低;↑表示增高。CVP 正常值:5~12cmH$_2$O

补液试验:取等渗盐水 250ml,于 5~10 分钟内经静脉注入。如血压升高而中心静脉压不变,提示血容量不足;如血压不变而中心静脉压升高 3~5cmH$_2$O,则提示心功能不全

附录 8　不同酸碱失衡类型的血气改变

类型	pH	PaCO$_2$	HCO$_3^-$	BE
呼吸性酸中毒	↓	↑	(稍↑)	正常
呼吸性酸中毒代偿	正常	↑	↑	↑
呼吸性碱中毒	↑	↓	(稍↓)	正常
呼吸性碱中毒代偿	正常	↓	↓	↓
代谢性酸中毒	↓	正常	↓	↓
代谢性酸中毒代偿	正常	↓	↓	↓
代谢性碱中毒	↑	正常	↑	↑
代谢性碱中毒代偿	正常	↑	↑	↑
呼酸合并代酸	↓↓	↑/正常/↓	↓	↓
呼碱合并代碱	↑↑	↓/正常/↑	↑	↑
呼酸合并代碱	↑/正常/↓	↑	↑	↑
呼碱合并代酸	↑/正常/↓	↓	↓	↓

酸碱平衡的规律和推论

酸碱平衡的判断：二大规律、三大推论。

第一大规律：HCO$_3^-$、PaCO$_2$：同向代偿；

第二大规律：原发失衡的变化＞代偿变化。

推论 1：HCO$_3^-$/PaCO$_2$：相反变化必有混合性酸碱失衡；

推论 2：超出代偿极限必有混合性酸碱失衡，或 HCO$_3^-$/PaCO$_2$：明显异常而 pH 正常常有混合性酸碱失衡；

推论 3：原发失衡的变化决定 pH 偏向(pH＝7.40 为基准)。

附录 9　估计急性失血量的 4 项指标

项目	指标	失血量(ml)
脉率(次/分)	50～100 次/分	500±
	100～120 次/分	500～1000
	＞120 次/分	＞1000
收缩压(mmHg)	80～90mmHg	500±
	60～80mmHg	500～1000
	＜60mmHg	＞1000
红细胞比积(%)	30%～40%	500±
	＜30%	＞1000
CVP(cmH$_2$O)	＜5cmH$_2$O	＞1000

附录 10　心功能不全分级

分级	功能状态	分级	客观评价
Ⅰ级	患者有心脏病,但体力活动不受限制。日常活动不引起过度的疲劳、呼吸困难、心悸或心绞痛	A级	无任何心血管疾病的客观依据
Ⅱ级	患者有心脏病,体力活动轻度受限。休息时无症状,日常活动即可引起疲劳、呼吸困难、心悸或心绞痛	B级	有轻度心血管疾病的客观依据
Ⅲ级	患者有心脏病,体力活动明显受限。休息时无症状,轻于日常活动即可引起疲劳、呼吸困难、心悸或心绞痛	C级	有中度心血管疾病的客观依据
Ⅳ级	患者有心脏病,不能从事任何体力活动。休息时亦有充血性心力衰竭的诊断,任何体力活动后加重	D级	有重度心血管疾病的客观依据

注:1928 年美国纽约心脏学会 NYHA 心功能分级法(AHA 标准委员会 1994 年修订)

附录 11　常用微量注射泵药物用量计算

附表 11-1　常用血管活性药物的计算方法和剂量表

药名	浓度配制(mg/50ml)	数字显示(ml/h)	输入剂量 μg/(kg·min)
多巴胺	体重(kg)×3	1	1.0
多巴酚丁胺			
硝普钠	体重(kg)×3	1	1.0
硝酸甘油	体重(kg)×0.3	1	0.1
肾上腺素	体重(kg)×0.3	1	0.1
去甲肾上腺素			
异丙肾上腺素			

附表 11-2　常用其他药物的计算方法和剂量表

高浓度钾	30‰KCl	50ml=10%KCl 15ml+NS 35ml	经深静脉置管微量注射泵注入	速度≤50ml/h
	20‰KCl	50ml=10%KCl 10ml+NS 40ml	经深静脉置管微量注射泵注入	速度≤50ml/h
抗心律失常药	利多卡因	利多卡因 500mg+NS 25ml	取化成 50ml(1ml=10mg)	6ml/h=1mg/min
	可达龙(胺碘酮)	取 300mg 可达龙+NS 44ml	化至 50ml 首例 150mg 快推	维持≤6ml/h(36mg/h)
胰岛素	普通胰岛素	1ml(40U)+NS 39ml 化成 40ml	静脉微量注射泵注入	1ml/h=1U/h

镇静药 (一般使药物化至 1ml＝1mg)	力月西	50mg	静脉微量注射泵 注入	
	安定	50mg＋5％GS 40ml	静脉微量注射泵 注入	

附录 12　坠床/跌倒危险因素评分

危险因子	分数
最近 1 年曾有不明原因跌倒经历	1
意识障碍	1
视力障碍(单盲、双盲、弱视、白内障、青光眼、眼底病、复视)	1
活动障碍、肢体偏瘫	3
年龄(≥65 岁)	1
体能虚弱(生活能部分自理,白天过半时间要卧床或坐椅)	3
头晕、眩晕、直立性低血压	2
服用影响意识和活动的药物(散瞳剂、镇静安眠剂、降压利尿药、阵挛抗癫剂、麻醉止痛剂)	1
住院中无家人和其他人员陪伴	1

总分≥4 分为跌倒高危患者

附录 13　压疮 Braden 评分简表

项目	1分	2分	3分	4分
感觉	完全受限	非常受限	轻度受限	未受限
潮湿	持续潮湿	潮湿	有时潮湿	很少潮湿
活动能力	卧床不起	局限于椅	偶尔行走	经常行走
移动能力	完全无法移动	严重受限	轻度受限	不受限
营养	非常差	可能不足	足够	非常好
摩擦力和剪切力	已成问题	有潜在问题	无明显问题	

Braden scale:15～18 分低危;13～14 分中危;10～12 分高危;≤9 分极高危。Braden 量表分值越低,说明病情越重,发生压疮的危险因素越高

附录 14　静脉炎分级标准

分级	描述
0 级	没有症状
1 级	输液部位发红,伴或不伴疼痛
2 级	输液部位疼痛,伴有发红和(或)水肿
3 级	输液部位疼痛,伴有发红和(或)水肿,静脉有条索状改变,可触摸到硬结
4 级	输液部位疼痛,伴有发红和(或)水肿,可触摸到条索状静脉>1英寸,有脓液渗出

附录 15　药液渗出临床表现与分级

级别	临床表现
0 级	没有症状
1 级	皮肤发白,水肿范围最大直径小于 2.5cm,皮肤发凉,伴有或不伴有疼痛
2 级	皮肤发白,水肿范围最大直径在 2.5~15cm,皮肤发凉,伴有或不伴有疼痛
3 级	皮肤发白,水肿范围最小直径大于 15cm,皮肤发凉,轻到中等程度的疼痛,可能有麻木感
4 级	皮肤发白,半透明状,皮肤紧绷,有渗出,皮肤变色,有瘀斑、肿胀、水肿,水肿围最小直径大于 15cm,呈现凹性水肿,循环障碍,轻到中等程度疼痛;或为任何容量的血制品、发疱剂或刺激性的液体渗出

输液渗出是指在输液过程中由于多种原因致使输入的非腐蚀性的药物和溶液进入周围组织。

输液外渗是指在输液过程中由于多种原因致使输入的腐蚀性的药物和溶液进入周围组织。外渗在"药液渗出临床表现与分级"表中属于第 4 级。

附录 16　液体渗出和外渗的预防和处理

液体渗出和外渗的处理

药物	处理方法
一般药物	25%~50%硫酸镁湿敷或喜疗妥膏剂涂抹
钙剂	25%~50%硫酸镁湿敷,热敷
血管收缩药:如多巴胺、去甲肾上腺素、垂体后叶素	25%~50%硫酸镁湿敷、山莨菪碱药物外敷或一般热敷,NS 2~5ml+酚妥拉明 5mg 局部封闭

药物	处理方法
高渗溶液、强酸强碱药物：如50%葡萄糖、脂肪乳、甘露醇、碳酸氢钠注射液	25%～50%硫酸镁湿敷、冷敷
化疗药	25%～50%硫酸镁湿敷、热敷：植物碱类抗癌药物如长春新碱、长春花碱、异长春新碱；冷敷：蒽环类抗癌药物如紫杉醇、氮芥、阿霉素，禁用热敷；24小时持续湿敷：5%GS 250ml＋VitB$_{12}$ 10支＋庆大霉素8万10支＋地塞米松5mg 10支＋利多卡因5ml 5支
造影剂外渗	25%～50%硫酸镁湿敷、蒸馏水500ml＋地塞米松5mg 10支持续湿敷
局部水疱的处理	25%～50%硫酸镁湿敷、小水疱未破溃的尽量不要刺破，可用碘附外涂；大水疱用碘附消毒后用无菌注射器抽去水疱内的渗出液，再用碘附外涂；感染、溃疡坏死创面按外科换药处理

液体渗出和外渗的预防：

1. 在输注刺激性药液前向患者说明注意事项，取得患者的配合，选择比较粗直的血管；抢救患者时避免选择下肢静脉（循环差）；高渗药物不允许在下肢外周静脉输注；化疗、抢救患者时应使用静脉留置针，以减少多种药物同时使用所增加对血管的刺激。

2. 加强巡视，观察静脉注射部位有无发红、疼痛、肿胀症状，及早发现药物外渗，一旦发现及早更换部位。

3. 如何判断是否外渗：首先观察注射部位有无肿胀，对肥胖患者用手适中按压肿胀部位，如外渗时有凹陷或有张力无弹性；对暴露的血管可观察血管的硬度、走向，有无条索状的红线，询问患者有无胀痛感；挤压针管判断有无回血时，最好针头保持水平，切忌不应针尖翘起挤压。

附录17　补液公式计算

种类（L）	公式
	补液量(L)＝$\dfrac{红细胞压积上升值}{红细胞压积正常值}$×体重(kg)×0.02
补等渗盐水量	生理盐水补液量(L)＝正常血钠浓度(142mmol/L)×体重减轻量(kg)/每升生理盐水NaCl含量(154mmol/L) 补液量(L)＝体重(kg)×0.2×(正常血钠浓度—实际血钠浓度)/每升生理盐水NaCl含量(154mmol/L)
补低渗盐水量（钠盐量）	补钠量(mmol)＝[正常血钠浓度(mmol/L)—实际血钠浓度(mmol/L)]×体重(kg)×0.6(女性为0.5)
补高渗盐水量	补液量(ml)＝[血钠测得值(mmol/L)—血钠正常值(mmol/L)]×体重(kg)×4 每日补水量(ml)＝体重(kg)×K×(实际血清钠—142)＋1500(K系数：男4，女3，婴儿5)

附录18 疼痛评分

1. 疼痛数字评分法（Numerical Rating Scale，NRS） 也称痛尺，用数字代替文字表示疼痛的程度。在一条直线上分段，将疼痛程度用0到10这11个数字表示，0表示无疼痛，10表示剧痛，请患者自己评分。适用于疼痛治疗前后效果测定对比。

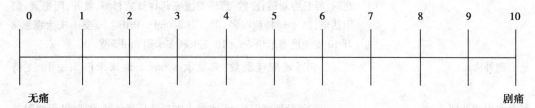

2．疼痛视觉模拟评分法（Visual Analogue Scale/Score，简称VAS） 用一条10cm的直线，不作任何划分，直线的一端为0，表示无痛；另一端为10，表示剧痛；中间部分表示不同程度的疼痛。患者根据自我感受到的疼痛程度，在直线上的某一点表达出来，护士根据画线位置判定。用直尺测量从起点到该确定点的距离测量值便是疼痛强度。

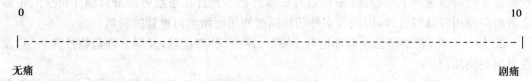

无痛：0

轻度疼痛：平均值为2.57±1.04

中度疼痛：平均值为5.18±1.41

重度疼痛：平均值为8.41±1.35

3. 面部表情分级评分法（Face Rating Scale，FRS） 使用从快乐到悲伤及哭泣的6个不同表现的面容，疼痛评估时要求患者选择一张最能表达其疼痛的脸谱。特别适用于急性疼痛者、老人、小儿、文化程度较低者、表达能力丧失者及认知功能障碍者。

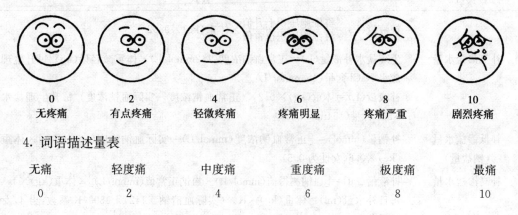

4. 词语描述量表

无痛	轻度痛	中度痛	重度痛	极度痛	最痛
0	2	4	6	8	10

附录 19　食物的水分和热卡估算

食物名称（量 50g）	水分（g）	热卡（千卡）	食物名称（量 50g）	水分（g）	热卡（千卡）
西瓜	46.2	16.0	菠萝	44.2	86.0
草莓	45.7	15.0	鸭梨	44.2	21.5
芦柑	44.3	21.5	枇杷	44.7	19.5
苹果	43.5	26.0	鲜葡萄	44.4	21.5
水蜜桃	44.4	20.5	香蕉	37.9	45.5
蛋糕	9.3	173.5	咸面包	17.1	137.0
甜瓜	46.5	13.0	鲜荔枝	41.0	35.0
猕猴桃	41.7	28.0	蜜枣	6.7	160.5
干莲子	4.8	172.0	鲜柿子	40.3	35.5
樱桃	44.0	23.0	蜜柚	44.5	21.0
粳米饭	35.3	58.5	粳米粥	44.3	23.0
花卷	22.8	108.5	馒头	23.7	108.5
煮面条	36.3	54.5	油条	10.9	193.0
内酯豆腐	44.6	24.5	香干	34.6	73.5
小米粥	44.7	23.0	豆腐皮	8.3	204.5
豆浆	48.2	6.5	豆奶	47.0	15.0
新鲜刀豆	44.5	17.0	绿豆芽	47.3	9.0
鲜豇豆	45.1	14.5	胡萝卜	44.6	18.5
白萝卜	46.7	10.0	马铃薯	39.9	38.0
春笋	45.7	10.0	大白菜	46.8	10.5
茭白	46.1	48.0	芹菜	47.1	7.0
莴笋	47.8	7.0	油菜	46.5	11.5
冬瓜	48.3	5.5	黄瓜	47.9	7.5
葫芦	47.7	7.5	番茄	47.2	9.5
鲜蘑菇	46.2	10.0	鲜平菇	46.3	42.0
生花生米	3.5	281.5	炒花生米	0.9	290.5
丝瓜	47.2	10.0	瘦牛肉	37.6	53.0
瘦羊肉	37.1	59.0	猪肝	35.4	64.5
瘦猪肉	35.5	71.5	肥猪肉	4.4	403.5
鸡	34.5	83.5	鸭	32.0	120.0

续表

食物名称 （量 50g）	水分(g)	热卡(千卡)	食物名称 （量 50g）	水分(g)	热卡(千卡)
牛乳	44.9	27.0	酸奶	42.4	36.0
鹌鹑蛋	36.5	80.0	鸡蛋	36.9	69.0
鸭蛋	35.2	90.0	草鱼	38.7	56.0
带鱼	36.7	63.5	对虾	38.3	46.5
河虾	39.1	43.5	明虾	39.9	42.5
色拉油	0.1	450.0	猪油	0.1	449.5

附录 20　躁动-镇静评分表（RASS）

评分	命名	描述
+4	攻击性	明显的攻击性或暴力行为,对医护人员有直接危险
+3	非常躁动	拔、拽各种插管,或对医护人员有过激行为
+2	躁动	频繁无目的的动作或人机对抗
+1	不安	焦虑或紧张但动作无攻击性,表现精力过剩
0	警觉但安静	
−1	嗜睡	不完全警觉,但对呼唤有超过 10 秒持续清醒,能凝视
−2	轻度镇静	对呼唤有短暂(少于 10 秒)清醒,伴眨眼
−3	中度镇静	对呼唤有一些活动(但无眨眼)
−4	深度镇静	对呼唤无反应但对躯体刺激有一些活动
−5	不易觉醒	对呼唤或躯体刺激无反应

RASS 评估步骤:

1. 观察患者,警觉但安静(评分为零)

患者符合持续躁动或兴奋(使用上表中描述的评分标准+1～+4)

2. 如果患者不警觉,大声呼唤患者名字或者命令患者睁眼看讲话者,必要时重复一次可使患者继续看讲话者。

患者有睁眼和目光交流可持续超过 10 秒(评分−1);

患者有睁眼和目光交流持续不超过 10 秒(评分−2);

患者对呼唤有一些活动,但没有睁眼和目光交流(评分−3)。

3. 如果患者对呼唤无反应,摇肩膀观察等生理刺激仍无反应则按压胸骨。

患者对生理刺激有一些活动(评分−4);

患者对呼唤或生理刺激无反应(评分−5)。

附录 21 重症监护谵妄评估量表（CAM-ICU 量表）

	阳性	阴性
特征 1:急性起病或病程波动 1A 或 1B 为"是"则该项阳性	阳性	阴性
1A:该患者神志是否与基线状况不同? 或 1B:在过去 24 小时内患者神志状态是否有变化? 采用镇静评分(如:RASS),GCS,或者过去谵妄评分进行评价	是	否
特征 2:评分(最高 10 分)注意涣散 2A 或 2B 评分小于 8 分则该项评分为阳性 首先采用 ASE 字母(中国人采用数字法)进行评价。如果患者可完成此项评分并且评分明确,记录其分数并评价特征 3。如果患者不能完成此项评分或评分不明确,则采用 ASE 图片进行评价。如果同时进行两项评分,则以图片评分为准	阳性	阴性
2A:ASE 字母:记录分值(未测填"NT") 说明:告诉患者:"我将给你念连续的 10 个数字,当你听到"3"时,握一下我的手。"采用正常语调念以下一系列数字: 2354363325 评分办法:患者在听到 3 时未能握手,而未听到 3 时握手则提示错误	评分(最高 10 分)	
2B:ASE 图片:记录分数(未测填"NT") 具体说明详见图片包	评分(最高 10 分)	
特征 3:思维紊乱 总评分低于 4 分则该项阳性	阳性	阴性
3A:"是/否"问题 (使用 A 或 B 套题目;在连续几次测量中交替使用) A 套题 B 套题 1. 石头会浮在水上吗? 1. 树叶会浮在水上吗? 2. 海里有没有鱼? 2. 海里有大象吗? 3. 一斤比两斤重吗? 3. 两斤比一斤重吗? 4. 你能用锤子敲钉子吗? 4. 你能用锤子砍树吗? 评分:(答对一项得一分) 3B:指令 告诉患者:"举起这么多个指头"(测试者在患者面前举起两个手指),"再用另外一只手举同样的"(手势动作不再重复)。如果患者不能移动双手,行第二个指令时请患者"再伸出一个手指"。 计分:(如果患者能顺利完成整个指令,得 1 分)		
特征 4:意识水平的改变 如果患者实际 RASS 评分不是 0,则该项评"阳性"	阳性	阴性
总的 CAM-ICU(特征 1 和 2 和特征 3 或 4):	阳性	阴性

Pictures

Step 1

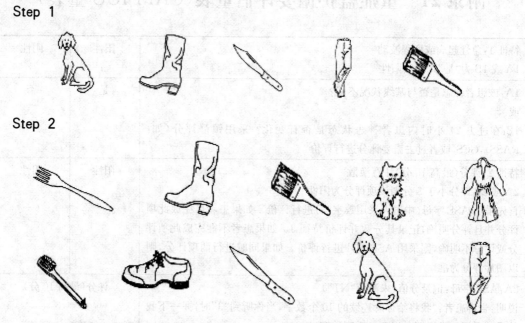

Step 2

备注:先给病人看前 5 张图片,再给病人看后 10 张图片。后面 10 张图片中,若是之前 5 张图片中看到过的,可叫病人捏一下你的手,若病人没有捏或对没有看到过的图片做出捏手的动作均为错误。

附录 22　痰液黏稠度判断

Ⅰ度:痰液稀薄,能够顺利流入吸引连接管;
Ⅱ度:痰液黏附在吸痰管上,能用生理盐水冲干净;
Ⅲ度:痰液黏附在吸痰管上,不能用生理盐水冲干净。

附录 23　寒战程度分级

寒战程度	寒战程度观察和评估分级
0	无寒战
1	以下一种以上:竖毛,外周血管收缩,排除其他原因引起的末梢发绀,但无可见的肌肉活动
2	可见限于一个肌肉群的肌肉活动
3	可见大于一个肌肉群的肌肉活动
4	严重的包括整个身体的肌肉活动

参考文献

1. 吴在德. 外科学. 第 7 版. 北京：人民卫生出版社，2008.

2. 陈文彬. 诊断学. 第 7 版. 北京：人民卫生出版社，2008.

3. 王惠珍. 急危重症护理学. 北京：人民卫生出版社，2014.

4. 中华医学会重症医学分会. 低血容量休克复苏指南(2007). 中国危重病急救医学，2008，8(8)：129-134.

5. 孔祥泉，罗汉超. 急症影像诊断学. 北京：人民卫生出版社，2004.

6. 章晓幸. 基础护理学. 北京：高等教育出版社，2010.

7. 沈洪. 急诊医学. 北京：人民卫生出版社，2008.

8. 陈广华，宋丽青，温琼. 留置胃管间断洗胃救治重度有机磷农药中毒的护理. 临床护理杂志，2011，10(04)：11-12.

9. 张波. 急危重症护理学. 第 3 版. 北京：人民卫生出版社，2012.

10. 陈灏珠，林果. 实用内科学. 第 13 版. 北京：人民卫生出版社，2009.

11. 黎磊石，刘志红. 中国肾脏病学. 北京：人民军医出版社，2008.

12. 许虹. 急救护理学. 北京：人民卫生出版社，2012.

13. 张彧. 急诊医学. 北京：人民卫生出版社，2010.

14. 张波，桂莉. 危重症护理学. 第 3 版. 北京：人民卫生出版社，2012.

15. 孟新科. 急危重症评分. 北京：人民卫生出版社，2010.

16. 柴枝楠，张国强. 医学危急值判读与急救手册. 北京：人民军医出版社，2012.

17. 陆再英，钟南山. 内科学. 第 7 版. 北京：人民卫生出版社，2008.

18. 刘大为，邱海波，严静. 重症医学专科资质培训教材. 北京：人民卫生出版社，2013.

19. 尤黎明，吴瑛. 内科护理学. 第 5 版. 北京：人民卫生出版社，2012.

20. 李乐之，路潜. 外科护理学. 第 5 版. 北京：人民卫生出版社，2013.

21. 杨丽娟，李振香. 现代危重症临床护理. 山东：山东科技技术出版社，2009.

22. 邱海波，杨毅. 重症医学：规范·流程·实践. 北京：人民卫生出版社，2011.

23. 巫向前，方芳. 危重症监护. 北京：人民卫生出版社，2012.

24. 郭加强，吴清玉. 心脏外科护理学. 北京：人民卫生出版社，2003.

25. 杨跃进，华伟. 阜外心血管内科手册. 第 2 版. 北京：人民卫生出版社，2013.

26. 吴江. 神经病学. 北京：人民卫生出版社，2005.

27. 王维治. 神经病学. 第 5 版. 北京：人民卫生出版社，2004.

28. 中华医学会神经外科分会. 神经外科重症管理专家共识(2013 版). 中华医学杂志，2013，93：1765-1779.

29. 王忠诚. 神经外科学. 武汉：湖北科学技术出版社，2005.

30. 易声禹，只达石. 颅脑损伤诊治. 北京：人民卫生出版社，2000.

31. Jack Jallo，Christopher M. Loftus. 颅脑创伤和脑科危重症治疗学. 高亮，译. 上海：上海科学技术出版社，2012.

32. 王丽华，李庆印. 最新 ICU 专科护士资格认证培训教程. 第 2 版. 北京：人民军医出版社，2011.

33. 刘大为. 实用重症医学. 北京：人民卫生出版社，2010.

34. 姜安丽. 新编护理学基础. 北京：人民卫生出版社，2006.

35. 李小寒，尚少梅. 基础护理学. 第 5 版. 北京：人民卫生出版社，2013.

36. American Spinal Injury Association，International Spinal Cord Society. 脊髓损伤神经学分类国际标准（2011 年修订）. 季建军，王方永，译. 中华康复理论与实践，2011，17(10)：963.

37. 王正国. 创伤外科学. 上海：上海科学技术出版社，2002.

38. 张悦怡，庄一渝，程丽君，等. 急重症救护新概念与新技术. 杭州：浙江大学出版社，2009.

39. 刘淑媛，陈永强. 危重症护理专业规范化培训教程. 北京：人民军医出版社，2006.

40. 杨丽丽，陈小杭. 急重症护理学. 北京：人民卫生出版社，2009.

41. 吴阶平，裘法祖. 黄家驷外科学. 第 5 版. 北京：人民卫生出版社，1992.

42. 陈文彬，潘祥林. 诊断学. 第 7 版. 北京：人民卫生出版社，2008.

43. 张建，华琦. 心力衰竭的诊断与治疗. 第 3 版. 北京：人民卫生出版社，2009.

44. 王建荣. 输液治疗护理实践指南与实施细则. 北京：人民军医出版社，1992.

08